全国高职高专药品类专业
国家卫生和计划生育委员会"十二五"规划教材

供药品经营与管理、药学、中药、中药制药技术专业用

药品储存与养护

第 2 版

主　编　徐世义

副主编　宫淑秋　蒋桂华

编　者（以姓氏笔画为序）

张建军（辽宁卫生职业技术学院）

陈晓芳（皖西卫生职业学院）

范春水（山西药科职业学院）

郭向东（沈阳药科大学）

宫淑秋（山东省莱阳卫生学校）

徐世义（沈阳药科大学）

贾　琦（黑龙江护理高等专科学校）

蒋桂华（成都中医药大学）

魏汉莲（辽宁政法职业学院）

人民卫生出版社

图书在版编目（CIP）数据

药品储存与养护 / 徐世义主编 . —2 版 . —北京：人民卫生
出版社，2013
　ISBN 978-7-117-18056-6

Ⅰ . ①药…　Ⅱ . ①徐…　Ⅲ . ①药物贮藏 – 高等职业教
育 – 教材 ②药品管理—高等职业教育—教材　Ⅳ . ① R954

中国版本图书馆 CIP 数据核字（2013）第 222488 号

人卫社官网　**www.pmph.com**	人卫医学网　**www.ipmph.com**	出版物查询，在线购书 医学考试辅导，医学数 据库服务，医学教育资 源，大众健康资讯

药品储存与养护
第 2 版

主　　编：徐世义
出版发行：人民卫生出版社（中继线 010-59780011）
地　　址：北京市朝阳区潘家园南里 19 号
邮　　编：100021
E - mail： pmph @ pmph.com
购书热线：010-59787592　010-59787584　010-65264830
印　　刷：三河市潮河印业有限公司
经　　销：新华书店
开　　本：787×1092　1/16　　**印张：**16　　**插页：**1
字　　数：379 千字
版　　次：2009 年 7 月第 1 版　2013 年 12 月第 2 版
　　　　　2016 年 4 月第 2 版第 6 次印刷（总第 13 次印刷）
标准书号：ISBN 978-7-117-18056-6/R · 18057
定价（含光盘）：29.00 元

打击盗版举报电话：**010-59787491**　**E-mail：WQ @ pmph.com**
（凡属印装质量问题请与本社市场营销中心联系退换）

全国高职高专药品类专业
国家卫生和计划生育委员会"十二五"规划教材

出 版 说 明

　　随着我国高等职业教育教学改革不断深入,办学规模不断扩大,高职教育的办学理念、教学模式正在发生深刻的变化。同时,随着《中国药典》、《国家基本药物目录》、《药品经营质量管理规范》等一系列重要法典法规的修订和相关政策、标准的颁布,对药学职业教育也提出了新的要求与任务。为使教材建设紧跟教学改革和行业发展的步伐,更好地实现"五个对接",在全国高等医药教材建设研究会、人民卫生出版社的组织规划下,全面启动了全国高职高专药品类专业第二轮规划教材的修订编写工作,经过充分的调研和准备,从2012年6月份开始,在全国范围内进行了主编、副主编和编者的遴选工作,共收到来自百余所包括高职高专院校、行业企业在内的900余位一线教师及工程技术与管理人员的申报资料,通过公开、公平、公正的遴选,并经征求多方面的意见,近600位优秀申报者被聘为主编、副主编、编者。在前期工作的基础上,分别于2012年7月份和10月份在北京召开了论证会议和主编人会议,成立了第二届全国高职高专药品类专业教材建设指导委员会,明确了第二轮规划教材的修订编写原则,讨论确定了该轮规划教材的具体品种,例如增加了可供药品类多个专业使用的《药学服务实务》、《药品生物检定》,以及专供生物制药技术专业用的《生物化学及技术》、《微生物学》,并对个别书名进行了调整,以更好地适应教学改革和满足教学需求。同时,根据高职高专药品类各专业的培养目标,进一步修订完善了各门课程的教学大纲,在此基础上编写了具有鲜明高职高专教育特色的教材,将于2013年8月由人民卫生出版社全面出版发行,以更好地满足新时期高职教学需求。

　　为适应现代高职高专人才培养的需要,本套教材在保持第一版教材特色的基础上,突出以下特点:

　　1. 准确定位,彰显特色 本套教材定位于高等职业教育药品类专业,既强调体现其职业性,增强各专业的针对性,又充分体现其高等教育性,区别于本科及中职教材,同时满足学生考取职业证书的需要。教材编写采取栏目设计,增加新颖性和可读性。

　　2. 科学整合,有机衔接 近年来,职业教育快速发展,在结合职业岗位的任职要求、整合课程、构建课程体系的基础上,本套教材的编写特别注重体现高职教育改革成果,教材内容的设置对接岗位,各教材之间有机衔接,避免重要知识点的遗漏和不必要的交叉重复。

　　3. 淡化理论,理实一体 目前,高等职业教育愈加注重对学生技能的培养,本套教材一方面既要给学生学习和掌握技能奠定必要、足够的理论基础，使学生具备一定的可持续发展的能力；同时，注意理论知识的把握程度，不一味强调理论知识的重要性、系统性和完整性。在淡化理论的同时根据实际工作岗位需求培养学生的实践技能，将实验实训类内容与主干教材贯穿在一起进行编写。

4. **针对岗位，课证融合**　本套教材中的专业课程，充分考虑学生考取相关职业资格证书的需要，与职业岗位证书相关的教材，其内容和实训项目的选取涵盖了相关的考试内容，力争做到课证融合，体现职业教育的特点，实现"双证书"培养。

5. **联系实际，突出案例**　本套教材加强了实际案例的内容，通过从药品生产到药品流通、使用等各环节引入的实际案例，使教材内容更加贴近实际岗位，让学生了解实际工作岗位的知识和技能需求，做到学有所用。

6. **优化模块，易教易学**　设计生动、活泼的教材栏目，在保持教材主体框架的基础上，通过栏目增加教材的信息量，也使教材更具可读性。其中既有利于教师教学使用的"课堂活动"，也有便于学生了解相关知识背景和应用的"知识链接"，还有便于学生自学的"难点释疑"，而大量来自于实际的"案例分析"更充分体现了教材的职业教育属性。同时，在每节后加设"点滴积累"，帮助学生逐渐积累重要的知识内容。部分教材还结合本门课程的特点，增设了一些特色栏目。

7. **校企合作，优化团队**　现代职业教育倡导职业性、实际性和开放性，办好职业教育必须走校企合作、工学结合之路。此次第二轮教材的编写，我们不但从全国多所高职高专院校遴选了具有丰富教学经验的骨干教师充实了编者队伍，同时我们还从医院、制药企业遴选了一批具有丰富实践经验的能工巧匠作为编者甚至是副主编参加此套教材的编写，保障了一线工作岗位上先进技术、技能和实际案例融入教材的内容，体现职业教育特点。

8. **书盘互动，丰富资源**　随着现代技术手段的发展，教学手段也在不断更新。多种形式的教学资源有利于不同地区学校教学水平的提高，有利于学生的自学，国家也在投入资金建设各种形式的教学资源和资源共享课程。本套多种教材配有光盘，内容涉及操作录像、演示文稿、拓展练习、图片等多种形式的教学资源，丰富形象，供教师和学生使用。

本套教材的编写，得到了第二届全国高职高专药品类专业教材建设指导委员会的专家和来自全国近百所院校、二十余家企业行业的骨干教师和一线专家的支持和参与，在此对有关单位和个人表示衷心的感谢！并希望在教材出版后，通过各校的教学使用能获得更多的宝贵意见，以便不断修订完善，更好地满足教学的需要。

在本套教材修订编写之际，正值教育部开展"十二五"职业教育国家规划教材选题立项工作，本套教材符合教育部"十二五"国家规划教材立项条件，全部进行了申报。

全国高等医药教材建设研究会
人民卫生出版社
2013 年 7 月

附:全国高职高专药品类专业
国家卫生和计划生育委员会"十二五"规划教材

教材目录

序号	教材名称	主编	适用专业
1	医药数理统计(第2版)	刘宝山	药学、药品经营与管理、药物制剂技术、生物制药技术、化学制药技术、中药制药技术
2	基础化学(第2版)*	傅春华 黄月君	药学、药品经营与管理、药物制剂技术、生物制药技术、化学制药技术、中药制药技术
3	无机化学(第2版)*	牛秀明 林 珍	药学、药品经营与管理、药物制剂技术、生物制药技术、化学制药技术、中药制药技术
4	分析化学(第2版)*	谢庆娟 李维斌	药学、药品经营与管理、药物制剂技术、生物制药技术、化学制药技术、中药制药技术、药品质量检测技术
5	有机化学(第2版)	刘 斌 陈任宏	药学、药品经营与管理、药物制剂技术、生物制药技术、化学制药技术、中药制药技术
6	生物化学(第2版)*	王易振 何旭辉	药学、药品经营与管理、药物制剂技术、化学制药技术、中药制药技术
7	生物化学及技术*	李清秀	生物制药技术
8	药事管理与法规(第2版)*	杨世民	药学、中药、药品经营与管理、药物制剂技术、化学制药技术、生物制药技术、中药制药技术、医药营销、药品质量检测技术

序号	教材名称	主编	适用专业
9	公共关系基础(第2版)	秦东华	药学、药品经营与管理、药物制剂技术、生物制药技术、化学制药技术、中药制药技术、食品药品监督管理
10	医药应用文写作(第2版)	王劲松 刘 静	药学、药品经营与管理、药物制剂技术、生物制药技术、化学制药技术、中药制药技术
11	医药信息检索(第2版)*	陈 燕 李现红	药学、药品经营与管理、药物制剂技术、生物制药技术、化学制药技术、中药制药技术
12	人体解剖生理学(第2版)	贺 伟 吴金英	药学、药品经营与管理、药物制剂技术、生物制药技术、化学制药技术
13	病原生物与免疫学(第2版)	黄建林 段巧玲	药学、药品经营与管理、药物制剂技术、化学制药技术、中药制药技术
14	微生物学*	凌庆枝	生物制药技术
15	天然药物学(第2版)*	艾继周	药学
16	药理学(第2版)*	罗跃娥	药学、药品经营与管理
17	药剂学(第2版)	张琦岩	药学、药品经营与管理
18	药物分析(第2版)*	孙 莹 吕 洁	药学、药品经营与管理
19	药物化学(第2版)*	葛淑兰 惠 春	药学、药品经营与管理、药物制剂技术、化学制药技术
20	天然药物化学(第2版)*	吴剑峰 王 宁	药学、药物制剂技术
21	医院药学概要(第2版)*	张明淑 蔡晓虹	药学
22	中医药学概论(第2版)*	许兆亮 王明军	药品经营与管理、药物制剂技术、生物制药技术、药学
23	药品营销心理学(第2版)	丛 媛	药学、药品经营与管理
24	基础会计(第2版)	周凤莲	药品经营与管理、医疗保险实务、卫生财会统计、医药营销

序号	教材名称	主编	适用专业
25	临床医学概要(第2版)★	唐省三 郭 毅	药学、药品经营与管理
26	药品市场营销学(第2版)★	董国俊	药品经营与管理、药学、中药、药物制剂技术、中药制药技术、生物制药技术、药物分析技术、化学制药技术
27	临床药物治疗学★★	曹 红	药品经营与管理、药学
28	临床药物治疗学实训★★	曹 红	药品经营与管理、药学
29	药品经营企业管理学基础★★	王树春	药品经营与管理、药学
30	药品经营质量管理★★	杨万波	药品经营与管理
31	药品储存与养护(第2版)★	徐世义	药品经营与管理、药学、中药、中药制药技术
32	药品经营管理法律实务(第2版)	李朝霞	药学、药品经营与管理、医药营销
33	实用物理化学★★;★	沈雪松	药物制剂技术、生物制药技术、化学制药技术
34	医学基础(第2版)	孙志军 刘 伟	药物制剂技术、生物制药技术、化学制药技术、中药制药技术
35	药品生产质量管理(第2版)	李 洪	药物制剂技术、化学制药技术、生物制药技术、中药制药技术
36	安全生产知识(第2版)	张之东	药物制剂技术、生物制药技术、化学制药技术、中药制药技术、药学
37	实用药物学基础(第2版)	丁 丰 李宏伟	药学、药品经营与管理、化学制药技术、药物制剂技术、生物制药技术
38	药物制剂技术(第2版)★	张健泓	药物制剂技术、生物制药技术、化学制药技术
39	药物检测技术(第2版)	王金香	药物制剂技术、化学制药技术、药品质量检测技术、药物分析技术
40	药物制剂设备(第2版)★	邓才彬 王 泽	药学、药物制剂技术、药剂设备制造与维护、制药设备管理与维护

序号	教材名称	主编	适用专业
41	药物制剂辅料与包装材料（第2版）	刘 葵	药学、药物制剂技术、中药制药技术
42	化工制图（第2版）★	孙安荣 朱国民	药物制剂技术、化学制药技术、生物制药技术、中药制药技术、制药设备管理与维护
43	化工制图绘图与识图训练（第2版）	孙安荣 朱国民	药物制剂技术、化学制药技术、生物制药技术、中药制药技术、制药设备管理与维护
44	药物合成反应（第2版）★	照那斯图	化学制药技术
45	制药过程原理及设备 **	印建和	化学制药技术
46	药物分离与纯化技术（第2版）	陈优生	化学制药技术、药学、生物制药技术
47	生物制药工艺学（第2版）	陈电容 朱照静	生物制药技术
48	生物药物检测技术 **	俞松林	生物制药技术
49	生物制药设备（第2版）★	罗合春	生物制药技术
50	生物药品 **;★	须 建	生物制药技术
51	生物工程概论 **	程 龙	生物制药技术
52	中医基本理论（第2版）	叶玉枝	中药制药技术、中药、现代中药技术
53	实用中药（第2版）	姚丽梅 黄丽萍	中药制药技术、中药、现代中药技术
54	方剂与中成药（第2版）	吴俊荣 马 波	中药制药技术、中药
55	中药鉴定技术（第2版）★	李炳生 张昌文	中药制药技术
56	中药药理学（第2版）★	宋光熠	药学、药品经营与管理、药物制剂技术、化学制药技术、生物制药技术、中药制药技术
57	中药化学实用技术（第2版）★	杨 红	中药制药技术
58	中药炮制技术（第2版）★	张中社	中药制药技术、中药

序号	教材名称	主编	适用专业
59	中药制药设备(第2版)	刘精婵	中药制药技术
60	中药制剂技术(第2版)*	汪小根 刘德军	中药制药技术、中药、中药鉴定与质量检测技术、现代中药技术
61	中药制剂检测技术(第2版)*	张钦德	中药制药技术、中药、药学
62	药学服务实务*	秦红兵	药学、中药、药品经营与管理
63	药品生物检定技术*;*	杨元娟	生物制药技术、药品质量检测技术、药学、药物制剂技术、中药制药技术
64	中药鉴定技能综合训练**	刘 颖	中药制药技术
65	中药前处理技能综合训练**	庄义修	中药制药技术
66	中药制剂生产技能综合训练**	李 洪 易生富	中药制药技术
67	中药制剂检测技能训练**	张钦德	中药制药技术

说明:本轮教材共61门主干教材,2门配套教材,4门综合实训教材。第一轮教材中涉及的部分实验实训教材的内容已编入主干教材。* 为第二轮新编教材;** 为第二轮未修订,仍然沿用第一轮规划教材;* 为教材有配套光盘。

第二届全国高职高专药品类专业教育教材建设指导委员会

成 员 名 单

顾　问

张耀华　国家食品药品监督管理总局

名誉主任委员

姚文兵　中国药科大学

主任委员

严　振　广东食品药品职业学院

副主任委员

刘　斌　天津医学高等专科学校

邬瑞斌　中国药科大学高等职业技术学院

李爱玲　山东食品药品职业学院

李华荣　山西药科职业学院

艾继周　重庆医药高等专科学校

许莉勇　浙江医药高等专科学校

王　宁　山东医学高等专科学校

岳苓水　河北化工医药职业技术学院

昝雪峰　楚雄医药高等专科学校

冯维希　连云港中医药高等职业技术学校

刘　伟　长春医学高等专科学校

佘建华　安徽中医药高等专科学校

委 员

张　庆　济南护理职业学院

罗跃娥　天津医学高等专科学校

张健泓　广东食品药品职业学院

孙　莹　长春医学高等专科学校

于文国　河北化工医药职业技术学院

葛淑兰　山东医学高等专科学校

李群力　金华职业技术学院

杨元娟　重庆医药高等专科学校

于沙蔚　福建生物工程职业技术学院

陈海洋　湖南环境生物职业技术学院

毛小明　安庆医药高等专科学校

黄丽萍　安徽中医药高等专科学校

王玮瑛　黑龙江护理高等专科学校

邹浩军　无锡卫生高等职业技术学校

秦红兵　江苏盐城卫生职业技术学院

凌庆枝　浙江医药高等专科学校

王明军　厦门医学高等专科学校

倪　峰　福建卫生职业技术学院

郝晶晶　北京卫生职业学院

陈元元　西安天远医药有限公司

吴廼峰　天津天士力医药营销集团有限公司

罗兴洪　先声药业集团

前　　言

　　药品储存与养护是高职高专教育药品类专业的一门核心专业课程。近十年,我国高等职业教育取得了突飞猛进的发展,高等职业教育理念也发生了很大的转变。以培养高素质技能型专门人才为核心,以就业为导向、能力为本位、学生为主体,成为目前高等职业教育的指导思想和原则。为适应新形势下全国高职高专药品类专业教育改革和发展的需要,本次修订教材在编写过程中认真贯彻落实上述指导思想、精神和严格按照教学大纲的要求。主要侧重药品储存与养护知识的应用、实践技能的训练,贯彻"实用为主,必需、够用和管用为度"的原则。突出重点,避免烦琐的叙述,丰富实践技能知识,强调实用性。对药品储存与养护岗位所需知识和能力结构进行深入分析,确保修订教材内容与药品储存与养护岗位技能鉴定标准有效衔接,使学生能够顺利考取相应的职业资格证书。修订教材既有利于教师讲课的发挥,又有利于学生自学。注重在观察和动手中归纳概念,既增加学生的自主学习兴趣,又易于学生记住相关概念。

　　本次修订教材的内容主要根据新版医药商品储运员、医药商品购销员、中药购销员、中药调剂员等岗位高级工国家职业标准,以及新修订2013年6月1日执行的《药品经营质量管理规范》作为教材内容取舍的依据,修正一版教材已落后于生产实践的部分内容,本轮修改以服务药品储存生产岗位一线为宗旨,教材内容与企业岗位紧密对接,同时吸纳各使用院校教师提出的修改意见,以满足高职应用技能型人才培养的要求。

　　本书重点介绍了药品养护基础知识,药品的仓储管理,仓库的温湿度管理,仓库害虫的防治,药品的霉变与防治,常见药品的储存与养护,中药的储存与养护,特殊管理药品的储存养护等。使学生在具有必需的基础理论和专业知识的基础上,重点掌握从事药品专业领域实际工作的基本技能,毕业后具备直接从事药品储存与养护技术工作和管理工作的能力。

　　本书适用于全国高职高专药品类专业学生学习药品储存与养护相关知识和技能。第一章、第八章由山东省莱阳卫生学校宫淑秋编写;第二章由山西药科职业学院范春水编写;第三章由辽宁政法职业学院魏汉莲编写;第四章由黑龙江护理高等专科学校贾琦编写;第五章由沈阳药科大学郭向东编写;第六章由辽宁卫生职业技术学院张建军编写;第七章及附录由沈阳药科大学徐世义编写;第九章由成都中医药大学蒋桂华编写;

第十章由皖西卫生职业学院陈晓芳编写。尽管编者们做了很大努力,但鉴于编者水平有限和时间仓促,本书错误和欠妥之处在所难免,敬请各校师生在教学过程中,提出宝贵意见,以便修订再版时臻于完善。在此对各参编院校给予的大力支持表示感谢,也对编写时参考使用到的有关书籍和文献的著作者表示深深的谢意。

目　　录

第一章 绪 论

第一节 概 述

随着人们生活水平和保健意识的提高以及科学技术的发展,药品流通行业销售规模逐年增加,目前我国药品年销售总额上万亿元。药品作为特殊商品,关系到人民的生命健康安全,国家对药品的生产、销售和使用制定了严格的法律法规。《中国药典》2010年版收载品种达4567种。无论是医药生产企业必须执行的《药品生产质量管理规范》(GMP),还是医药流通企业必须遵守的《药品经营质量管理规范》(GSP),对药品的仓储管理都提出了相当高的要求。说明药品的储存养护与药品的质量具有重大关联,各药品生产厂家、医药经营企业都必须严格按照GMP或GSP的要求进行药品储存与养护管理。

一、药品储存、养护的概念

药品储存是指药品从生产到消费领域的流通过程中经过多次停留而形成的储备,是药品流通过程中必不可少的重要环节。

药品养护是指在药品储存过程中,对药品进行科学保养的技术性工作,是保证药品在储存期间保持质量完好的一项重要措施,也是减少损耗、保证企业经济效益、确保用药安全的重要手段。药品从验收合格入库到销售出去的整个过程的质量都需要依靠养护提供充分保证,若不注意养护,合格的药品在储存一段时间后可能就会变成不合格药品,难以确保群众用药的安全有效。因此,药品养护的重要性是不言而喻的,医药制度改革也对药品养护提出了越来越严格的要求。国家强制实行GMP和GSP标准以来,药品储存与养护的相关管理规定在越来越多的药品生产、经营企业中得到了有效的贯彻落实,并取得了满意的效果。

二、药品储存与养护的基本要求

各种药品的功能是由药物本身性质所决定的,每种药物的内在成分与其他物质一样,时刻在不断运动和变化着,这就构成了它在储存期间引起变化的内在因素,加上自然条件的影响必然发生物理、化学以及生物学等变化。这些相互影响而又互为关联的变化,要求人们不仅要了解药品内在质变的因素,同时还需要了解自然条件(如温度、湿度、空气等)变化的规律。

药品养护的各项工作内容都应围绕保证药品储存质量为目标,其主要工作内容有:

检查控制在库药品的储存条件,对药品进行定期质量检查,对发现的问题及时采取有效的处理措施。

药品养护是一项涉及质量管理、仓储保管、业务经营等方面的综合性工作,按照工作性质及质量职责的不同,要求各岗位人员资质必须达到一定要求,各相关岗位必须相互协调与配合,保证药品养护工作的有效开展。

(一) 对人员的基本要求

1. 人员资质要求 企业从事药品经营和质量管理工作的人员,应当符合有关法律法规及 GSP 规定的资格要求,不得有相关法律法规禁止从业的情形。

药品批发企业负责人应当具有大学专科以上学历或者中级以上专业技术职称,经过基本的药学专业知识培训,熟悉有关药品管理的法律法规及 GSP;药品零售企业法定代表人或者企业负责人应当具备执业药师资格,企业应当按照国家有关规定配备执业药师,负责处方审核,指导合理用药。

药品批发企业质量负责人应当具有大学本科以上学历、执业药师资格和 3 年以上药品经营质量管理工作经历,在质量管理工作中具备正确判断和保障实施的能力;企业质量管理部门负责人应当具有执业药师资格和 3 年以上药品经营质量管理工作经历,能独立解决经营过程中的质量问题。

药品批发企业从事质量管理工作的人员,应当具有药学中专或者医学、生物、化学等相关专业大学专科以上学历或者具有药学初级以上专业技术职称;药品批发企业从事验收、养护工作的人员及药品零售企业从事质量管理、验收、采购人员应当具有药学或者医学、生物、化学等相关专业中专以上学历或者具有药学初级以上专业技术职称;药品批发企业从事中药材、中药饮片验收工作的人员,应当具有中药学专业中专以上学历或者具有中药学中级以上专业技术职称;药品批发企业从事中药材、中药饮片养护工作的人员和零售企业从事质量管理、验收、采购人员,应当具有中药学专业中专以上学历或者具有中药学初级以上专业技术职称;直接收购地产中药材的验收人员应当具有中药学中级以上专业技术职称。

经营疫苗的企业还应当配备 2 名以上专业技术人员专门负责疫苗质量管理和验收工作,专业技术人员应当具有预防医学、药学、微生物学或者医学等专业本科以上学历及中级以上专业技术职称,并有 3 年以上从事疫苗管理或者技术工作经历。

从事质量管理、验收工作的人员应当在职在岗,不得兼职其他业务工作。

企业应当对各岗位人员进行与其职责和工作内容相关的岗前培训和继续教育培训,以符合 GSP 要求。

药品批发和零售企业在质量管理、药品检验、验收、养护、保管等直接接触药品的岗位工作的人员,每年应进行健康检查并建立档案。患有传染病或者其他可能污染药品的疾病的,不得从事直接接触药品的工作。身体条件不符合相应岗位特定要求的,不得从事相关工作。

药品批发企业从事质量管理、检验、验收、养护等工作的专职人员数量,不少于企业职工总数的 4%(最低不应少于 3 人),零售企业此类人员不少于职工总数的 2%(最低不应少于 3 人),并保持相对稳定。

2. 养护职责与分工

(1) 质量管理人员负责对药品养护人员进行业务指导,审定药品养护工作计划,确定重点养护品种,对药品养护人员上报的质量问题进行分析并确定处理措施,对养护工作的开展情况实施监督考核。

(2) 仓储保管员负责对库存药品进行合理储存,对仓库温湿度储存条件进行管理,按月填报"近效期药品催销表",协助养护人员实施药品养护的具体操作。

(3) 仓储保管员负责指导保管人员对药品进行合理储存,定期检查在库药品储存条件与库存药品质量,针对药品的储存特性采取科学有效的养护方法,定期汇总、分析和上报药品养护质量信息,负责验收养护储存仪器设备的管理工作,建立药品养护档案。

3. 重点养护品种 药品的储存质量是受储存环境和药品性状的制约和影响的,在实际工作中,应根据经营药品的品种结构、药品储存条件的要求、自然环境的变化、监督管理的要求,在确保日常养护工作有效开展的基础上,将部分药品确定为重点养护品种,采取有针对性的养护工作。重点养护品种范围一般包括:主营品种、首营品种、质量不稳定的品种、有特殊要求的品种、储存时间较长的品种、近期内发生过质量问题的品种及药监部门重点监控的品种。重点养护的具体品种应由养护组按年度制定及调整,报质量管理机构审核后实施。

(二) 对设施与设备的要求

1. 库房 企业应当具有与其药品经营范围、经营规模相适应的经营场所和库房,库房的选址、设计、布局、建造以及库房的规模及条件应当满足药品的合理、安全储存;库房要求内外环境整洁,内墙、顶光洁,地面平整,门窗结构严密;有可靠的安全防护措施,能够对无关人员进入实行可控管理,防止药品被盗、替换或者混入假药;有防止室外装卸、搬运、接收、发运等作业受异常天气影响的措施。

2. 库房设施与设备 库房应配备药品与地面之间有效隔离的设备;避光、通风、防潮、防虫、防鼠等设备;有效调控温湿度及室内外空气交换的设备;自动监测、记录库房温湿度的设备;符合储存作业要求的照明设备;用于零货拣选、拼箱发货操作及复核的作业区域和设备;包装物料的存放场所;验收、发货、退货的专用场所;不合格药品专用存放场所;经营特殊管理的药品有符合国家规定的储存设施。

经营中药材、中药饮片的,应当有专用的库房和养护工作场所,直接收购地产中药材的应当设置中药样品室(柜)。

经营冷藏、冷冻药品的,应当配备以下设施设备:与其经营规模和品种相适应的冷库,经营疫苗的应当配备两个以上独立冷库;用于冷库温度自动监测、显示、记录、调控、报警的设备;冷库制冷设备的备用发电机组或者双回路供电系统;对有特殊低温要求的药品,应当配备符合其储存要求的设施设备;冷藏车及车载冷藏箱或者保温箱等设备。

企业应当按照国家有关规定,对计量器具、温湿度监测设备等定期进行校准或者检定,对冷库、储运温湿度监测系统以及冷藏运输等设施设备进行使用前验证、定期验证及停用时间超过规定时限的验证,根据验证确定的参数及条件,正确、合理使用相关设施设备。

3. 计算机系统 企业应当建立能够符合经营全过程管理及质量控制要求的计算机系统,实现药品质量可追溯,并满足药品电子监管的实施条件。计算机系统应当符合以下要求:有支持系统正常运行的服务器和终端机;有安全、稳定的网络环境,有固定接入互联网的方式和安全可靠的信息平台;有实现部门之间、岗位之间信息传输和数据共享的局域网;有药品经营业务票据生成、打印和管理功能;有符合 GSP 要求及企业管理实际需要的应用软件和相关数据库。

 知 识 链 接

药品经营企业规模的界定

1. 药品批发企业

(1) 大型企业应为:年药品销售额 20 000 万元以上;

(2) 中型企业应为,年药品销售额 5000 万元~20 000 万元以上;

(3) 小型企业应为,年药品销售额 5000 万元以下。

2. 药品零售企业

(1) 大型企业应为,年药品销售额 1000 万元以上;

(2) 中型企业应为,年药品销售额 500 万元~1000 万元;

(3) 小型企业应为,年药品销售额 500 万元以下。

4. 验收养护室 药品批发和零售企业应在仓库设置验收养护室,其面积大型企业不小于 50m²;中型企业不小于 40m²;小型企业不小于 20m²。验收养护室应有必要的防潮、防尘设备。如所在仓库未设置药品检验室或不能与检验室共用仪器设备的,应配置千分之一天平、澄明度检测仪、标准比色液等;企业经营中药材、中药饮片的还应配置水分测定仪、紫外荧光灯、解剖镜或显微镜。

5. 其他 药品批发和零售企业分装中药饮片应有固定的分装室,其环境应整洁,墙壁、顶棚无脱落物。药品零售连锁企业应设置单独的、便于展开配货活动的配货场所。

点 滴 积 累

1. 药品储存是药品流通过程中的重要环节,药品养护是保证药品质量的重要措施。

2. 从事药品储存与养护的人员、职责、分工以及设施设备的配置必须符合 GSP 的要求。

第二节 药品储存与养护的目的和意义

一、药品储存与养护的目的

化学药品成分、结构繁杂,中药大都含有淀粉、糖类、蛋白质、脂肪、纤维素、黏液质等成分,在储存过程中,受内在和外在因素的影响,必然发生物理学、化学以及生物学等变化,如变色、氧化、风化、变味;中药发生霉烂、虫蛀、走油及变色等变质现象,其中尤以霉烂和虫蛀对中药材的危害最大,不仅在经济上会造成损失,更严重的是使中药疗效降低,甚至完全丧失药用价值,或产生毒副作用。因此,对药品进行严格的科学的管理,才能够完成药品的流通过程,实现药品经营企业的"贮备"("桥梁")与再"分配"("纽带")作用。其目的是保证医疗用药的安全、有效,减少药品损耗,满足人们防病治病、康复保健的需要。

(一) 保证药品安全有效

"养护"是指药品在储存期间,所采取的必要的保护措施,以确保药品的安全有效。药品来源广泛,性能复杂,所含的成分各不相同,有的怕热、怕冻、怕潮、怕干燥,有的成分是仓库害虫、鼠类、微生物的食料和养料,因而易发生虫蛀、鼠食、霉变等现象。有些鲜活药品,变质速度更快,有的药品在一定条件下还会"自燃"。因此,药品仓库的业务不单纯是进进出出、存存放放,必须重视保管养护,才能避免因保养不善而造成的各种损失。

(二) 确保药品储存安全

确保药品安全是指在药品储存过程中,必须采取一定的养护技术,确保药品不发生质量变化,不发生燃烧、爆炸、倒塌、污损等现象。《中华人民共和国药品管理法》指出,药品仓库必须制定药品保管制度,采取必要的养护措施,强调变质的或被污染的药品不能药用,以保持药品的质量和纯洁度。由此可见,药品养护是一项必要的措施,只有采取"预防为主"的原则,精心养护,才能确保药品的储存安全。

(三) 降低损耗

降低损耗是指药品在储存过程中要切实防止霉烂、变质、虫蛀、鼠咬、泛油、挥发、风化、潮解等现象的发生,还要防止药品过期,减少损耗,节省保管费用。

(四) 保证市场供应

药品储存,一方面有利于购进业务活动;另一方面又有利于批发、零售业务活动,可将药品源源不断地收进、发出,持续不断地供应市场,满足人们医疗保健需要。

(五) 促进流通顺畅迅速

药品的生产与消费在时间上和地区上往往出现差异。进行必要的药品储存可以调节这种差异,灵活地调剂余缺,使药品的流通顺畅迅速。

(六) 监督药品质量

药品进入流通领域的第一道关口就是药品的储存。一方面不合格的药品不许入库,另一方面不符合出库要求的药品不许放行。严格执行药品储存保管制度,可最大限度地保证进入流通领域药品的质量。

(七) 提高应急能力

药品的生产与消费在时间上存在着差异。有的是常年生产,季节消费;有的是季节生产,常年消费;有的是这季生产,那季消费。因此,进行药品储存,保存一定量的药品,可使药品经营企业具有在疫病流行和自然灾害等各种非常情况下,具备应急供应能力。

(八) 消除地区差异

药品的生产与消费在地区之间存在着差异。进行药品储存,可将药品从产地运往销地,进行地区间的调剂。

二、药品储存与养护的意义

(一) 确保药品在储存过程中的安全,保证药品的使用价值

医药商业仓库保管着大量的药品,其基本职能是保存药品,保证药品在库不丢失、不损坏、数量准确、质量完好。同时,仓库应具有一定的条件和设备,加强药品的养护,确保药品的安全,减少药品破损、变质,避免各种损失,以保证药品的使用价值。

（二）加强药品的流通，满足人民防治疾病的需要

药品流通是连接生产和消费的桥梁。加强药品流通，既要疏通药品流通渠道，采取灵活多样的购销形式，积极组织药品的收购和推销；又必须组织好药品的储存，加强药品的养护，以保证药品流通的顺利进行。如果流通领域中的仓储设施不足、技术设备条件落后、仓储管理不善、仓储能力过小等，都会限制药品流通的速度和规模，阻碍药品流通的发展，进而影响市场供应，不能满足人民防治疾病的需要。药品是特殊商品，为了预防突然的疫情和灾情发生，就要有一定数量的药品储存，以备急需时使用。而且，它在促进药品工业生产的发展，保证药品市场供应和满足药品用户需要方面，都起着重要作用。

（三）降低流通费用，加速资金周转，提高企业的经济效益

药品的储存不同于一般药品的购销业务。药品储存中的劳动是生产劳动在流通领域的继续，它虽不创造新的产品，但能在原有产品上追加价值，因而为社会创造新的价值。药品储存部门通过加强储存管理，改善仓储保管条件，提高仓库和设备的使用效率，就能节约药品储存过程中的劳动消耗，降低储存费用；同时，做好药品养护工作，避免和减少药品损耗，以及加快吞吐业务，加速资金周转，提高工作效率，扩大服务范围，从而可以节约开支、增加收益，提高企业的经济效益。

点 滴 积 累

1. 药品储存与养护的目的是保证药品安全有效、降低损耗、保证供应、促进流通、监督药品质量、提高应急能力、消除地区差异。

2. 药品储存与养护的意义是保证药品使用价值、满足防病治病需要、保证用药安全、加速资金周转、提高企业经济效益。

第三节 药品储存与养护的基本任务

药品储存与养护的基本任务是根据药品流通的规律和购销的需要，进行药品的合理储存，迅速准确地做好药品收发业务；根据药品性质，做好药品的保管养护，防止药品变质，保证药品质量；提高仓储使用效率，降低储存费用，更好地为药品流通服务。具体任务包括：

一、加强药品储存量管理

药品的合理库存量是指药品经营企业保持与正常经营相适应的，具有先进性和可行性的药品库存量。也就是说药品库存的数量，既能保证销售业务的需要，又能避免积压，保持药品周转的连续性。这就要根据药品的性质和药品的流转计划和储存计划，结合药品的产、购、销的流通规律以及仓库容量，充分考虑库存结构的合理性，密切配合药品购销部门，保持合理的药品库存量，坚持先进先出、先产先出、易变先出和近期先出的原则，对久贮、积压及异状药品建立必要的催销、催调制度，保证库存不断更新。

二、加强药品仓库设备、设施和库房安全管理

药品仓库设备是药品仓储作业系统中的物质基础,也是仓库系统规划的重要内容,关系到其建设成本和运营经费以及生产效益。仓库设施、设备状况不仅直接影响药品仓库的货流量、作业效率,而且会影响药品企业的仓储成本、仓储速度、仓库安全及仓储作业的生产秩序等诸多方面。因此药品仓库管理要根据 GSP 要求,正确确定仓库的建筑地址、库区布局,合理设计仓库的建筑设施;加强仓库设备的购置、使用与维护的管理,充分发挥设备的效能,以适应药品流通不断发展的需要;运用安全管理的科学知识和工程技术研究、分析、评价、控制以及消除药品储存过程中的危险因素,有效防止灾害事故发生,避免经济损失。

三、加强药品收货、保管、发货业务的管理

建立健全收货、保管、发货的规章制度,加强仓储业务动态管理,严格验收,加强在库药品的管理和养护,认真组织发货,保证经营药品的收发和储存安全、合理、规范、高效,不断提高仓储工作质量。

四、加强药品养护,确保药品质量

近年来,随着医药事业的蓬勃发展,药品生产品种之多,数量之大,是前所未有的,由于广大人民防病治病和卫生保健的需要,药品流通周转也与日俱增,搞好药品储存与养护,是防止药品发生变化,保证药品质量和数量的一个重要环节。放松或轻视这一环节,都会因之降低质量影响疗效,严重时会造成巨大经济损失,以致浪费宝贵药源。药品储存期间由于受诸多因素如化学因素、物理因素和生物因素等的影响,易引起药品的变异,影响药品质量,造成经济损失,甚至危及人民健康。因此药品储存过程中要从药品的自然属性分析入手,掌握药品在购、销、储、运过程中质量的变化规律,制定和建立科学的药品养护方法,以保证药品的安全性和有效性。

点 滴 积 累

药品储存与养护的基本任务是加强药品储存量的管理;加强药品仓库设备、设施和库房安全管理;加强药品收货、保管、发货业务的管理;加强药品养护,确保药品质量。

目 标 检 测

一、选择题

(一)单项选择题

1. 下列岗位人员必须具有执业药师资格的是(　　　　)

  A. 药品批发企业负责人   B. 药品批发企业从事养护工作的人员

  C. 药品批发企业质量负责人   D. 药品零售企业采购人员

2. 不符合药品批发企业从事验收、养护工作的人员资历要求的是（　　）

    A. 药学专业中专（含）以上学历　　　　B. 生物专业中专（含）以上学历

    C. 高中文化程度　　　　　　　　　　　D. 药学初级以上专业技术职称

3. 要求必须具有大学本科以上学历、执业药师资格和3年以上药品经营质量管理工作经历，在质量管理工作中具备正确判断和保障实施能力的人员是（　　）

    A. 药品批发企业负责人　　　　　　　　B. 药品批发企业质量管理部门负责人

    C. 药品批发企业质量负责人　　　　　　D. 药品批发企业验收人员

4. 药品批发企业从事中药材、中药饮片验收工作的人员须（　　）

    A. 具有中药学专业中专以上学历或者具有中药学中级以上专业技术职称

    B. 具有中药学专业中专以上学历或者具有中药学初级以上专业技术职称

    C. 具有药学专业中专以上学历或者具有药学中级以上专业技术职称

    D. 具有药学专业中专以上学历或者具有药学初级以上专业技术职称

5. 药品批发企业从事质量管理、检验、验收、养护等工作的专职人员数量，不少于企业职工总数的（　　）

    A. 4%（最低不应少于3人）　　　　　　B. 3%（最低不应少于3人）

    C. 5%（最低不应少于3人）　　　　　　D. 6%（最低不应少于3人）

6. 企业直接接触药品的工作人员（　　）

    A. 每3个月应进行健康检查并建立档案

    B. 每半年应进行健康检查并建立档案

    C. 每1年应进行健康检查并建立档案

    D. 每2年应进行健康检查并建立档案

7. 患有下列哪种疾病的人是不得从事直接接触药品工作的（　　）

    A. 胃炎　　　　　　B. 乙肝　　　　　　C. 糖尿病　　　　　　D. 高血压

8. 下列不属于重点养护品种的是（　　）

    A. 主营品种　　　　　　　　　　　　　B. 首营品种

    C. 储存时间较长的品种　　　　　　　　D. 性质稳定的品种

9. GSP对库房的要求不包括（　　）

    A. 库房内外环境整洁　　　　　　　　　B. 库房内墙、顶光洁，地面平整

    C. 通道宽敞，人员、车辆可以随便出入　D. 门窗结构严密

10. 不属于药品储存与养护的目的是（　　）

    A. 保证药品安全有效　　　　　　　　　B. 促使药品增值

    C. 保证市场供应　　　　　　　　　　　D. 降低损耗

（二）多项选择题

1. 必须具有执业药师资格的人员是（　　）

    A. 药品批发企业的负责人

    B. 药品零售企业的法定代表人

    C. 药品批发企业的质量负责人

    D. 药品批发企业的质量管理部门负责人

    E. 药品批发企业的验收人员

2. 质量管理人员的职责（　　　）

　　A. 对药品养护人员进行业务指导

　　B. 审定药品养护工作计划

　　C. 确定重点养护品种

　　D. 对药品养护人员上报的质量问题进行分析并确定处理措施

　　E. 对养护工作的开展情况实施监督考核

3. 重点养护品种包括（　　　）

　　A. 主营品种　　　　　　　　　　B. 首营品种

　　C. 近期内发生过质量问题的品种　　D. 有特殊要求的品种

　　E. 储存时间较长的品种

4. 库房设施包括（　　　）

　　A. 避光、通风、防潮、防虫、防鼠等设备

　　B. 自动监测、记录库房温湿度的设备

　　C. 有效调控温湿度及室内外空气交换的设备

　　D. 照明设备

　　E. 药品与地面之间有效隔离的设备

5. 药品批发企业的计算机系统应当符合下列要求（　　　）

　　A. 有支持系统正常运行的服务器和终端机

　　B. 有安全、稳定的网络环境

　　C. 有固定接入互联网的方式和安全可靠的信息平台

　　D. 有实现部门之间、岗位之间信息传输和数据共享的局域网

　　E. 有符合 GSP 要求及企业管理实际需要的应用软件和相关数据库

二、简答题

1. 请简述药品储存的概念。

2. 请简述药品养护的概念。

3. 请简述药品储存与养护的目的。

4. 请简述药品储存与养护的意义。

5. 请简述药品储存与养护的基本任务。

（宫淑秋）

第二章 药品的仓储管理

药品仓储是指通过仓库对药品进行储存和保管。仓储是从接受储存药品开始,经过储存保管作业,直到把药品完好地发放出去的全部过程。药品仓库是进行药品储存保管的建筑物和场所的总称;仓库的建筑与设备是仓储业务活动重要的物质技术基础。为了适应药品经营和仓储业务发展的需要,保障在库药品的安全,提高仓库的经济效益,药品经营单位和仓储机构在重视研究仓库选址、设计的同时还要加强药品仓库设备以及经济指标管理,以期达到最好的经济效益。

第一节 药品分类储存管理

一、药品仓库的种类

(一) GSP 对库房分类的要求

1. 按一般管理要求 库房通常分为五区:既待验库(区)、发货库(区)、退货库(区)、合格品库(区)、不合格品库(区)。另外,经营中药饮片,还应划分零货称取专库(区)。以上各库(区)均应设有明显的色标标志,即三色管理。绿色:发货库(区)、合格品库(区);黄色:待验库(区)、退货库(区);红色:不合格品库(区)。(图 2-1,见彩插 1)。

图 2-1 库区的分区及色标

2. 按温度管理要求 分为冷库(2~10℃)、阴凉库(≤ 20℃)、常温库(0~30℃),各类库房相对湿度均应控制在 35%~75%。

3. 按特殊管理要求 分为麻醉药品库、一类精神药品库、医疗用毒性药品库、放射性药品库和危险品库。此类仓库为专用,建筑为砖钢混结构且无窗、无通风孔,安装钢制保险防门,并与附近公安派出所建立联系,以便做好重点防护的准备。

📖 **课 堂 活 动**

根据学过的知识,你认为药品仓库按温度管理要求分为哪几类?
讨论:生物制品(疫苗、血液制品等)应该储存在哪类库房?

(二) 药品仓库的种类

仓库储存的药品种类繁多,性能各异,根据仓库承担的任务和储存量大小的不同,结合 GSP 的规定,可将药品仓库的种类划分方法归纳为以下几种。

1. 按照仓库的主要业务职能分类

(1) 采购仓库:此类仓库的主要职能为分批接收从生产部门收购药品,经过集中和积聚再整批或分批发运各地。

(2) 批发仓库:批发仓库指设在药品供应区的各种批发企业的仓库,地点一般设置在药品的销地,即药品的最终消费地区,规模较小。

(3) 零售仓库:零售仓库指为保证药品日常销售而进行短期药品储存的仓库,地点一般设置于零售企业内或药店附近,归零售企业直接管理。

(4) 加工仓库:此类仓库的主要职能是对某些药品进行必要的挑选、分类、整理、分装、改装、组装和简单的流通加工,以弥补生产过程加工不足,更有效地满足用户或本企业的需要。

(5) 储备仓库:它的业务特点是接收和发运药品的批次量较少,药品较长时期脱离周转,其主要用来调整国民经济计划过程中可能出现的重大失调以及补救大自然灾害所造成的损失或战争急需。

(6) 中转仓库:设置地点一般在铁路、公路、航运等交叉汇集点,要求有齐全的装卸设备。

2. 按照仓库建筑的技术设备条件分类

(1) 通用仓库:通用仓库亦称普通仓库,此类仓库特点为技术装备比较简单、建造比较容易、适用范围广泛。

(2) 保温、冷藏、恒温恒湿仓库:在技术设备上,有制冷设备,并有良好的保温隔热性能以保持所需的温湿度。

(3) 危险品库:危险品库是指用以储存易燃、易爆、有毒和有辐射的药品仓库,它要求有一定的特殊技术的装备和装卸、搬运、保管条件,并能对危险品起一定防护作用的仓库。

(4) 气调仓库:气调仓库是指能够控制库内氧气和二氧化碳浓度的药品仓库。通常用以存放有控制氧气和二氧化碳浓度要求的药品。

3. 按照仓库的建筑结构分类

(1) 平房仓库:平房仓库指单层建筑仓库。优点为建筑结构简单、造价较低,移仓作业方便;缺点为土地利用率低。

(2) 多层楼房仓库:优点为可提高仓容量和土地利用率;但建筑结构复杂,造价较高。

(3) 高层货架立体仓库:高层货架立体仓库亦称自动化立体仓库,是指采用几层乃至几十层高的货架储存单元药品。此类仓库可以实现计算机网络管理,实现物流仓储的自动化、智能化、快捷化、网络化、信息化。优点是提高了土地利用率、单位面积储存量,有利于提高仓库的出入库频率,提高仓库的管理水平,很容易实现"先进先出",有利于仓储最合理、最有效、最经济的流动,并能较好地适应黑暗、有毒等特殊场合的需要。自动化立体仓库是未来药品仓库发展的主要趋势之一。

4. 按照仓库的建筑面积规模分类　大型企业仓库内建筑面积应不低于 $1500m^2$;中型企业仓库内建筑面积应不低于 $1000m^2$;小型企业仓库内建筑面积应不低于 $500m^2$。

二、药品分类储存的方法

药品仓库储存的药品品种繁多,批次不一,性能各异,而且仓储作业过程也有着不同的内容。为保证合理利用仓库空间,提高工作效率,避免药品之间相互影响,需要把仓库的作业区划分成相对独立的储存作业区,不同的区域用以储存某类特定药品。

(一) 药品分类储存的目的

(1) 为存取药品提供准确位置,方便药品的入库、上架、查询、出库,节省重复找寻药品的时间,提高工作效率;

(2) 合理利用仓库使用空间;

(3) 便于药品养护和检查盘点;

(4) 便于管理人员掌握药品进出库活动规律,熟悉药品性能,提高保管技术水平;

(5) 利于掌握和控制药品存量;

(6) 避免药品乱堆乱放导致过期而报废,并可有效掌握存货而降低库存量;

(7) 利于合理配置和使用机械设备,便于用电脑管理,提高机械化、自动化操作程度。

(二) 药品分类储存的方法

药品分类储存的方法主要是采用分区分类、货位编号保管的方法对仓储作业区进行布置。一般情况下,药品仓库按剂型采取同类集中存放的方法进行保管,然后根据各个剂型的特殊性质选择适宜的存放地点,把存放地点划分为若干货区,每区又划分为若干货位,并按顺序编号,这种管理方法即所谓的"分区分类、货位编号",现将分区分类货位编号说明如下:

1. 分区　是按药品类别、储存数量、结合仓库建筑和设备条件等,将储存场所划分为若干货区,并规定某一货区存放某些药品。为解决各货区间的忙闲不均现象及应付特殊情况,仓库还要留出机动货区。每一种药品都有固定的仓位,统一编号。把库存药品按储存区域、地点排列位置,采用统一标记顺序编号,并绘制仓位布置平面图。

2. 分类　是将药品按性质和所要求的储存条件划成若干类,分类集中存放。

(1) 按药品的剂型分类储存:可将不同剂型的药品如针剂、片剂、酊剂、胶囊剂、糖浆剂、软膏剂、粉剂等分库或分区储存。

(2) 按药品性质分类储存:按 GSP 的要求,药品与非药品,性质互相影响、容易串味的药品,内服药与外用药,均应分库或分区存放。品名或外包装容易混淆的品种,应分区或隔垛存放。中药材、中药饮片应与其他药品分开存放。麻醉药品、一类精神药品,可存放在同一个专用仓库内。医疗用毒性药品,应专库(柜)存放。放射性药品,应储存于特定的专用仓库内。药品中的危险品,应存放在专用危险品库内。不合格药品(含退货药品)应存放在不合格品库(区)内。

3. 规划货位　根据药品的外形、包装与合理的堆码苫垫方法及操作要求,结合保管场地的地形,规划各货位的分布或货架的位置称为规划货位。

规划货位的原则为:货位布置紧凑,仓容利用率高;方便收货、发货、检查、包装及装卸车,合理灵活;堆垛稳固,操作安全;通道流畅,行走便利。

(1) 货位的布置方式:货位布置的方式一般有横列式、纵列式、混合式和倾斜式等。

(2) 分区货位的要求:①按照仓储作业的功能特点和 GSP 的要求,仓库分为待验区、不合格品区、合格品区、发货区、退货区;②仓库分区要符合"三个一致"的原则:药品性能一致、药品养护措施一致、消防方法一致;③分区要便于药品分类集中保管,充分利用仓容空间,有利于合理存放药品;④结合药品的保管特性与种类来分区分位,货区分位要适度,若分得过细,遇到某种药品数量增加较多时,造成预留的货位不够,若分得过粗,容易浪费库容,或者出现在一个货位混存多种药品的情况,造成管理上的混乱;⑤有利于提高仓库的经济效益,有利于保证安全生产和文明生产。

📖 课堂活动

按照分区分类、货位编号保管方法,设计一个药品仓储作业区的平面图,标明药品仓储的作业流程。

4. 货位编号　货位编号,又称为方位制度。货位编号就好比药品在库中的"住址",它是在分区分类和划好货位的基础上,将存放药品的场所,按储存地点和位置排列,采用统一的标记,编上顺序号码,做出明显标志,以方便仓储作业。货位编号的方法很多,货位区段划分和名称很不统一,采用的文字代号也多种多样。因此各药库要结合自身实际,统一规定出本药库的货位划分及编号方法,以利于方便作业。

(1) 货位编号的原则:①简单:货物编号要将复杂的货物信息简单化处理,方便货物的管理;②完整:货物编号要清楚完整地表达货物的基本信息。③唯一:每一货物编号只能代表一种货物;④能扩展:货物编号要留有余地,要为以后的货物预留编号空间。

(2) 货位的编码方法:货位的编码方法有四种,分别为地址式、区段方式、商品群别方式和坐标式。地址式编码方式是各类仓库使用最多的一种编码方式。其编码方法是参照建筑物的编号方法,利用保管区域的现成参考单位,按照相关顺序来进行编码。

药库大多采用"四号定位"法,即将仓库号、区号、层次号、货位号这四者统一编号。编号的文字代号用英文、罗马及阿拉伯数字来表示,例如以 8-6-5-4 来表示 8 号仓库 6 区 5 段 4 货位;也有将仓库号、货架号、层次号、货位号四者统一编号的,如以 6-5-4-13 来表示 6 号仓库 5 号货架 4 层 13 格。

(3) 货位编号的设置:货位编号可标记在地坪或柱子上,也可在通道上方悬挂标牌,以资识别。规模较大的仓库要求建立方位卡片制度,即将仓库所有药品的存放位置记入卡片,发放时即可将位置标记在出库凭证上,可使保管人员迅速找到货位。一般较小的药库不一定实行方位卡片制度,将储存地点注在账页上即可。在进行分区分类和货位编号后,还必须绘制仓库平面图,它可将库房的药品存放情况全部反映出来,并且将其悬挂在仓库办公室或库房明显之处,便于进货安排、寻找药品堆放点,提高工作效率。

点 滴 积 累

1. 五区三色：待验区、退货区(黄色)；发货区、合格品区(绿色)；不合格品区(红色)。

2. 库房温度管理分类　冷库(2~10℃)、阴凉库(≤ 20℃)、常温库(0~30℃)，各类库房相对湿度均应控制在 35%~75%。

3. 药品分类储存的方法："分区分类、货位编号"。

第二节　药品仓库的作业管理

GSP 要求企业应当具有与其药品经营范围、经营规模相适应的经营场所和库房。库房的选址、设计、规模、环境、安全防护措施等，要满足药品安全储存的要求。

一、药品仓库的选址

仓库地址的选择，不仅影响仓库的经济效益和仓库的使用期限，而且会影响药品的安全和民众的健康，所以仓库的设置地区及地址要综合考虑以下各方面因素：

1. 经济环境

(1) 货流量的大小：仓库的位置要选择在物流量较大的区域。

(2) 交通的便利性：综合性仓库要选择在两种以上运输方式的交汇地。

(3) 城市的发展：城市的扩张使仓库可能处于交通繁忙及大货车出入受限。

(4) 经济区域和药品的合理流向：经济区域是根据生产、消费和交通运输条件等相结合而自然形成的经济活动区域。

(5) 药品生产的布局：药品仓库的设置地区，应与药品生产的布局相适应，以利于药品的收购和调运。

2. 自然因素

(1) 地理因素：库址应选择地质坚固，地势干燥、平坦。

(2) 气候因素：如湿度、降雨量、风向、气温等。

3. 政策环境

政策环境包括企业的优惠、城市的规划(土地开发、道路建设)、地区产业政策。

二、药品仓库的库区布局

仓库的库区布局就是根据已选定的库址的自然条件，结合各类药品储存的要求，仓库业务的性质和规模，仓库技术设备性能和使用特点等，对仓库主要建筑物、辅助建筑物及行政生活用房等，进行全面合理的安排和配置。仓库库区布局合理与否，直接影响着仓库的作业效率、仓储工作质量、仓储费用水平。仓库库区布局主要包括仓库总平面布局、仓储作业区布置、库区内部布置三项内容。

(一) 仓库总平面布局

仓库总平面布局应考虑以下要求：①适应仓储企业的生产流程，有利于实现单一的物流方向、最短的运距、最少的装卸环节、最大的利用空间；②符合仓库安全及消防要求；③总平面布局应符合卫生和环境要求，既要满足库房的通风和日照又要满足环境绿化、文明生产;④符合仓库目前需要与长远规划,尽可能减少将来仓库扩建对正常业务的影响。

根据仓库业务活动和工作任务的不同,GSP要求仓库库区布局分储存作业区、辅助作业区和办公生活区。

1. 仓储作业区 仓储作业区是仓库的主体部分与主要业务场所,是指仓库用于收发药品储存、整理、分类、加工、包装的场所,主要包括库房、货场以及整理、分类、包装等场地。

2. 辅助作业区 辅助作业区是仓储作业的辅助场所,主要是为药品储存保管业务服务的。一般包括验收养护室、中药标本室、中药饮片分装室以及存放苫垫用品、包装物料、搬运装卸机具等的场所。它的设置应靠近仓储作业区,以便及时供应。辅助作业区应与仓储作业区相隔一定距离,防止辅助作业区发生事故危及存货区域。

3. 行政生活区 行政生活区是仓库的行政管理机构和生活服务设施的所在地,包括办公室、警卫室、汽车队、食堂、浴室、文体活动室、宿舍、休息室等。行政生活区一般应与库区各作业场所隔开,并有隔离设施和设置单独的出入口,以减少人员往来对仓储作业的影响和干扰,保证作业安全和药品储存安全并且便于收、发药品办理手续;警卫室应设在库区出入门口,以利于履行检查手续。

按照GSP要求,药品储存作业区、辅助作业区应当与办公区和生活区分开一定距离或者有隔离措施。

(二)仓储作业区布置

仓储作业区合理布置的要求是,合理安排各个库房的位置,力求最短的作业路线和最少的道路占用面积;有效使用人力资源和设备,方便药品存取;减少库内运输的距离,提高库房面积和仓容利用率。

(1) 分析货物的特点:根据药品的特性来储存(温湿度、是否串味、灭火方法);大批量的使用大储区;周转率高、吞吐量大的靠近出入口;滞销物品或小、轻的使用较远储区;储存笨重、体积大的应安排在层架底层或靠近出入口;将相同或相似的物品靠近储放;为方便货物存取使商品包装正面面对通道。

(2) 对储存空间进行规划布置:在规划仓储空间的过程中,一定要在空间、设备、作业效率等因素间进行权衡。库房内部主要由药品储存区、收发货作业区及作业通道所组成。库房内部的合理布局,就是合理安排上述三方面的占地面积。为提高库房仓容可以通过货架、储物柜、架上平台、托盘来对商品进行叠高。

(3) 进行货位编码:规划好储存空间后必须对储位进行分区编号,储区必须边界清晰;编号必须是唯一的,药品经编号后能被有效的定位;储位变化时要及时变更。

(4) 作业流程的合理布局:为了有效地完成仓库业务,以最少的人力、物力耗费和最短的时间完成各项作业,必须按照仓库作业环节的内在联系合理地布置作业流程。应考虑以下几点要求:①单一的物流方向:仓库的货物卸车、验收、存放地点之间的安排,必须适应仓储作业流程,按一个方向流动既避免了物品的迂回和倒流,又减少了搬运环节;②最少的作业环节:尽可能地减少一些作业环节,既有利于加速作业的进度,又有利于降低成本。通常采用的方法有"就厂直拨"、"就车直拨";③减少装卸搬运环节:改善装卸作业,既要设法提高装卸作业的机械化程度,还必须尽可能地实现作业的连续化,从而提高装卸效率、缩短装卸时间、降低仓储成本。

（三）库房内部布置

库房内部布置的主要目的是提高库房内作业的灵活性，有效地利用库房内部的空间。库房内部主要由药品储存区、收发货作业区及作业通道所组成。库房内部的合理布局，就是合理安排上述三方面的占地面积。库房的内部空间是一个有限的常数，如果作业区和作业通道过分地占用，必将造成储存空间的大量损失。库房内部布置应在保证药品储存需要的前提下，应充分考虑库房内作业的合理组织，根据药品码垛的方式和方法，决定作业通道的宽度和合理安排作业通道，以协调药品储存和作业的不同需要，保证合理地利用库房空间。

货区平面布局的形式有横列式、纵列式、纵横式及倾斜式等（图2-2）。

图 2-2　货区平面布局形式

1. 横列式布局　是指货垛或货架的长度方向与仓库的侧墙互相垂直，这种布局方式的主要优点是：主要通道长且宽，副通道短，有利于货物的取存、检查；通风和采光条件好；有利于机械化作业，便于主通道业务的正常展开。其主要缺点是：主通道占用面积多，仓库面积的利用率会受到影响。

2. 纵列式布局　是指货垛或货架的长度方向与仓库侧墙平行。其主要优点是仓库平面利用率高。其缺点是存取货物不方便，通风采光不利。

3. 纵横式布局　是指在同一保管场所内，横列式布局和纵列式布局兼而有之，可以综合利用两种布局的优缺点。

4. 倾斜式布局　是指货垛或货架与仓库侧墙或主通道成一定夹角。如货垛倾斜式布局是横列式布局的变形，其优点是便于叉车作业、缩小叉车的回转角度、提高作业效率。

点 滴 积 累

1. 仓库库区布局主要包括仓库总平面布局、仓储作业区布置、库区内部布置三项内容。

2. 货区平面布局的形式有横列式、纵列式、纵横式、倾斜式。

第三节 药品仓库经济指标与设备管理

药品仓库经济指标管理,是仓储业务管理的核心。仓库为了适应经济核算的需要,制定了费用率指标、利润指标等一系列与业务和经营活动相对应的指标。

一、药品仓库经济指标管理

(一)仓储成本核算

仓储成本的计算范围一般包括仓储持有成本、订货成本、缺货成本、在途库存持有成本等几个方面。

1. 仓储持有成本　仓储持有成本是指为保持适当的库存而发生的成本,它包括资金占用成本、仓储维护成本、仓储运作成本、物品损耗成本四个方面。

2. 订货成本　订货成本指企业为了实现一次订货而进行的各种活动的费用,包括处理订货的差旅费、办公费、常设机构的基本开支等支出。

3. 缺货成本　缺货成本是指由于库存供应中断而造成的损失。

4. 在途库存持有成本　在途库存包括入库在途商品和出库在途商品,在途商品应是库存商品的一部分。

(二)仓储成本控制

仓储成本控制的目标是实现仓储成本合理化,可通过库存分类管理,实行库存定量控制技术与库存定期控制技术来实现仓储合理化目标。

1. 仓储成本合理化的含义　仓储成本合理化就是用最经济的办法实现仓储的功能。仓储成本合理化表现在以下几个方面:

(1)仓储低成本:首先确保物流总成本最小,在不影响其他环节的前提下,仓储成本最小。

(2)仓储高效率:体现在进出库时间、装卸车时间、货物周转率、仓容利用率、破损率、差错率等指标上,做到"快进、快出、高利用、保管好"。

(3)仓储优服务:即用较低的成本做到仓储服务项目多、服务质量优。

2. 仓储成本不合理的表现

(1)仓储时间过长:仓储时间从两个方面影响储存这一功能要素的效果,好的情况是经过一定的时间,某些存货可以获得"时间增值";不好的情况是随着储存时间的增加,存货损坏、变质等有形损失及存货的贬值、过期失效等无形损失也会随之增加。但是对绝大多数存货,过长的仓储时间都会影响总效益,因而都是属于不合理的仓储范围。

(2)仓储的数量不合理:仓储数量的大小要影响仓储功能实现的效果,仓储数量应有一个最佳的经济储量,仓储数量过高或过低都是不合理的仓储。

（3）仓储条件不足或过剩：仓储条件不足，主要指仓储条件不能满足被储存货物所要求的良好的仓储环境和必要的管理措施，因而往往造成储存货物的损失。仓储条件过剩，主要是指仓储条件大大超过需求，从而使仓储货物过多地负担仓储成本，造成不合理的费用。

（4）仓储结构失衡：仓储结构失衡主要包括以下三个方面：①仓储货物的品种、规格等失调；②仓储物品的各个品种之间仓储期限、仓储数量失调；③仓储地点选择不合理。

知 识 链 接

影响药品储存定额的特殊因素

1. 药品的理化性质 药品的理化性质决定了药品的储存时间具有一定的期限。通常说来，理化性质不稳定的药品，其储存时间较短，因此药品储存的定额也小；理化性质稳定的药品，其储存时间较长，因此药品储存的定额可适当大些。

2. 药品的更新换代 药品从投入市场开始到退出医药市场为止的整个期间，称为药品的经济寿命周期。这一周期大致要经过投入期、成长期、成熟期和衰退期四个阶段。随着新技术革命的加快，药品的更新换代的速度也变得越来越快，从而药品的经济寿命周期也变得越来越短。一方面，更新换代快的药品，其储存定额要小些；反之则大些。另一方面，在药品处于成长阶段时，其储存定额可略大一些；处于投入期和成熟期阶段时，其储存定额可略小一些；而在衰退阶段，一般可不制定储存定额，有销路则随进随销，无销路则停止进货，并对原有库存及时处理或更新。

3. 实行库存分类管理 可以采用库存分类管理方法，实行库存定量控制技术与库存定期控制技术，加强仓储作业成本管理来实现仓储成本的合理化。

库存分类管理的基本方法是 ABC 分类法和 CVA 法。

（1）ABC 分类法：ABC 分类法又称帕累托分析法，也叫主次因素分析法，是项目管理中常用的方法。由于它把被分析的对象分成 A、B、C 三类，所以又称为 ABC 分析法。A 类存货品种数少、销售额大，对企业最为重要，需要进行严格管理和控制；C 类存货品种数多、销售额小，对企业的重要性较低，因而被视为不重要的库存；B 类存货品种数和销售额都处于中等，是企业一般重要的库存。对于这类库存的管理强度介于 A 类存货和 C 类存货之间，即对金额较高的 B 类存货按 A 类存货进行管理，对金额较低的 B 类存货按 C 类存货进行管理。

（2）CVA 分类法：由于 ABC 分类法中 C 类货物得不到足够的重视，往往因此而导致生产停工，因此引进 CVA 分类法（又叫关键因素分析法）来对 ABC 分类法进行有益的补充，它是将存货分为最高优先级、较高优先级、中等优先级、较低优先级四个等级。①最高优先级：是生产经营中的关键性存货，不允许缺货；②较高优先级：是生产经营中的基础性存货，但允许偶尔缺货；③中等优先级：是生产经营中比较重要的存货，允许合理范围内的缺货；④较低优先级：是生产经营中需用的、但可以替代的存货，允许缺货。

4. 实行库存数量控制技术 控制库存数量的方法有定量进货法、定期进货法等。

（1）定量进货法：定量进货法也称订购点控制法，是在库存量下降到一定水平（进货点）时，按固定数量进货的一种库存管理方式。

确定进货点(订货点)

进货点 = 进货提前期需求量 + 安全库存量

= 平均每天需求量 × 进货提前天数 + 安全库存量

(2) 定期进货法:定期进货法也称固定订购周期法,是先确定进货间隔时间,再按变化的数量进货的一种库存管理方式。①确定进货周期:进货周期又叫订货周期、进货间隔天数,它的长短会影响成本的大小。周期长时,每次进货量增多,使保管费用增加;如果缩短进货周期,就要增加进货次数,使进货所需的费用增加;②确定最高库存量:

最高库存量 =(进货间隔天数 + 进货提前天数)× 日均需求量 + 安全储备量

最低库存量 = 进货提前天数 × 日均需求量 + 安全储备量

进货量 = 最高库存量—现有库存量

案 例 分 析

库存为何不断增多

案例

许多公司的存货不断增加,表面上营业额屡创高绩,但获利却不见增加,到了年终看到财务报表时,就知道原因了,因为"赚的钱都堆在存货上"。从财务的角度来看,存货是资产,但是从另一个角度来看,存货也可能是负债,因为购入的药品在库房里积压过长,企业就必须以现金支付所发生的原料、人工和其他费用。若企业缺乏现金,就必须向银行或使用其他渠道借款来支付。因此过多存货也可视为负债。

分析

存货会增加的原因有许多,它是由许多功能部门经年累月造成的,常见的有下列原因:

1. 一次采购的批量太大,超出当时所需。
2. 需求的变动太大,包括预测不准,客户订单变动太大。
3. 供料商的交货期太长,必须提前准备。
4. 产品寿命周期短。
5. 仓储账不准,账物不符。

(三) 仓储的效益、效率与质量分析指标

仓储的效益、效率与质量分析指标进行仓储效益、效率与质量分析,可以从库容利用、存货周转、成本效益、作业质量等几个方面进行分析。

1. 仓容利用指标 仓容是仓库容量的简称。它是由仓库的面积与高度或载重量所构成的。

储位容积使用率 = 平均库存总体积 ÷ 储位总容积

储位面积使用率 = 储位使用面积 ÷ 储位总面积

单位面积保管量 = 平均库存量 ÷ 可保管面积

单位面积周转量 =(入库量 + 出库量)÷ 可保管面积

2. 存货周转指标

仓库流量 = 入库量 + 出库量

仓库流量与存量比率 = 仓库流量 ÷ 平均库存量

存货周转次数 = 计算期出货量(额) ÷ 计算期平均库存量(额)

存货周转天数 = 计算期平均库存量(额) ÷ 计算期日均出货量(额)

或 = 计算期天数 ÷ 存货周转次数

反映存货周转速度的指标有存货周转次数和存货周转天数。存货周转次数用来说明计算期内存货周转的次数,周转次数越来越多,则存货周转速度越快。存货周转天数用来说明存货周转一次所需的天数,周转天数越来越多,则存货周转速度越慢。但存货周转率过高,也可能说明仓储管理方面存在其他方面的一些问题,如存货水平太低,甚至经常缺货,或者采购次数过于频繁,进货批量太小等。

3. 仓储成本效益指标

仓储成本率(仓储成本比重)= 仓储成本 ÷ 物流总成本

仓储费用率 = 仓储费用额 ÷ 平均库存额

4. 仓储作业质量指标

存货完好率 = 商品完好量(额) ÷ 平均库存商品量(额)

存货损坏率 = 商品损坏量(额) ÷ 平均库存商品量(额)

出入库差错率 = 出入库误差量(额) ÷ 出入库总量(额)

(四) 药品的盘点与损耗

药品在储存的过程中因本身的性质、自然条件的影响造成重量损失或质量下降,损耗有可以避免的人为因素,也有难免的自然损耗(如挥发、升华、风化等)。药品的盘点是为了能及时掌握库存的变化情况,避免发生短缺和长期积压,保证账、卡、物相符的重要手段。盘点的形式有:

1. 永续盘点　又称动态盘点,保管员对收发药品盘点一次,以便及时发现问题。
2. 循环盘点　根据药品性质特点分轻重缓急制定计划,然后按计划逐日盘点。
3. 定期盘点　指在月末、季末、年中、年末按计划全面清查。
4. 重点盘点　根据季节变化或工作需要,为特定目的而进行的盘点。

商品的盘点一般都是盘损,即实际值小于账面值,但只要盘损在规定范围内即为正常。对盘点发现的问题要彻底查明原因,根据原因迅速采取措施进行防止和处理。

盘损率 = 盘损金额 ÷ (期初库存 + 本期进货)

物品损耗率 = 损耗量 ÷ 入库总量

二、仓库设备管理

仓库除主体建筑之外,一切进行仓储业务所使用的设备、工具、用品和仓库管理系统,统称为仓库设备。仓库合理配置各种软硬件设备,对提高劳动效率、减轻劳动强度、缩短药品进出库时间、改进药品堆码、维护药品质量、充分利用仓容和降低保管费用等,均有重要作用。

(一) GSP 对仓库设备管理的要求

GSP 规定库房应当配备以下设施设备:药品与地面之间有效隔离的设备;避光、通风、防潮、防虫、防鼠等设备;有效调控温湿度及室内外空气交换的设备;自动监测、记录库房温湿度的设备;符合储存作业要求的照明设备;用于零货拣选、拼箱发货操作及复核的作业区域和设备;包装物料的存放场所;验收、发货、退货的专用场所;不合格药品专用存放场所；经营特殊管理的药品有符合国家规定的储存设施。

经营中药材、中药饮片的，应当有专用的库房和养护工作场所，直接收购地产中药材的应当设置中药样品室(柜)。

经营冷藏、冷冻药品的，应当配备以下设施设备：与其经营规模和品种相适应的冷库，经营疫苗的应当配备两个以上独立冷库；用于冷库温度自动监测、显示、记录、调控、报警的设备；冷库制冷设备的备用发电机组或者双回路供电系统；对有特殊低温要求的药品，应当配备符合其储存要求的设施设备；冷藏车及车载冷藏箱或者保温箱等设备。

(二) 仓库设备的种类

仓库设备的种类繁多，按其主要用途和特征可分为硬件和软件两大类。

1. 仓库硬件的种类

(1) 装卸搬运设备：装卸搬运设备是仓库用来提升、堆码、搬运药品的机械设备。

(2) 保管设备：保管设备是用于保管环节的基本物质设施，其完善程度是仓库维护药品质量可靠程度的标志之一。该设备可分为两类。一类是苫垫用品，货场上存放的药品，一般要上盖下垫；库房内的货垛需要垫垛，以通风隔潮。第二类是存货用具，包括货架、货橱等。

(3) 计量设备：计量设备是仓库进行药品验收、发放、库内周转以及盘点等各项业务必须采用的度量衡工具。计量设备有两类：一类是称量设备，各种磅秤、杆秤、天平、台秤、自动计数机等；第二类是库内量具，包括直尺、卷尺、卡钳等。

(4) 仓库应配备以下储存与养护用设备：①检测调节温湿度的设备，如空调、除湿机、温湿度检测仪等；②通风照明保暖设备：通风使用的有抽(排)风机、各式电扇、联动窗户启闭装置，窗户应有防护窗纱，排风扇要有防护百叶，符合安全用电要求的照明设备；保暖设备主要有暖气装置等；③避光设备；④具有防鼠、防虫、防鸟设备；⑤储存特殊管理药品、贵重药品的安全专用保管设备，如铁栅栏、保险柜等；⑥消防安全设备是保障仓库安全必不可少的设备。⑦经营中药饮片的企业仓库还应有饮片储存箱；⑧电冰箱或小冷藏库，用于储存需冷藏药品，如生物制品、脏器制剂；⑨防尘、防潮、防霉、防污染的设备，如纱窗、门帘、灭蝇灯、吸湿机等。

(5) 劳动防护用品：如工作服、安全帽、坎肩、围裙、胶鞋(耐酸碱)、绝缘手套、口罩、护目镜、防毒面具以及防放射线装置等。

(6) 其他用品及工具：包括钉锤、斧、锯、钳、开箱器、小型打包机、活络扳手、螺丝改锥、电工刀、剪刀、排刷、标号打印机等。

2. 仓储软件的种类　仓储软件是指一切涉及药品仓储管理全过程的书面文件和实施过程的真实记录。仓储软件包含的内容有制度与记录(凭证)两大类，一般而言，制度应包括规则、职责、标准、程序四个方面，而记录和凭证是用于证实制度的执行情况。其中规则一般是"能做什么"和"不能做什么"的规定，具有强制性。职责是指某项职位应完成某项任务的责任。标准是衡量事物的准则，是依据科学技术和实践经验确定的实际活动应达到的基本限度。程序规定了如何处理那些重复发生的例行问题的标准方法。

(1) 质量管理制度：仓库质量管理的制度主要有药品保管、养护和出库复核的管理制度，有关记录和票据的管理制度，特殊药品和贵细药品管理制度，效期药品、不合格药品和退货药品的管理制度，质量事故、质量查询和质量投诉的管理制度等。

(2) 质量程序文件：为落实各项质量管理制度，做好仓储保管工作，仓库还应有药品储存养护质量的操作程序,药品出库复核质量控制程序,药品销后退回的处理程序,不合格药品的确认和处理程序,分装中药饮片的程序,药品拆零和拼装发货的程序,药品配送的程序和药品购进、退出的程序等。

(3) 管理记录、凭证、台账:仓库常用的质量记录有温湿度记录、养护设备使用记录、药品在库养护检查记录、药品出库复核记录;凭证包括近效期药品催调表、不合格药品申报表、药品养护档案表、退货通知单;台账包括不合格药品台账、销货退回药品台账、中药饮片分装记录等。

(4) 计算机管理系统:企业应当采用计算机系统对库存药品的有效期进行自动跟踪和控制,采取近效期预警及超过有效期自动锁定等措施,防止过期药品销售。有关人员应当按照操作规程,通过授权及密码登录后方可进行数据的录入、修改、保存等操作或者复核;数据的更改应当经质量管理部门审核并在其监督下进行,更改过程应当留有记录以保证数据原始、真实、准确、安全和可追溯。企业计算机系统应当符合以下要求:有支持系统正常运行的服务器和终端机;有安全、稳定的网络环境,有固定接入互联网的方式和安全可靠的信息平台;有实现部门之间、岗位之间信息传输和数据共享的局域网;有药品经营业务票据生成、打印和管理功能;有符合本规范要求及企业管理实际需要的应用软件和相关数据库。计算机系统运行中涉及企业经营和管理的数据应当采用安全、可靠的方式储存并按日备份,备份数据应当存放在安全场所,记录类数据的保存时限应当符合相关的要求。

（三）仓库设备的管理

仓库设备管理要求做到"有条不紊、使用方便、精心养护、检修及时、不丢不损、专人专管、职责分明、账物相符"等内容。仓库设备在使用时要注意合理地选择设备,遵守操作规程和相关规章制度;合理负荷按核定标准使用;持证上岗;做好日常维修保养,管理人员要随时了解设备的运转情况及时对设备进行清洁、润滑、调整、防腐检查。

点 滴 积 累

1. 仓储成本合理化:用最经济的办法实现仓储的功能。
2. 库存分类管理方法:库存定量控制技术与库存定期控制技术。
3. 仓库设备管理要求:有条不紊、使用方便、精心养护、检修及时、不丢不损、专人专管、职责分明、账物相符。

目 标 检 测

一、选择题

（一）单项选择题

1. 冷库的温度要求为(　　　)
　　A. ≤ 20℃　　　　B. 2~10℃　　　　C. 0~30℃　　　　D. 0~10℃

2. 货区平面布局形式中,对通风采光不利,存取货物不方便的是(　　　)
　　A. 横列式　　　　　B. 纵列式　　　　　C. 纵横式　　　　　D. 倾斜式

3. 仓库的软件中具有强制性,规定了能做什么和不能做什么的是(　　　)
　　A. 规则　　　　　B. 程序　　　　　C. 标准　　　　　D. 职责

4. CVA 分类法中是生产经营中的基础性存货,但偶尔允许缺货的是(　　　)
　　A. 最高优先级　　　B. 较高优先级　　　C. 中等优先级　　　D. 较低优先级

5. 业务特点是接受和发运药品的批次量少,药品较长时期脱离周转的仓库是(　　　)
　　A. 加工仓库　　　　B. 采购仓库　　　　C. 储备仓库　　　　D. 中转仓库

6. 按 GSP 管理要求库区的色标为红色的库区有(　　　)
　　A. 合格品区　　　B. 待验区　　　C. 退货区　　　D. 不合格品区

7. 在药品的经济寿命周期过程中,储存定额可略大一些的是(　　　)
　　A. 投入期　　　　B. 成长期　　　　C. 成熟期　　　　D. 衰退期

8. 在实际工作中常用的货位编码方法是(　　　)
　　A. 地址式　　　　B. 区段式　　　　C. 商品群别式　　　D. 坐标式

9. 存货周转率过高,可能说明仓储管理方面的什么问题(　　　)
　　A. 仓库流量与存量比率低　　　　B. 进货批量太少
　　C. 周转天数长　　　　　　　　　D. 周转次数少

10. 验收养护室、标本室应设在仓库平面布局的是(　　　)
　　A. 仓储作业区　　B. 行政生活区　　C. 辅助作业区　　D. 发货区

(二) 多项选择题

1. 色标标志为绿色的库区为(　　　)
　　A. 待验区(库)　　　　B. 不合格品区(库)　　　C. 合格品区(库)
　　D. 退货区(库)　　　　E. 发货区(库)

2. 采用分区分类货位编号保管方法的优点有(　　　)
　　A. 有利于提高工作效率　　　　B. 便于药品养护和盘点
　　C. 利于掌握和控制药品存量　　D. 便于计算机管理
　　E. 有利于提高保管技术水平

3. 根据仓库业务活动和工作任务不同,GSP 要求仓库库区布局分为(　　　)
　　A. 仓储作业区　　　　B. 合格品区　　　　C. 辅助作业区
　　D. 行政生活区　　　　E. 发货区

4. 库房内部货区平面布局的形式有(　　　)
　　A. 横列式　　　　B. 纵列式　　　　C. 纵横式
　　D. 通风式　　　　E. 倾斜式

5. 仓储成本合理化表现有(　　　)
　　A. 仓储低成本　　　　B. 仓储高效率　　　　C. 仓储时间长
　　D. 仓储数量多　　　　E. 仓储优服务

二、简答题

1. 分区分类、货位编号的货位安排方法有什么优点?
2. 仓储数量过多或过少对仓储成本的影响有哪些?

3. 仓库内部应该设哪些功能区？布置中应注意哪些事项？

三、实地调研

通过参观一些药品储存仓库直接了解以下内容：

(1) 仓库的类型   (2) 仓库设备条件
(3) 仓库的货位布局情况   (4) 仓库色标标志情况
(5) 仓库库存管理情况

（范春水）

第三章　药品养护基础知识

第一节　药品养护简介

药品养护是运用现代科学技术与方法研究药品在储存过程中的质量变化规律并进行科学保养与维护的一门学科。它是保证药品质量、提高经济效益的重要手段。

药品是特殊商品,其质量好坏,不仅直接影响治疗疾病的效果,而且关系到人们的健康和生命安全。要保证药品质量,除了生产企业严格按《药品生产质量管理规范》组织生产和对其生产的药品进行质量检验外,药品经营部门按照《药品经营质量管理规范》进行药品的储存与养护也是保证药品质量的重要因素之一。因此,对药品进行合理储存和科学养护,在药品流通过程中也变得越来越重要。

药品的种类繁多,对储存的环境条件要求各异,要保证药品在储存过程中质量不下降,首先必须掌握药品质量变化规律,控制影响药品稳定性的因素,从而保证药品质量和用药安全。

药品养护的基本要求:贯彻"以防为主"的原则,根据药品的基本性质和特点进行养护,研究影响药品质量的各种因素,掌握药品质量变化的规律,及时采取相应的预防措施,提高科学养护水平;根据药品的基本性质和包装的质量、形状,正确选择仓位、堆叠和衬垫形式,以便能及时检查、安全出入仓库和提高仓位利用率;按照库存药品性质的要求和需要,控制和调节库房的温湿度,并随气象变化及时调整,使药品处于适宜的养护环境;注意光、空气、微生物等对药品质量的影响,及时做好遮光、隔绝、检查密封及清洁卫生等工作;对于久储、残损、变质和接近效期的药品,要催促有关业务部门及时处理,以避免和减少损失。

药品养护是一项涉及到质量管理、仓储保管、业务经营等方面的综合性工作,药品养护的各项工作内容都应围绕确保药品质量稳定的目的。

第二节　影响药品稳定性的因素

📖 **课堂活动**

1. 你认为药品应符合哪些要求?
2. 哪些因素可以影响药品的稳定性?

药品的安全、有效、质量稳定是对药品的基本要求,而药品的稳定性又是保证其有效性和安全性的重要因素。

药品在储存中的稳定性除与药品本身的理化性质和生产工艺等内在因素有关外,温度、光线、空气、湿度以及储存时间等外界因素也影响药品稳定性。因此,我们在养护过程中,必须熟悉影响药品稳定性的内因和外因,根据其性质来控制外因、稳定内因,做好药品储存和养护工作。

一、药品的质量

根据国际标准化组织的定义,质量是指一组固有特性满足要求的程度。

药品的质量,可以理解为药品所固有的特性满足要求的程度。药品本身所固有的特性,可以称之为药品的质量特性。它包括物质作为药品使用所必需的所有性能,如有效性、安全性、稳定性和均一性等。

(一) 药品的稳定性

药品的稳定性是指药品在规定的条件下,保持其质量特性的能力。稳定性是药品质量的重要特性。保持性能的稳定性,是物质商品化的基本条件,而变化却是物质存在的基本形式。因此,不可能要求药品性能不变。但许多药品可以通过人为地设计与控制,使其性能变化的速度减慢,从而适应商品生产与流通的需要。

影响药品稳定性的因素很多,人们一般会用有效期的长短来评价药品的稳定性。但只有将药物制剂进行比较时,有效期的评价才有意义。例如,对于有效性与安全性等基本特性相似的药物制剂,人们有理由认为有效期长的质量更好。但是,药品的有效期绝对不是药品的保险期。有效期的长短不仅是一个时间的概念,还和药品的储存条件有关。药品的有效性、安全性和稳定性,前两者均是以稳定性为基础的。因此,如何使药品在一定时期内保持稳定性,以符合药品质量规范的要求,并保证药品发挥应有的效应,是医药工作人员应掌握和必须具备的专业业务知识。

通过研究药品的稳定性,可以达到以下目的:

1. 可以控制药品的质量,保障病人用药安全和疗效的可靠性。

2. 保证药品质量的正常状态。通过采用正确的、科学的储存与养护,流转方式和质量控制,质量检验等手段,来确保投入使用的药品符合质量要求。

3. 保证经济效益,减少由于药品的不稳定性而导致的经济损失。

因此,控制和保证药品的质量,必须具有科学的保管养护技术,而保管养护技术的理论基础,则是药品的稳定性研究。所以,学习和掌握药品的稳定性理论是做好药品养护工作的关键。

(二) 药品的性质变化

药品的种类很多,影响药品稳定性的因素错综复杂。药品性质的变化主要表现为以下三个方面:

1. **化学变化** 药品的化学变化是指药品受到外界物质条件,如空气、光、水分等的影响,使药品产生水解、氧化、光化分解、变旋、聚合等化学反应。此外,药品与药品之间,药品与辅料、溶剂、容器、催化剂共存物之间也会产生化学反应,从而导致药品的分解变质。

2. **物理变化** 药品的物理变化是指药品物理的性状发生变化,如吸湿、潮解、风化、挥发、蒸发、凝固、沉淀、结块、熔化、变形、分层等使药品的外观质量受到影响。

3. 生物学变化 药品的生物学变化指由微生物引起的药品性质变化。如细菌、霉菌等微生物的滋生,引起药品的长霉、发酵、腐败或分解等。生物学变化其本质是在生物的作用下发生的化学变化。

(三) 药品的性质变化所产生的后果

药品的化学、物理学和生物学变化通常会产生以下几种后果:

1. 药品的疗效降低或副作用增加。

2. 产生有毒物质,使药品产生毒性或毒性增加,影响药品的安全性。

3. 使用不便,如药品产生沉淀、结块现象,使混悬剂使用困难;微晶粗化则影响药物的吸收;药品风化、挥发则难以掌握准确的剂量。

4. 药品的色泽发生变化或输注液产生絮状等异物,从而使药品的澄明度不合格,不能供临床使用,造成经济损失。

在药品的化学、物理学和生物学变化中,以化学变化产生的后果最严重,亦最为常见。

二、影响药品稳定性的内在因素

影响药品稳定性的内在因素除了与药品的处方组成和生产工艺有关以外,主要与药品本身的化学性质和物理性质有关,这些因素往往不单纯表现在一个方面,有时几个方面同时影响。

(一) 影响药品化学稳定性的因素

1. 水解性 水解的范围很广,包括盐类、酯类、酰胺类、苷类和其他水解。

(1) 盐的水解:盐的水解系指盐和水作用产生酸和碱的反应。强酸强碱盐在水中只电离,不水解。水解的类型有:

1) 无机盐的水解:弱酸强碱盐的水解,如硼砂水解后产生硼酸和氢氧化钠,使水溶液呈碱性反应;强酸弱碱盐的水解,如明矾分子中的硫酸铝钾水解后产生硫酸钾、硫酸和氢氧化铝,水溶液呈酸性,并析出氢氧化铝胶状沉淀物;弱酸弱碱盐的水解,如醋酸铝在水溶液中水解产生醋酸和碱式醋酸铝,由于醋酸有一定程度的电离,所以溶液呈微弱的酸性。

2) 有机碱盐的水解:有机碱是指含氨基的有机化合物,包括生物碱和合成的碱性药物。大多数有机碱是弱碱,通常和不同的酸结合成盐。因此,有机碱盐多为强酸弱碱盐。大多数有机碱的溶解度很小,当有机碱可卡因在溶液中水解产生的有机碱量超过溶解度时就从溶液中析出。如盐酸地巴唑在水溶液中受热可析出地巴唑沉淀。

3) 有机酸盐的水解:有机酸一般都是弱酸,它们与碱金属结合的盐是弱酸强碱盐。因此,大多数有机酸盐在水溶液中可水解。当生成的游离有机酸量超过溶解度时,则从溶液中析出。如苯妥英钠遇水立即产生苯妥英,呈白色浑浊状,加热即产生白色沉淀。

(2) 酯的水解:酯类包括无机酸酯、脂肪酸酯、芳酸酯、芳链烃酸酯、杂环羧酸酯及内酯等。这一类药品很多,如阿司匹林、阿托品、普鲁卡因、硝酸甘油、葡萄糖醛酸内酯、毛果芸香碱以及大环内酯类抗生素等。

酯类药品水解的难易程度也不一样,有的较易水解,如阿司匹林在湿空气中就可以缓缓水解生成水杨酸和乙酸;有的酯类药品比较稳定,可以制成比较稳定的水溶液制剂(如注射液),但在偏碱性的溶液中以及热压灭菌处理或久贮后亦容易水解。如普鲁卡因的水解速度与溶液 pH 的关系很大,在碱性溶液中不稳定,故《中国药典》(2010 年版)规定该药品注射液的 pH 应为 3.5~5.0。

(3) 酰胺及酰肼的水解:一般来说,酰胺类药品比其相应的酯类药品稳定,如普鲁卡因比普卡因酰胺易水解。但酰胺在一定条件下,可水解成羧酸和胺基化合物,可水解的酰胺类药物有巴比妥类、青霉素类、头孢菌素类、氯霉素类。酰肼类药品与酰胺类药品一样也会被水解,如异烟肼水解后生成异烟酸和肼。

(4) 苷的水解:苷广泛存在于植物体内,具有多方面的生理活性,是一类重要的中草药有机物质,为临床上广泛应用。结构属于苷类的药物如洋地黄毒苷、毒毛旋花苷,均易水解。苷类化合物水解后产生苷元和糖。

2. 氧化性 氧化反应是药品分解失效的重要因素之一。大多数药物的氧化分解,包含自由基的自氧化的键反应,结果使药品变质,颜色变深,形成沉淀物,或产生有毒物质。如有机砷剂氧化后,颜色变暗,毒性增加;麻醉乙醚氧化后生成有毒的过氧化物等。具有氧化性的药物,遇光易被还原而变质。如过氧化氢、硝酸银、呋喃西林等。

3. 还原性 一些具有还原性的药物易被空气中的氧或化学氧化剂所氧化,即自动氧化和化学氧化。药品在流通过程中所发生的氧化多是由空气中的氧所引起的,这类氧化常常使药品变质失效,是影响药品稳定性的重要原因。影响药品自动氧化的因素是复杂的,如氧的浓度、溶液的 pH、光、温度、水分、附加剂以及金属离子等。

(1) 无机药物:具有还原性的无机药物很多,如硫酸亚铁、碘化钾、硫代硫酸钠等。

(2) 有机药物:具有还原性的有机药物类型有以下几种:醇、醛、醚类药物、酚类药物、芳胺类药物、吡唑酮类药物、吩噻嗪类药物、含巯基药物等。

4. 其他因素 药物的异构化、脱羧、聚合、碳酸化性以及霉变,都可以影响药品的稳定性。

(二)影响药品物理稳定性的因素

药品的物理性质是指药品的形态、颜色、气味、熔点、沸点、密度、溶解度、吸湿性、风化性、挥发性等。每一药品都有其固定的物理性状。药品的不稳定性常常表现在物理性状方面的改变。而物理性状的变化又与药品稳定性密切相关。因此,要做好药品的保管养护工作,除了要了解药品的化学性质外,还必须知道物理性质对其质量的影响。

1. 吸湿性 吸湿性是药物的重要特性。药物吸湿后可发生结块、胶黏、潮解、稀释,甚至发霉、分解变质等现象。如氯化钙易吸湿潮解,胃蛋白酶易吸湿发霉。

2. 风化性 许多含有结晶水的药物都易风化。例如芒硝($Na_2SO_4 \cdot 10H_2O$)等。药物风化后,药效虽未改变,但因失水量不定,往往影响使用剂量的准确性。

3. 挥发性 一些沸点较低的药物成分常温下就能变为气体扩散到空气中。如乙醇、挥发油、樟脑等,它们在常温下即有很强的挥发性。

4. 升华性 有些固态药物不经过液态而变为气态,这种性质称为药物的升华性。例如碘、冰片、樟脑、薄荷脑、麝香草酚等均具有升华性。

5. 熔化性 某些药物在一定温度下即开始熔化。例如以香果脂或可可豆脂作基质的栓剂,在夏季往往由于库温过高而发生熔化。

6. 冻结性 某些以水或稀乙醇作溶剂的液体药物当温度过低时往往发生冰冻,导致体积膨胀而引起容器破裂。

三、影响药品稳定性的外在因素

(一) 温度

温度对储存药品的质量影响较大,温度过高或过低都可能导致药品变质失效,尤其是生物制品、脏器制剂、抗生素及中药对温度要求更严。这里所指温度一般指仓库温度。温度过高易使药品变质、挥发、剂型破坏;温度过低也会致使某些生物药品变质,另外冻结易使容器破裂而造成药品污染。

(二) 湿度

空气中水蒸气的含量叫湿度。湿度是空气中最易变化的部分,常随着地区的不同或气候的变化而波动。通常我国南方的湿度比北方大,夏季的湿度比冬季高。水分是化学反应的媒介,湿度增大能促进药品分解变质甚至产生毒性,所以湿度对药品质量的影响很大。湿度过大能使药品吸湿而发生潮解、稀释、分解、发霉、变形等;湿度太小又可以促使药品风化。

有关温湿度对药品稳定性的影响,详见第四章。

 案 例 分 析

案例

青霉素钠、环磷酰胺宜制成粉针剂。

分析

青霉素分子结构中含有 β－内酰胺环,容易吸潮水解,最终生成青霉醛和D－青霉胺而失效;环磷酰胺具有环磷酰胺基,稳定性差,易发生分解反应,失去抗肿瘤活性。故二者均宜制成粉针剂,临用前新鲜配制。

(三) 空气

空气是由许多气体组成的混合物,其主要成分是氮(78.095%)、氧(20.95%)、二氧化碳(0.03%)以及稀有气体(0.93%)等。此外,在空气中还含有水蒸气及灰尘等固体杂质和微生物。在工业城市或工厂附近还混杂有二氧化硫、硫化氢、氯化氢和氨等有害气体。空气中主要以氧及二氧化碳对药品的影响最大。

1. 氧　氧的化学性质非常活泼,露置空气中的药品常易受氧的作用而变质、失效、甚至产生毒性。许多药品,如低价铁盐、碘化物、亚硝酸盐及硫代硫酸盐类、醇、醚、醛类、酚类、芳胺类、吡唑酮类、吩噻嗪类以及含巯基、含不饱和碳链、肼基结构等类有机药品,都可被空气中的氧缓慢氧化。药品氧化后,可以发生变色、异臭、分解、变质失效等。有的还产生毒性。此外,还应注意氧的助燃性,可促使易燃药品燃烧,甚至爆炸。

2. 二氧化碳　某些药品可与空气中的二氧化碳结合,造成变质失效。如氨茶碱露置空气中吸收二氧化碳后,析出茶碱而不溶于水;磺胺类钠盐、巴比妥类钠盐、苯妥英钠等与二氧化碳作用后,分别生成游离型磺胺类药品、巴比妥类药品、苯妥英等皆难溶于水;某些氢氧化物、氧化物和钙盐等药品都可吸收空气中的二氧化碳而生成碳酸盐。此外,空气对药品尚可发生一些其他影响,如具有吸附性的药品(药用炭、白陶土等),

长期露置于空气中能吸附空气,使其本身吸附力降低而影响药效;过氧化氢受空气中尘埃的沾染能加速其分解变质;许多药品还受空气中水分、微生物的影响而发生质量变化。

(四) 光

在光的作用下进行的反应称为光化反应。光由各种波长的电磁波组成,除了可见光(波长在390~770nm)外,还有肉眼看不见的红外线和紫外线。红外线亦称红外光,波长在770nm以上,有显著热效应。紫外线亦称紫外光,波长约为40~390nm,能量较大。光线照射物质引起化学变化主要是因紫外线的作用,它能直接引起或促进(催化)药品的氧化、变色、分解等化学反应。

各种药品对光的敏感程度是不相同的,有的遇光变化较快,有的变化则较慢,有的仅受直射光的影响,而有的甚至仅受散光照射亦可引起变化。光对药品的影响在很多情况下并不是孤立地起作用,而常常是伴随着其他因素如氧气、水分、温度等,共同起作用的。如酚类药品及维生素A、D等是在光和氧的共同影响下,被氧化而失效;升汞溶液在水分参与下受光的作用分解出甘汞沉淀;维生素C在光照射下易被氧化,当加热使温度增高时可加速其被氧化,从而变色而失效;碘化钾在碳酸参与下受光照易被氧化并析出游离碘等。

另一方面,日光对药品在储存、保管和养护中可能产生有利的作用。如杀灭微生物、干燥驱潮湿、防止发霉、防止生虫等。但是,其有害作用远远超过其有利作用。光对药品的影响大小不一,方式各异,引起药品变质的原因有些很复杂,且许多变化过程尚不清楚。因此,目前要概括光对药品影响的规律尚有困难。在储存保管中对一些药品的避光要求大多根据经验得出,2010年版《中国药典》中对许多药品的贮藏都有明确避光规定,应予认真执行。

(五) 储存时间

药品储存时间对其质量也会有影响。有些药品即使储存条件适宜,但储存过久,亦会引起变质失效。如抗生素类药品、生物制品、脏器制剂以及某些化学药品都规定有一定的有效期限,过期或效力降低,或毒性增加,或两者兼有。有些制剂的剂型,如乳剂、水剂、栓剂等即使无有效期规定,但时间过长也会影响质量,不能长久保存使用。

药品储存时间还可以影响片剂的生物利用度。如阿司匹林片久贮后崩解时限延长,溶出速度下降,造成的原因可能是因水解生成的酸使崩解剂淀粉糊化所致。辅料采用阿拉伯胶或明胶浆制成的片剂在储存中也可使崩解时间延长。

药品储存时限与外界因素(如空气、光、温度、湿度等)有一定关系。若储存不当,又受外界因素的影响,虽储存时间不长或未过有效期,但也有可能发生变质失效;一般说来,药品储存皆不宜过久。应注意先生产的产品先用,以免久贮后影响药效。

(六) 微生物和昆虫

药品在储存期间若暴露于空气中,微生物(细菌、霉菌、酵母菌等)和昆虫极易混入。由于微生物的繁殖可引起药品发霉、腐败从而造成变质失效,特别是含有营养性成分的药物制剂(如含淀粉、糖类、蛋白质类等)更易遭受污染、霉变或虫蛀。若温度适宜,空气中湿度又较高,则更有利于微生物的生长繁殖。

药品受微生物和昆虫的侵袭后,如长霉、虫蛀、染菌都不能再供药用。

（七）其他因素

药物制剂的酸碱性、共存物、电离辐射、激光可引发化学反应以及包装容器制品等，对药物及其制剂的稳定性都会产生一定的影响。由于制剂工艺的发展，现代科学技术新工艺的不断引入，新问题的产生也将会随之增多，影响药物及其制剂稳定性的因素也将会增加和扩大，所以扩大和加深对药品稳定性知识方面的认识，对搞好科学养护工作将会带来很大的益处。

点 滴 积 累

1. 药品的质量特性包括有效性、安全性和稳定性等。
2. 药品发生的变化主要有化学变化、物理学变化和生物学变化。
3. 影响药品化学稳定性的因素主要有水解性、氧化性和还原性、异构化等。
4. 影响药品稳定性的外界因素主要有温度、湿度、空气、光、时间、微生物和昆虫等。

第三节 药品的入库验收

药品入库验收工作流程：收货 → 验收 → 入库

药品的入库验收，是药品流通的首要环节。验收的目的是保证入库药品的数量准确、质量良好，防止不合格药品入库。由于药品种类繁多、剂型多样、产地各异、性质复杂，并且易受外界条件影响，因此加强药品的入库验收环节管理是保证药品质量、做好药品养护工作的一个重要环节。

一、收货

1. 药品到货时，收货人员应当核实运输方式是否符合要求，并对照随货同行单（票）和采购记录核对药品，做到票、账、货相符。

随货同行单（票）应当包括供货单位、生产厂商、药品的通用名称、剂型、规格、批号、数量、收货单位、收货地址、发货日期等内容，并加盖供货单位药品出库专用章原印章。

2. 冷藏、冷冻药品到货时，应当对其运输方式及运输过程的温度记录、运输时间等质量控制状况进行重点检查并记录。不符合温度要求的应当拒收。

3. 收货人员对符合收货要求的药品，应当按品种特性要求放于相应待验区域，或者设置状态标志，通知验收。冷藏、冷冻药品应当在冷库内待验。

4. 保管人员依据"药品购进记录"和"随货同行单"对照实物核对无误后收货，并在"药品购进记录"和供货单位收货单上签章。所收药品为进口药品时，应同时对照实物收取加盖有供货单位质量管理部门原印章的该批号药品的《进口药品检验报告书》、《进口药品注册证》（或《生物制品进口批件》、《进口药材批件》）复印件和《进口药品通关单》复印件。

5. 保管人员根据销售部门所开具的"药品退货通知单"对照实物对销后退回药品进行核对后收货，并在退货单位的退货单上签章。

> **课堂活动**
>
> 1. 收货人员收货后应做哪些工作?
> 2. 能否将购进药品和销后退回药品放在一起?

二、药品验收

药品质量验收员质量责任制:做好药品验收工作,做到"十验四清一核对";十验:验品名、规格、质量状况、数量、批号、生产日期、批准文号、有效期、包装标志、合格证。四清:质量情况记录清、包装情况数量清、批号效期标记清、验收手续清。一核对:核对药品检验报告书、合格证、说明书与产品质量标志是否相符。药品包装必须有封条、封签。药品质量验收工作的意义对于进库的药品来说,是药品进库作业的一个重要环节,是堵住伪劣药品进入药库的第一道关卡。对于社会来说,是保障用药安全、防止伪劣药品进入流通渠道的必要保障。

(一)验收的依据

药品验收应根据药品的法定标准和合同规定的质量条款,药典未收载的品种可按局颁或部颁标准执行。

(二)验收要求

1. 验收药品应当按照药品批号查验同批号的检验报告书。供货单位为批发企业的,检验报告书应当加盖其质量管理专用章原印章。检验报告书的传递和保存可以采用电子数据形式,但应当保证其合法性和有效性。

2. 应当按照验收规定,对每次到货药品进行逐批抽样验收,抽取的样品应当具有代表性。

(1) 同一批号的药品应当至少检查一个最小包装,但生产企业有特殊质量控制要求或者打开最小包装可能影响药品质量的,可不打开最小包装。

(2) 破损、污染、渗液、封条损坏等包装异常以及零货、拼箱的,应当开箱检查至最小包装。

(3) 外包装及封签完整的原料药、实施批签发管理的生物制品,可不开箱检查。

3. 验收人员应当对抽样药品的外观、包装、标签、说明书以及相关的证明文件等逐一进行检查、核对;验收结束后,应当将抽取的完好样品放回原包装箱,加封并标示。

4. 特殊管理的药品应当按照相关规定在专库或者专区内验收。

5. 验收药品应当做好验收记录,包括药品的通用名称、剂型、规格、批准文号、批号、生产日期、有效期、生产厂商、供货单位、到货数量、到货日期、验收合格数量、验收结果等内容。验收人员应当在验收记录上签署姓名和验收日期。

中药材验收记录应当包括品名、产地、供货单位、到货数量、验收合格数量等内容。中药饮片验收记录应当包括品名、规格、批号、产地、生产日期、生产厂商、供货单位、到货数量、验收合格数量等内容,实施批准文号管理的中药饮片还应当记录批准文号。

验收不合格的还应当注明不合格事项及处置措施。

6. 对实施电子监管的药品,应当按规定进行药品电子监管码扫码,并及时将数据上传至中国药品电子监管网系统平台。对未按规定加印或者加贴中国药品电子监管码,或者监管码的印刷不符合规定要求的,应当拒收。监管码信息与药品包装信息不符的,应当及时向供货单位查询,未得到确认之前不得入库,必要时向当地药品监督管理部门报告。

7. 应当建立库存记录,验收合格的药品应当及时入库登记;验收不合格的,不得入库,并由质量管理部门处理。

8. 进行药品直调的,可委托购货单位进行药品验收。购货单位应当严格按照本规范的要求验收药品和进行药品电子监管码的扫码与数据上传,并建立专门的直调药品验收记录。验收当日应当将验收记录相关信息传递给直调企业。

知 识 链 接

药 品 直 调

发生灾情、疫情、突发事件或者临床紧急救治等特殊情况,以及其他符合国家有关规定的情形,企业可采用直调方式购销药品,将已采购的药品不入本企业仓库,直接从供货单位发送到购货单位,并建立专门的采购记录,保证有效的质量跟踪和追溯。

(三) 验收的内容

1. **数量点收**　应检查来货与单据上所列的药品名称、规格、批号及数量是否相符,如有短缺、破损应查明原因。

2. **包装、标识检查**　药品包装必须印有或者贴有标签并附说明书,每个整件包装中,应有产品合格证。药品包装、标签或说明书应符合 SFDA 规定。验收首营品种应有生产企业出具的该批号的药品出厂检验合格报告书。特殊管理的药品、外用药品和非处方药包装的标签或说明书上必须印有符合规定的标识。进口药品的标签应以中文注明药品的名称、主要成分、进口药品注册证号、药品生产企业名称等,并有中文说明书。

3. **质量检验**　药品质量的验收方法,包括外观性状检查和抽样送检两种。外观性状检查由验收人员按照一般的业务知识进行感官检查,观察各种药品的外观性状是否符合规定标准;抽样送检由药检部门利用各种化学试剂、仪器等设备,对药品的成分、杂质、含量、效价等内在质量和微生物限度进行物理的、化学的和生物学方面的分析检验。要全面确定药品的质量情况,必须根据具体情况进行抽样送检。

(四) 抽样的原则与方法

抽样必须具有代表性和均匀性。抽取的数量,每批在 50 件以下(含 50 件)抽 2 件,50 件以上的,每增加 50 件多抽 1 件,不足 50 件以 50 件计。在每件中以上、中、下三个不同部位进行抽样检查,如发现异常现象需复验时,应加倍抽样复查。凡需进行药品外观性状检查时,检查样品的具体数量(支、瓶、片或粒等)应符合 2010 年版《中国药典》关于检验抽样数量的要求;如来货不属于整件包装的,应每瓶或每盒都进行外观质量和包装质量的验收。

(五) 验收记录

药品验收人员应认真填写药品验收记录。药品验收记录的内容应至少包括药品通用名称、剂型、规格、产品批号、有效期、批准文号、生产企业、生产日期、供货日期、到货日期、质量状况、验收结论和验收人员签章。药品验收记录应按日或月顺序装订,保存至超过药品有效期 1 年,但不得少于 3 年。药品验收记录见表 3-1。

表 3-1 药品入库验收记录

到货日期:

序号	名称	剂型	规格	批号	有效期	批准文号	生产厂家	生产日期	单位	应收数量	实收数量	供货单位	质量状况	验收结论

验收员: 制单人: 保管员: 总页码

(六)特殊管理药品的验收

对特殊管理药品必须由两位验收员在场进行验收,并验收至每一最小销售包装。

三、药品入库

验收完毕后,验收记录单交保管人员;保管人员根据验收记录单将药品放置于相应的合格药品库(区),并注明药品存入的库房、货位,以便记账。与此同时,将药品入库凭证的其余各联,送交业务部门,作为正式收货凭证,以便于业务部门安排下一步的药品销售工作,将药品及时投放市场,加速药品流转。

保管人员如发现药品有货与单不符、包装不牢或破损、标识模糊等质量异常情况时,有权拒收并报告质量管理人员处理。

点 滴 积 累

1. 药品验收的目的是保证入库药品的数量准确、质量良好,防止不合格药品入库。
2. 药品验收工作,做到"十验四清一核对"。
3. 药品验收应按照药品的法定标准和合同规定的质量条款执行。

第四节 药品的在库养护

药品的在库养护是指药品在仓库储存过程中进行的保养与维护工作。它是药品储存保管期间的一项经常性工作。在库药品应建立药品养护档案,贯彻"以防为主"的原则,基本要求是对药品进行合理储存,按照库存药品性质的需要,控制和调节库房的温度、湿度;熟悉药品性能和影响药品稳定性的各种因素,掌握药品质量变化的规律,提高药品保管养护的科学水平,对库存药品进行定期质量检查,并做好记录,及时采取各种有效措施防患于未然;保持库房的安全和清洁卫生,做好防火、防盗、防虫害工作。总之,储存药品应当按照要求采取避光、遮光、通风、防潮、防虫、防鼠等措施,药品的在库养护是一项涉及面广、技术性强的工作,对保证药品的安全合理储存、质量稳定、减少损耗、促进流通,起着重要的作用。

📖 **课 堂 活 动**

　　1. 药品的在库养护包括哪些内容?
　　2. 如何做好药品的在库养护工作?

一、药品的合理储存

(一) 药品的色标管理

GSP 要求在库药品均应实行色标管理,合格药品为绿色,不合格药品为红色,待确定药品为黄色,避免交叉存放,保证用药安全。

(二) 药品的合理堆放

药品堆码是指仓储药品堆垛的形式和方法。合理的药品堆码,既可以利于仓库人身、药品、设备和建筑物安全,又可以充分利用仓容,利于收货、出库和药品的在库养护作业。

　　1. 堆码注意事项

　　(1) 分类储存,设置标识:药品入库以后,应根据各种药品性质、剂型、包装情况、仓库条件、出入库和在库养护操作要求进行分类储存,并设置货位标识。注意药品与非药品、内服药与外用药应分开堆垛;性质相抵触的药以及名称易混淆的药应分别堆垛,并间隔一定距离或采取有效分隔、识别措施,防止混淆。

　　(2) 利用空间,保证安全:堆放药品时应在不影响通道及防火设备的情况下,充分利用空间,以提高仓容利用率;规范操作,保证人身安全;遵守外包装标识要求,轻拿轻放,防止外包装破损、挤压变形或药品损坏;控制堆放高度,不超过仓库地面负荷能力,保证库房安全。

　　(3) 利于收发,方便工作:入库药品依据先产先出、近期先出的原则,按生产批号和药品效期分别堆放。药品堆放位置相对固定,安排层次整齐、清楚,既美观,又方便工作。包装箱的品名、批号等内容易于观察和识别,以便于仓储管理和质量控制。注意不同品种或同品种不同批号不得混垛,防止发生错发混发事故。

　　2. 货垛的间距要求　　药品按批号堆码,不同批号的药品不得混垛,垛间距不小于5cm,药品与墙、屋顶(房梁)的间距不小于30cm,与库房散热器或供暖管道的间距不小于30cm,与地面的间距不小于10cm。

二、药品的保管方法

药品储存期间质量的稳定性,与储存条件和保管方法有着密切关系。如果储存保管不当,会使药品变质、失效,贻误病情,甚至危及生命,有时还可能引起燃烧或爆炸。因此为了保证药品质量和储存安全,必须加强保管工作。

(一) 药品的一般保管方法

1. 一般药品都应按照 2010 年版《中国药典》"贮藏"项下规定的条件进行储存与

保管,也可根据药品的性质、包装、出入库规律及仓库的具体条件等因地制宜进行,以保证药品质量正常、数量准确和储存安全。

2. 实行药品保管责任制度,建立药品保管账、保管卡,经常检查,定期盘点,保证账、卡、货相符。

3. 库房的相对湿度保持在 35%~75% 之间。保持清洁卫生,采取有效措施,防止药品生霉、虫蛀或鼠咬。

4. 加强防火、防盗等安全措施,确保仓库、药品和人身安全。

 医药商品购销员考点

　　药品库房相对湿度应保持在 35%~75%。(《药品库房管理制度》温湿度条件:应按药品的温湿度要求,将其存放于相应的库中,药品经营企业各类药品储存均应保持恒温,对每种药品应根据药品标示的贮藏条件要求,分别贮藏于冷库(2~10℃)、阴凉库(20℃以下),或常温库(0~30℃)内,各库房相对湿度应保持在 35%~75% 之间。)

(二)药品的特殊保管方法

1. 性质不稳定药品的保管方法

(1)遇光易变质的药品应储于避光容器内,置阴凉干燥处,防止日光照射。

(2)对热不稳定、易挥发、易升华及易风化的药品宜密封置阴凉处保存,或置冷库保管。

(3)易吸潮、霉变、虫蛀的药品宜储存于阴凉干燥处,梅雨季节应注意防潮、防热。

(4)易串味的药品宜储存于阴凉处,与一般药品特别是吸附性强的药品隔离存放。易氧化和易吸收二氧化碳的药品应注意密封保存。

(5)怕冻药品宜储存于 0℃ 以上仓库,防止低温下冻结变质或冻裂容器。

2. 特殊管理药品的保管方法(详见第九章)

3. 危险药品的保管方法　危险药品是指受光、热、空气、水或撞击等外界因素的影响,可能引起燃烧、爆炸的药品,或具有强腐蚀性、剧毒性的药品。危险药品的储存以防火、防爆、确保安全为关键,在保管期间,必须熟悉各种危险药品的特性,严格执行《危险化学品安全管理条例》(国务院第 591 号令)中的各项规定,采取适当措施,预防险情的发生。

三、药品的在库检查

药品在库储存期间,由于受到外界环境因素的影响,随时都可能出现各种质量变化现象。因此,必须定期进行药品的在库检查,以便采取相应的防护措施,保证药品质量。

(一)检查的时间和方法

药品养护人员应根据在库药品的具体情况,结合季节气候、储存环境和储存时间长短等因素,拟定药品检查计划和养护工作计划,并按计划进行养护检查。循环检查一般每三个月为一个循环周期,对易变质的药品、储存时间长的药品、近效期的药品、已发现质量问题药品的相邻产品批号的药品、首营品种要加强检查,对特殊管理的药品要重点检查。在汛期、梅雨季节、高温期、严寒期或者发现有质量变化苗头时,应临时组织力量进行全部或局部的突击检查。

在质量养护检查中,应根据在库药品的外观质量变化情况和验收养护室的设备条件,抽样到验收养护室进行外观质量的检查。

(二) 检查的内容和要求

药品检查的内容包括在库药品的外观质量是否发生变化或是否存在异常情况;检查在库重点养护品种的外观质量是否符合法定质量标准规定;检查库房温湿度是否符合规定要求(库房温湿度检查记录见实训项目一),所有在库药品的储存是否符合其质量标准中贮藏项的规定,药品是否分类存放、货位编号、货垛堆码、货垛间距离等是否符合规定要求;检查库房是否满足防尘、防潮、防霉、防污染以及防虫、防鼠、防鸟等要求;检查养护用设备、仪器及计量器具等是否运行良好。

药品在库检查,要求做到经常检查与定期检查、员工检查与专职检查、重点检查与全面检查结合起来进行。

(三) 做好检查记录,建立养护档案

养护检查工作应有记录,包括养护检查记录(见表 3-2)、外观质量检查记录、养护仪器的使用记录以及养护仪器的检查、维修、保养、计量检定记录。

表 3-2 药品养护检查记录

序号	检查日期	品名	规格型号	数量	生产企业	生产批号	有效期	存放地点	外观及包装质量情况	处理意见	备注

养护检查记录的内容包括检查的时间、库房名称、药品货位、药品通用名称、剂型、规格、产品批号、生产企业、供货单位、药品入库时间、生产日期、检查内容、检查结果与处理、检查人员等;当需要抽取样品到验收养护室进行外观质量检查时,应建立药品外观质量检查记录,其内容与药品验收时外观质量检查记录相同;凡进行外观质量检查时,均应同时做好养护仪器的使用记录;养护仪器在检查、维修、保养及计量检定时,应做好相应记录。

在库药品均应建立药品养护档案(见表 3-3),特别是重点养护品种的档案。检查中如发现药品有质量异常时,应放置"暂停发货"的黄色标识牌于货位上,并填写"药品质量复查通知单"(见表 3-4),报告质量管理部门复查处理。

对储存条件有特殊要求的或者有效期较短的品种应当进行重点养护;发现有问题的药品应当及时在计算机系统中锁定和记录,并通知质量管理部门处理;对中药材和中药饮片应当按其特性采取有效方法进行养护并记录,所采取的养护方法不得对药品造成污染;药品因破损而导致液体、气体、粉末泄漏时,应当迅速采取安全处理措施,防止对储存环境和其他药品造成污染。药品养护人员应定期分析、每季度汇总并向质量管理部门上报药品养护检查情况和重点养护品种的质量信息,同时,还要结合检查工作不断总结经验,提高在库药品的保管养护工作水平。

表3-3 药品养护档案表

编号：　　　　　　　　　　　　　　　　　　　　　　　　　建档日期：

商品名称		通用名称		外文名		有效期	
规格		剂型		批准文号		GMP 认证	
生产企业			邮编、地址			电话	
用途				建档目的			
质量标准				检验项目			
性状						内：	
贮藏要求				包装情况		中：	
						外：	体积：

质量问题摘要	时间	生产批号	质量问题	处理措施	养护员	备注

表3-4 药品质量复查通知单

品名		规格		生产企业	
生产批号		数量		存放地点	
有效期使用期					

质量问题：

养护员：　　　年　　月　　日

复检结果：

质管部门：　　　年　　月　　日

 知 识 链 接

药品养护员主要考核指标：

1. 在库药品按规定的要求储存(检查时发现的问题)。

2. 在库药品质量养护结果(在库药品发生问题次数)。

3. 药品养护记录和档案的规范性(规范与全面)。

4. 设备、仪器、计量器具等的管理情况(性能状况、档案)。

点 滴 积 累

1. 药品的在库养护应贯彻"以防为主"的原则。

2. GSP 要求在库药品均应实行色标管理,避免交叉存放,保证用药安全。

3. 必须定期进行药品的在库检查,以便采取相应的防护措施,保证药品质量。

第五节 药品的出库验发

药品出库是按照业务部门开出的出库凭证所列具体内容,由保管部门组织配货和发出的过程管理。出库验发是指对销售、调拨的药品出库前进行检查,以保证其数量准确、质量合格,是防止不合格药品进入市场的重要关卡。

一、药品出库的程序

药品出库工作流程: 核单 → 配货 → 复核 → 发货

1. **核单** 核单即审核出库凭证。核单的目的在于审核凭证的真实性;出库品种的属性,如系特殊管理药品应配备双人操作,通过核单还可以便于作业调度。

2. **配货** 配货又称备货,是按出库凭证所列内容进行的拣出药品的操作过程。

按凭证所列药品名称、剂型、规格、件数从货位上拣出,在发货单上除了记录凭证所列内容,还要记录批号,若批号不同,应分别记录每一批号多少件,结码,签章,核销保管卡片。出库药品堆放于发货区,标写收发货单位,调出日期和品名件数,填写好的出库凭证,转保管人员复核。

3. **复核** 复核是按发货凭证对实物进行质量检查和数量、项目的核对。保管人员将货配发齐后,要反复清点核对,既要复核货单是否相符,又要复核货位结存量以及验证出库量是否正确。麻醉药品、一类精神药品、毒性药品、化学危险品和贵重药品,应实行双人收发货制度,必要时仓储部门有关负责人要亲自进行复核。

复核人员复核完毕,要认真做好复核记录,以保证能快速、准确地进行质量跟踪。"药品出库复核记录单"(见表3-5)的内容,应包括日期、收货单位、品名剂型、规格、批号、有效期、生产厂商、数量、单位、质量情况和复核人等项目。复核记录应保存至超过药品有效期1年,但不得少于3年。

表3-5 药品出库复核记录单

编号:

日期	收货单位	品名剂型	规格	批号	有效期	生产厂商	数量	单位	质量情况	复核情况	发货人	复核人

说明	1. 有效期栏内应填写有效期至 ×× 年 ×× 月 2. 出库药品复核时,若无质量问题,在质量情况栏内填写"正常"字样 3. 特殊管理药品出库复核时,要双人复核,在复核人栏内二人均要签字

4. **发货** 发货即将药品交付客户的过程。交付形式可以由仓库运输部门统一配送,客户也可以带业务部门开具的出库凭证自行到库提货,还可以通过交款方式提货,先交款后提货的方式称为"交提",系统内用户也可以先提货后交款称为"提交"。无论"交提"还是"提交",出库凭证上都应有规定的印鉴。对实施电子监管的药品,应当在出库时进行扫码和数据上传。

符合直调药品规定的,直调药品出库时,由供货单位开具两份随货同行单(票),分别发往直调企业和购货单位。随货同行单(票)应当包括供货单位、生产厂商、药品的通用名称、剂型、规格、批号、数量、收货单位、收货地址、发货日期等内容,并加盖供货单位药品出库专用章原印章。还应当标明直调企业名称。

二、药品出库的原则

药品出库验发是一项细致而繁杂的工作,必须严格执行出库验发制度,具体要求如下:

1. 坚持"三查六对"制度　药品出库复核要进行"三查六对"。"三查",即查核发票的货号、单位印鉴、开票日期是否符合要求;然后将发票与实物进行"六对",即对品名、规格、厂牌、批号、数量及发货日期是否相符。

2. 遵循"先产先出"、"近期先出"和按批号发货的原则

(1)"先产先出"指库存同一药品,对先生产的批号尽量先出库。一般来说,药品储存的时间越长,变化越大,超过一定期限就会引起变质,以致造成损失;药品出库坚持"先产先出"的原则,有利于库存药品不断更新,确保药品的质量。

(2)"近期先出"指库存有"效期"的同一药品,应将近失效期的先行出库。对仓库来说,所谓"近失效期",应包括给这些药品留有调运、供应和使用的时间,使其在失效之前进入市场并投入使用。

(3)按批号发货是指按照药品生产批号集中发货,尽量减少同一品种在同一笔发货中的批号数,以保证药品有可追踪性,便于药品的日后质量追踪。

坚持"先产先出"、"近期先出"和按批号发货的原则可以使药品在储存期间基本不发生质量变化,从而保证了药品在库储存的良好质量状态。

课堂活动

如果出现有票无货、规格等级不符、库存数量不足、超过有效期等情况能否发货?

三、注意事项

(一)停止发货或配送

药品出库时应当对照销售记录进行复核。发现以下情况不得出库,并报告质量管理部门处理:

1. 药品包装出现破损、污染、封口不牢、衬垫不实、封条损坏等问题。
2. 包装内有异常响动或者液体渗漏。
3. 标签脱落、字迹模糊不清或者标识内容与实物不符。
4. 药品已超过有效期。
5. 其他异常情况的药品。

(二)出库复核记录

药品出库应做好出库复核记录,以保证能快速、准确地进行质量跟踪。记录应保存

至超过药品有效期 1 年,但不得少于 3 年。

（三）对无效凭证或口头通知不得进行复核和发货。

 知 识 链 接

1. 药品保管员主要考核指标
（1）在库药品的数量准确性 100%。
（2）在库药品的储存条件差错率 0%。
（3）在库药品账货相符准确率 100%。
2. 药品保管员主要权利　对白条提货有权拒绝发货。

点 滴 积 累

1. 出库验发是指对销售、调拨的药品出库前进行检查,以保证其数量准确、质量合格,防止不合格药品进入市场。
2. 药品出库应坚持"三查六对"制度和遵循"先产先出"、"近期先出"和按批号发货的原则。（此处亦为医药商品购销员证书考点）。

第六节　药品的包装和运输

一、药品的包装

药品是特殊商品,国家对药品包装有着严格规定,应符合《中华人民共和国药品管理法实施条例》(国务院令第 360 号)、《直接接触药品包装的材料和容器管理办法》(局令第 13 号)、《药品说明书和标签管理规定》(局令第 24 号)的要求。

出库药品的包装必须完整,以保证药品质量和运输安全,凡包装破损、污染的药品须及时整理、调换,切实保证出库药品包装良好、牢固。

（一）包装的作用

1. 保护药品　药品从生产、流通到使用,需要经过多次装卸、运输、储存、销售等多个环节,容易发生碰撞、摩擦、振动甚至跌落,还会受光线、空气、水分、温度变化及微生物与昆虫等因素的影响,使药品质量发生变化,甚至失效。因此良好的包装,能有效抵抗上述各种外界因素的破坏,可以防光、防热、防霉、防虫蛀、避免与空气接触等,提高药品的稳定性,延缓药品变质,达到保证药品质量的目的。

2. 便于流通　药品在流通过程中要经过多次的交接、搬运和销售等环节,将药品按一定的数量、形状、尺寸规格、大小相互配套包装并标明数量、规格、价格等,有利于在流通过程的管理中对商品进行识别和销售统计,可使货架及陈列或临床使用过程中摆设更为方便,有利于消费者选购或临床使用,加速药品的流通。

3. 方便销售　包装可称为"无声的推销员"。由于包装能够起到宣传、美化、推销自身的作用,特别是新颖别致的药品包装设计与造型,独特的美术装潢、醒目的商标、明快的色彩,均会对购药行为产生影响,诱导和激发消费者的购买欲望。

4. 方便消费 包装是一个好的"商品讲解员"。药品包装上介绍了药品的成分、性质、功能主治、用法用量、不良反应、禁忌证、注意事项、生产日期、生产批号、有效期、贮藏、批准文号、生产企业、商标等内容,对消费者起指导作用。包装大小适宜,形式多样,对消费者来说,使用方便、携带方便、保管方便。

(二) 包装的分类及包装材料

不同种类的药品,具有不同的特性,有的须防潮,有的须防压,有的须防冻,有的须避光,因此,对包装材料的要求也各有不同。而包装又分为内包装和外包装。

1. 包装的分类

(1) 内包装:是直接盛装药品的容器,如玻璃瓶、塑料瓶、安瓿、纸袋、纸盒、软膏管、牛皮纸、金属制品等。此外,还包括帽盖、塞子、内衬、瓶内填充物、标签等。

(2) 外包装:是直接可进行装发贮运的内包装外面的包装物。如瓦楞纸箱、木箱、金属桶、塑料桶、夹板桶、麻袋、尼龙袋、蛇皮袋等。在内包装与外包装之间有隔垫护衬物,此隔垫护衬物可用来保护药品免受碰撞挤压,常用的有纸屑、木屑、瓦楞纸板、塑料板、塑料模压块、塑料充气小泡膜、草套、草垫等。

2. 包装材料的要求 包装材料应能够保护所包装的药品;应是清洁、干燥、无污染、无破损,并符合药品质量要求;应无毒;应性质稳定,不与包装药品发生反应;应不改变药品的气和味;应能承受机械化加工处理,印刷性、着色性好。

(三) 包装的要求

1. 所发药品的包装上应加有明显的"标识",注明收货单位,必要时还应注明"小心轻放"、"不要倒置"、"防潮"、"防热"等字样。有特殊携带要求的药品,须向提货人讲明注意事项、携带方法,确保药品和人身安全。

2. 药品每件包装的体积和重量应力求标准化,不应过大或过重,以便于装卸和堆码。对拼箱药品还应在箱外明显位置注明"拼箱"字样。

3. 拆零拼箱不能将液体药品同固体药品混装;不能将易挥发、易污染和易破碎的药品与一般药品混装。

4. 特殊管理药品应分别包装,并在外包装上注上明显标识。

5. 危险品必须按不同性质分开包装,特别是性质相抵触、混合后能引起燃烧爆炸的,应单独包装,并在外包装上注明或贴上危险品标识,以引起运输时的注意。

6. 任何药品包装都要牢固紧实,箱内衬垫物如纸条、隔板等均应清洁干燥,无发霉、虫蛀、鼠咬等现象。药品配装须准确无误,并附有装箱单。

7. 对易冻结的药品,必要时应加防寒包装,外包装上应有"防寒"标识。

 医药商品购销员考点

直接接触药品的包装材料和容器,必须符合药用要求。

按照《中华人民共和国药品管理法》第五十二条规定:直接接触药品的包装材料和容器,必须符合药用要求,符合保障人体健康、安全的标准,并由药品监督管理部门在审批药品时一并审批。

二、药品的运输

药品的运输工作,应遵循"及时、准确、安全、经济"的原则,遵照国家有关药品运输的各项规定,有计划地合理组织药品运输,压缩待运期,把药品安全及时地运达目的地。运输药品,应当根据药品的包装、质量特性并针对车况、道路、天气等因素,选用适宜的运输工具,采取相应措施防止出现破损、污染等问题。

(一)药品发运和装卸注意事项

1. 正确选择发运方式　按照运输计划及时组织发运,做到包装牢固,标识明显,凭证齐全,手续清楚,单、货同行。

2. 药品检查　药品发运前必须检查药品的名称、规格、单位、数量是否相符,包装标识是否符合规定。生产企业直销药品未经质量验收的不得发运。

3. 发运药品时,应当检查运输工具,发现运输条件不符合规定的,不得发运。运输药品过程中,运载工具应当保持密闭。

4. 药品搬运装卸　应根据药品性质和包装情况,进行安全操作。对于易碎、怕撞击、重压的药品,搬运装卸时必须轻拿轻放,防止重摔,液体药品不得倒置。如发现药品包装破损、污染或影响运输安全时,不得发运。

5. 各种药品在运输途中还须防止日晒雨淋。

6. 应当严格按照外包装标示的要求搬运、装卸药品。

7. 应当根据药品的温度控制要求,在运输过程中采取必要的保温或者冷藏、冷冻措施。运输过程中,药品不得直接接触冰袋、冰排等蓄冷剂,防止对药品质量造成影响。

8. 在冷藏、冷冻药品运输途中,应当实时监测并记录冷藏车、冷藏箱或者保温箱内的温度。

9. 应当制定冷藏、冷冻药品运输应急预案,对运输途中可能发生的设备故障、异常天气影响、交通拥堵等突发事件,能够采取相应的应对措施。

10. 委托其他单位运输药品的,应当对承运方运输药品的质量保障能力进行审计,索取运输车辆的相关资料,符合本规范运输设施设备条件和要求的方可委托。

11. 委托运输药品应当与承运方签订运输协议,明确药品质量责任、遵守运输操作规程和在途时限等内容。

12. 委托运输药品应当有记录,实现运输过程的质量追溯。记录至少包括发货时间、发货地址、收货单位、收货地址、货单号、药品件数、运输方式、委托经办人、承运单位,采用车辆运输的还应当载明车牌号,并留存驾驶人员的驾驶证复印件。记录应当至少保存5年。

13. 已装车的药品应当及时发运并尽快送达。委托运输的,企业应当要求并监督承运方严格履行委托运输协议,防止因在途时间过长影响药品质量。

14. 应当采取运输安全管理措施,防止在运输过程中发生药品盗抢、遗失、调换等事故。

15. 特殊管理的药品的运输应当符合国家有关规定。

(二)特殊药品的运输

1. 怕热药品的运输　怕热药品是指受热易变质的药品。如胰岛素、人血丙种球蛋白。由于怕热药品对热不稳定,因此运输过程中,要充分考虑温度对药品的影响,特别是夏季炎热季节。根据各地气温的情况及怕热药品对温度的要求,拟定具体品种的发运期限,按先南方后北方、先高温地区后一般地区的原则尽可能提前安排调运。对温度要求严格的怕热药品(如要求储藏在15℃以下的品种)应暂停开单发货,如少量急需或特殊需要可发快件或空运,或在运输途中采取冷藏措施。在怕热药品发运期间,发货单上应注明"怕热药品"字样,并注意妥善装车(船)、及时发运、快装快卸,尽量缩短途中运输时间。

2. 怕冻药品的运输　怕冻药品是指在低温下容易冻结,冻结后易变质或冻裂容器的药品。怕冻药品的详细品种由各地根据药品的性质和包装等情况研究拟定,列出具体品种目录,确定每年发运的时限。

怕冻药品在冬季发运时,应根据各地气候实际情况,拟定有关省、市的防寒发运期,以保证防冻药品的安全运输,减少运输费用。在防寒运输期间,怕冻药品应加防寒包装或用暖车发运,按先北方后南方、先高寒地区后低寒地区的原则提前安排调运,发货单及有关的运输单据上应注明"怕冻药品"字样,运输中全程监控,注意安全措施。

3. 特殊管理药品的运输　发运特殊管理的药品必须按照《麻醉药品和精神药品管理条例》(国务院令第442号)、《麻醉药品和精神药品运输管理办法》、《医疗用毒性药品管理办法》、《放射性药品管理办法》等规定办理,应尽量采用集装箱或快件方式,尽可能直达运输以减少中转环节。运输特殊药品时,必须凭药品监督管理部门签发的国内运输凭照办理运输手续,如有必要时,企业应根据有关规定派足够的人员押运,并提示和监督运输,加强管理。

(三) 危险药品的运输

危险药品除按一般药品运输要求办理外,还必须严格遵照《危险化学品安全管理条例》及危险货物运输的有关规定办理。危险药品发运前,应检查包装是否符合危险货物包装表的规定及品名表中的特殊要求,箱外有无危险货物包装标识,然后按规定办好托运、交付等工作。在装卸过程中,不能摔碰、拖拉、摩擦、翻滚,搬运时要轻拿轻放,严防包装破损。做好安全运输工作。自运化学危险物品时,必须持有公安部门核发的准运证。汽车运输必须按当地公安部门指定的路线、时间行驶,保持一定车距,严禁超速、超车和抢行会车。

▨▨ 点 滴 积 累 ▨▨▨▨▨

1. 药品包装的作用为保护药品、便于流通、促进销售、方便消费。
2. 药品的运输工作,应遵循"及时、准确、安全、经济"的原则。

第七节　安全消防

药品仓库的安全包括仓库设施、仓储药品的安全管理和仓库工作人员的人身安全。仓库的不安全因素很多,如火灾、水灾、爆炸、盗窃和破坏等。从其危害程度来看,火灾造成的损失最大。因此安全工作的重中之重是防火灭火。在消防工作中应贯彻"预防为主,防消结合"的方针,严防火灾的发生,确保仓库安全。

一、防火措施

1. 建立健全仓库安全制度,制定防火制度和责任制,消灭引起火灾的一切隐患。

2. 开展防火宣传教育和消防法制教育,进行消防知识与消防技术的学习。

3. 根据仓库实际情况建立消防组织,配足消防器材,并固定在适当位置,保证在发生火灾时能及时扑救。

4. 严格管理火种、火源。

5. 严格管理电源。做到安装符合要求,用电不超负荷,电器设备应经常检查,危险品库应采用防爆照明灯。

6. 对易燃、可燃杂物要及时清除。对易燃、易爆的化学危险品要按《危险化学品安全管理条例》进行生产、储存、经营、装卸和使用,切不可掉以轻心。

 知 识 链 接

灭火原理

物质燃烧,必须同时具有可燃物质、助燃物质和火源。这三个条件同时具备,并相互作用,燃烧才能发生。因此防火灭火的基本原理都是为了消除燃烧的条件,如能消除其中任何一个条件,就可有效防止火灾的发生。常用灭火方法有隔离法、窒息法和冷却法,即采用控制可燃物、隔绝空气和消除火源的方法来灭火。

二、常用的消防设备

(一)消防栓

消防栓是装于建筑物内消防供水管道上的阀门装置,与消防水枪、水带配套放置在消防栓箱内。水的灭火作用是冷却和窒息。但不适于油类及电气着火。

(二)灭火器

根据仓储药品的性质及业务操作情况,仓库应配备各种类型的灭火器,并置于使用便利而明显的地方。

1. 二氧化碳灭火器　适用于贵重药品、易燃药品、精密仪器、油类、电器设备等的火灾;但不能用于扑救金属钾、钠、镁、铝等物质的火灾。注意使用时,不能直接用手抓住喇叭筒外壁或金属连线管,防止手被冻伤。

2. 泡沫灭火器　适用于扑救油类、易燃液体的火灾;因含水分故不能扑救忌水物质和带电物质的火灾。使用手提式泡沫灭火器灭火时,应始终保持倒置状态,否则会中断喷射。

3. 四氯化碳灭火器　适用于扑灭电器设备和贵重仪器设备的火灾;不能扑救金属钾、钠、镁、铝、乙炔、乙烷、二硫化碳等的火灾。四氯化碳毒性大,使用者要站在上风口,在室内灭火最好戴上防毒面具,灭火后要及时通风。

4. 干粉灭火器　适用于扑救石油产品、有机溶剂和电器设备等的火灾。

5. 1211灭火器　适用于扑救各种油类、可燃气体和电器设备等初起的火灾。

(三) 灭火沙箱

沙子一般采用细河沙,并配备必要的铁铲、水桶等消防工具置于沙箱旁。沙子适用于盖熄小量易燃液体及不能用水或液体灭火器来救火的物质。

三、安全灭火措施

当药品仓库不慎发生火灾时,除按一般消防措施切断电源、搬移可燃物外,还必须根据药品的特性,采取相应的灭火方法。

用水灭火是最普通的方法,但药品不同于一般商品,不能一概用水灭火。遇水能分解、燃烧或爆炸的药品如钾、钠、三氯化磷等着火,不能用水扑救,否则会使火势扩大、燃烧更为剧烈甚至爆炸。比水轻又不溶于水的易燃液体如乙醚、松节油等,若用水扑救时,则易燃液体浮在水面,随水漂流而扩大火灾,故宜用沙土或二氧化碳灭火器、泡沫灭火器等扑救。酒精虽能与水混溶,但仍不宜用水扑救。贵重药品着火时,可用二氧化碳灭火器扑救,但应注意空气流通,防止窒息,以保证消防人员安全。一般情况下,对于药品仓库发生的小型火灾最好使用沙土或灭火器等扑救,这样既安全,又可避免因大量用水而影响其他药品的包装和质量。

(一) 火灾种类的划分

仓库火灾种类应根据物质及其燃烧特性划分为以下几类:

1. A 类火灾　　指含碳固体可燃烧物,如木材、棉、毛、麻、纸张等燃烧的火灾。

2. B 类火灾　　指甲、乙、丙类液体,如汽油、煤油、柴油、甲醇、乙醚、丙酮等燃烧的火灾。

3. C 类火灾　　指可燃气体,如煤气、天然气、甲烷、丙烷、乙炔、氢气等燃烧的火灾。

4. D 类火灾　　指可燃金属,如钾、钠、镁、钛、锆、锂、铝镁合金等燃烧的火灾。

5. 带电火灾　　指带电物体燃烧的火灾。

(二) 灭火器的选择

灭火器的选择应主要考虑以下因素:

1. 灭火器配置场所的火灾种类。应根据配置场所的性质以及其中可燃物的种类,判断可能发生的火灾种类,然后确定选择何种灭火器,见表 3-6。

2. 灭火的有效程度。注意不同类型的灭火器对灭同一种火灾时灭火效果的差异。

3. 对保护物品的污损程度。如果被保护物品不能被污损,则应选择灭火后无污损的灭火器,如二氧化碳灭火器、1211 灭火器等。

4. 设置点的环境温度。要求灭火器设置点的环境温度必须在灭火器使用温度范围内,以确保灭火器的灭火性能和安全。

5. 使用灭火器人员的素质。考虑使用灭火器人员的性别、身体状况等方面的差异,合理确定灭火器的规格和类型。

在选择灭火器时,考虑到使用人员操作方便并有利于平时进行灭火训练,提高灭火操作熟悉程度,同时也为了方便灭火器的管理与维修,规定在同一灭火器配置场所,当选用同一类型的灭火器时,宜选用操作方法相同的灭火器。

在同一灭火器配置场所,当选用两种或两种以上类型灭火器时,应采用灭火剂相容的灭火器,防止因灭火剂选用不当而降低灭火效力。

表3-6 灭火器适用性

灭火器 火灾类型	水型		干粉		泡沫型	卤代烷型		二氧化碳
	清水	酸碱	磷酸铵盐	碳酸氢钠	化学泡沫	1211	1301	
A类火灾 系指含碳固体可燃烧物,如木材、棉、毛、麻、纸张等燃烧的火灾	适用 水能冷却,并穿透燃烧物而灭火,可有效防止复燃		适用 粉剂能附着在燃烧物的表面层,起到窒息火焰作用,隔绝空气,防止复燃	不适用 碳酸氢钠对固体一可燃物无黏附作用,只能控火不能灭火	适用 具有冷却和覆盖燃烧物表面,与空气隔绝的作用	适用 经过试验证明,卤代烷具有扑灭A类火灾的能力		不适用 灭火器喷出的二氧化碳少,无液滴,全是气体,对A类基本无效
B类火灾 系指甲、乙、丙类液体,如汽油、煤油、柴油、甲醇、乙醚、丙酮等燃烧的火灾	不适用 水流冲击油面,会激溅油火,致使火势蔓延,灭火困难		适用 干粉灭火剂能快速窒息火焰,还有中断燃烧过程的链锁反应的化学活性		不适用 覆盖燃烧物表面,与空气隔绝,可有效灭火。但由于极性溶剂破坏泡沫,故不适用	适用 卤代烷灭火剂能快速窒息火焰,抵制燃烧链锁反应,而中断燃烧。灭火不污染,不损坏设备		适用 二氧化碳窒息灭火,不留残渍,不损坏设备

点 滴 积 累

1. 药品仓库消防工作应贯彻"预防为主,防消结合"的方针。
2. 发生火灾时,应根据不同的火灾种类,合理选择灭火器安全灭火。

目 标 检 测

一、选择题

(一) 单项选择题

1. 下列哪项属于影响药品化学稳定性的因素( )
   A. 熔化性　　　　B. 水解性　　　　C. 挥发性　　　　D. 风化性
2. 药品验收记录应( )
   A. 保存1年　　B. 保存3年
   C. 保存至超过药品有效期1年,但不得少于3年
   D. 保存至超过药品有效期1年,但不得少于2年
3. 对销后退回药品的验收正确的是( )
   A. 检查药品外包装　　　　　　　B. 检查药品内包装
   C. 检查药品标签、说明书
   D. 按进货验收的规定验收,必要时抽样送检验部门检验

4. 验收进口药品时,不符合要求的是(　　　)

    A. 包装和标签应以中文注明药品的名称、主要成分

    B. 包装所附的说明书为外文说明书

    C. 用中文注明"进口药品注册证号"

    D. 用中文注明"医药产品注册证号"

5. 应实行双人验收入库制度的药品是(　　　)

    A. 注射剂　　　　　B. 外用药品　　　　C. 内服药品　　　　D. 麻醉药品

6. 药品养护的基本原则是(　　　)

    A. 分区分类　　　　B. 正确堆垛　　　　C. 以防为主　　　　D. 安全消防

7. 下列属于药品储存阶段的作业程序的是(　　　)

    A. 堆垛、养护　　　　　　　　　　B. 配货、复核

    C. 发货、运输　　　　　　　　　　D. 验收、入库

8. 药品堆垛要求药品与地面间距不少于(　　　)

    A. 10cm　　　　　　B. 20cm　　　　　　C. 30cm　　　　　　D. 50cm

9. 关于出库药品拆零拼箱包装要求不正确的是(　　　)

    A. 不能将液体药品同固体药品混装

    B. 箱外明显位置注明"拼箱"字样

    C. 不能将易挥发、易污染和易破碎的药品与一般药品混装

    D. 药品配装须准确无误,不必附装箱单

10. 药品出库复核时,不包括(　　　)

    A. 品名、剂型　　　　　　　　　　B. 规格、批号

    C. 合格证、说明书　　　　　　　　D. 外观质量、数量

11. 药品按批号发货的主要目的是(　　　)

    A. 保持库存药品的轮换　　　　　　B. 有利于库存药品的更新

    C. 便于日后质量追踪　　　　　　　D. 防止药品失效

12. 药品储存的基本原则是(　　　)

    A. 按包装大小储存　　　　　　　　B. 按批号储存

    C. 分类储存　　　　　　　　　　　D. 按进货时间储存

13. 在药品养护过程中发现药品质量异常时,应暂停发货并挂上(　　　)

    A. 绿色标识　　　　B. 红色标识　　　　C. 白色标识　　　　D. 黄色标识

14. 验收药品的抽样原则中,最重要的是样品要有(　　　)

    A. 稳定性　　　　　B. 代表性　　　　　C. 安全性　　　　　D. 有效性

15. 下列哪项不是质变现象(　　　)

    A. 霉变　　　　　　B. 虫蛀　　　　　　C. 泛油　　　　　　D. 断裂

16. 除(　　　)外均是中药贮存过程中的变异现象

    A. 风化　　　　　　B. 发霉　　　　　　C. 变味　　　　　　D. 变种

17. 除(　　　)外均是中药贮存过程中的环境因素

    A. 空气　　　　　　B. 垛高　　　　　　C. 温度　　　　　　D. 湿度

18. 某些含盐类成分的固体药物容易吸收空气中的水分,使其表面慢慢溶化成液体状态的现象,是何种质变现象(　　　)

A. 泛油　　　　　B. 融化　　　　　C. 风化　　　　　D. 潮解

19. 怕冻药品在冬季发运时应加防寒包装或用暖车发运，按（　　）原则提前安排调运。

A. 先北方后南方、先高寒地区后低寒地区

B. 先南方后北方、先高寒地区后低寒地区

C. 先北方后南方、先低寒地区后高寒地区

D. 先南方后北方、先低寒地区后高寒地区

20. 泡沫灭火器适用于扑救（　　）的火灾。

A. 精密仪器　　B. 油制品、油脂　　C. 电器设备　　D. 醇、醚、酮

（二）多项选择题

1. 药品在库检查的内容包括（　　）

A. 药品的外观质量　　B. 库房温湿度　　C. 货垛间距

D. 养护设备的运行状况　　E. 库房防鼠状况

2. 影响药品稳定性的因素有（　　）

A. 日光　　　　　B. 空气　　　　　C. 温度

D. 湿度　　　　　E. 时间

3. 下列品种宜重点养护的是（　　）

A. 首营品种

B. 质量性状不稳定的品种

C. 销售量大的品种

D. 储存时间长的品种

E. 近期内发生过质量问题的品种

4. 下列药品包装的标签必须印有规定的标识和警示说明的是（　　）

A. 麻醉药品　　　　B. 精神药品　　　　C. 医疗用毒性药品

D. 放射性药品　　　　E. 外用药品

5. 医药商品经营企业药品出库发货的原则是（　　）

A. 针剂先出　　　　B. 先产先出　　　　C. 量多先出

D. 近期先出　　　　E. 按批号发货

6. 药品储存保管严格执行双人双锁管理制度的是（　　）

A. 放射性药品　　　　B. 二类精神药品　　　　C. 麻醉药品

D. 不合格药品　　　　E. 毒性药品

7. 药品的堆垛存放应符合要求，需分开存放的有（　　）

A. 不同批号的药品　　B. 内服药与外用药　　C. 易串味药品

D. 性质相抵触的药　　E. 名称易混淆的药

8. 药品氧化后，可以发生以下哪几种变化（　　）

A. 变色　　　　　B. 溶解　　　　　C. 分解

D. 变质失效　　　　E. 异臭

9. 发现以下哪几种情况药品不得出库（　　）

A. 药品包装出现破损、污染、封口不牢、衬垫不实、封条损坏等问题

B. 包装内有异常响动或者液体渗漏

C. 标签脱落、字迹模糊不清或者标识内容与实物不符

D. 药品已超过有效期

E. 其他异常情况的药品

10. A类火灾可以用下列哪几类物质灭火（　　）

A. 水　　　　　　　　　B. 二氧化碳　　　　　　C. 1211

D. 碳酸氢钠　　　　　　E. 磷酸铵盐

二、简答题

1. 药品性质变化有哪些种类？

2. 影响药品稳定性的外界因素有哪些？因湿度变化引起的变质现象有哪些？

3. 简述药品验收的内容。

4. 简述药品的出库原则。

5. 如何提高在库药品的保管养护水平？

（魏汉莲）

第四章　仓库的温湿度管理

第一节　温湿度的变化规律

一、温度的变化规律

(一)温度的基本知识

温度是表示空气冷热程度的物理量。空气温度、库房温度是在药品储存时常见的表示冷热程度的物理量。库房温度会随着空气温度的改变而变化。

1. 空气温度　简称气温,是表示空气冷热程度的物理量。气温来源于太阳辐射的热能。太阳通过短波辐射把热能传到地球表面,地面接收到入射的太阳辐射后,以长波的辐射形式把热能传给近地面的空气,加热近地面的空气,地面温度升高。反之,地面温度就逐渐降低。如此地面空气就有了冷热之分。日常生活中,我们所说的气温系指距离地面高度 1.5m 处的空气温度。因为这一高度在人类生产活动的一般范围之内,而且在此高度的气温也基本脱离了地面温度振幅大、变化剧烈的影响。为了防止测温仪器受到太阳直接辐射和外界风沙、降水的影响,保证测得空气的真实温度,通常把仪器安置在特制的四面通风的百叶箱里。

2. 库房温度　系指库房单位体积内空气的冷热程度。库房内温度的变化通常要比气温晚 1~2 小时,同时温度变化幅度相应减小。这是因为受到库房建筑物(如墙壁、窗户、屋顶)的影响,影响的程度由库房建筑的结构、建筑物隔热的效果等因素决定。同时,储存商品也会影响库内温度。例如,商品所含水分的蒸发,要吸收空间热量,使空间温度有下降趋势;反之,储存商品若吸收水汽就要放出热量,使空间温度有上升趋势。

(二)常用的温度计和使用

1. 温度计(表)　温度计的感应材料,通常为水银和酒精,因此常用温度计的种类有水银温度计和酒精温度计两种。它们都是根据热胀冷缩原理制成,用于测量空气温度的仪器。水银温度计测量的最低温度为 –36℃。酒精温度计可以测量低于 –36℃的温度值。

(1)正确读数:测量时,视线保持与温度计毛细管内液面相平,与液面在同一平面上的刻线即为所测温度;读数时,先读小数,后读整数,精确到小数点后一位数字。例如,零上 20.8 摄氏度,记录为 20.8℃;零下 10.5 摄氏度,记录为 –10.5℃。我国使用的是摄氏温标,因此记录时也可省略"℃"。

(2)避免视差和外界影响:测量时,视线、温度计液面及刻线应在同一平面上;不要

51

碰触温度计的感应球。用同一个温度计测量多个测定点的温度时,温度计每测量一个位置,都要将其放置在新测定点 15~30 分钟后再读数。

(3) 温度计的订正、校正:在使用时,温度计要根据出厂检定证上的订正值进行订正。

$$正确值 = 观测值 + 订正值(\pm)$$

为避免温度计在使用时出现误差,应将其定期送至专门机构(如技术监督局)进行校正(通常要求每年至少校正一次)。

2. 最高温度计 最高温度计的感应材料为水银,日常使用的体温计,就是一种最高温度计。由于特殊的构造,当被测物达到最高温度时,水银柱示数不会因环境温度的降低而下降。

在最高温度计正中底座上,有一玻璃针,其上端嵌入内管,使水银升降时在此处形成一狭窄区段(或将这段毛细管做得相对狭窄)。当温度上升时,球部水银膨胀,迫使水银挤过狭窄管部上升。当温度下降时,水银收缩但不能产生足够的压力通过狭窄处回到球部,水银柱断开。如此,温度计就保持了过去一段时间内感应到的最高温度。

由此可知,最高温度计,是专门测量经过一定时间间隔的最高温度,一般设置在库区百叶箱内,测量库区每日的最高温度。

最高温度计因观测要求,需要每日进行调整。其操作方法如下:首先观察最高温度计的示数,然后手握最高温度计的中部,球部向下,向体外伸出约 30 度,进行甩动,由于离心力作用,狭窄区段以上的水银回落到球部,示数随之下降,直至与水银温度计当时的示数相同为止。

3. 最低温度计 最低温度计的感应材料为酒精,其毛细管内有一能够移动的哑铃棒。当温度上升时,酒精可绕过哑铃棒向前移动,而哑铃棒却不动;当温度下降时,酒精柱收缩,哑铃棒被酒精表面张力所牵引,使酒精柱向球部收缩。这样,哑铃棒只能下降不能上升。所以,哑铃棒远离球部一端的示数,就是过去一段时间内的最低温度。

最低温度计通常设置在库区百叶箱内,测量库区每日的最低温度。每日观察后进行调整的操作方法如下:取最低温度计,读数,记录最低温度,然后将其球部托起,将温度计倒置,使哑铃棒滑到酒精柱顶端为止,放回原处。

4. 电子式温度计 电子式温度计是将温度传感器采样得到的温度参数转换成电信号,通过串口在 PC 的界面显示出来,就可以直接测量温度,得到温度的数字值并显示出来,既简单方便又直观准确。

 知 识 链 接

测定气温的常用温标

1. 摄氏温标 在标准大气压下,冰水混合物的水银柱高定为冰点,记为 "0",水沸腾时水银柱高定为沸点,记为 "100",从冰点到沸点的水银柱高分为 100 等份,每一等份即为 1 度。这就是摄氏温标,以发明人摄尔修斯(Celsius)名字首字母 "C" 表示,每一等份读作 1 摄氏度,写为 1℃。

2. 华氏温标 把冰点记为 "32",沸点记作 "212",从 32 到 212 的水银柱高划分

180 等份,每一等份为 1 度。这就是华氏温标,以发明人华伦海特(Fahrenheit)名字首字母"F"表示。每一等分为 1 华氏度,写为"℉"。

3. 摄氏和华氏温度的换算

已知摄氏换算华氏:$℉ = 9/5℃ + 32$

已知华氏换算摄氏:$℃ = 5/9(℉ - 32)$

我国实行摄氏温度表示法,美国等国家实行华氏温度的表示法。

(三)温度的变化

1. 气温日变化　在正常情况下,最低气温一般出现在日出前后,最高气温一般出现在下午 13~14 时(冬季)或 14~15 时(夏季)。上午 9 时气温上升最快,下午 19 时气温下降最快(图 4-1)。日温差,热带 10~12℃;温带 8~9℃;南北极 3~4℃。

图 4-1　气温日变化

2. 气温年变化　年最高气温内陆 7 月,沿海 8 月;年最低气温内陆 1 月,沿海 2 月(图 4-2)。年温差,长江流域 20~30℃;华南地区 10~20℃;华北地区 30~40℃;东北地区40℃以上。

图 4-2　气温年变化

3. **库内温度变化**　库内温度的变化主要由气温变化影响,但库内的温度变化比外界的变化慢。

（1）1 日中:库内温度主要随气温升降的改变而相应变化。库温最高与最低发生的时间通常比室外气温最高与最低发生的时间延迟 1~2 小时,但室内温差变化较室外小。

（2）1 年中:室外气温上升季节,库温低于室外气温;室外气温下降季节,库温高于室外气温。

（3）库内温度变化的速度和幅度:库内温度变化的速度和幅度与库房结构和通风情况有关。仓库隔热结构好,相应的库内温度受室外气温影响小,则有利于控制库温。

（4）其他影响因素:库内温度还受到仓库建筑结构、建筑材料、外表面颜色等多种因素的影响。

一般仓库内最高温度比仓库外略低,最低温度比仓库外稍高;夜间仓库温度高于气温,而白天仓库温度低于气温。库内越近房顶的温度越高,反之越近地面的温度越低;向阳的一面温度偏高,反之背阳的一面温度偏低。靠近门窗处容易受库外温度影响,而库内深处温度较稳定。

药品贮藏条件中有关温度的要求,《中国药典》(2010 年版)规定如下:

阴凉处　系指不超过 20℃。

凉暗处　系指避光并且不超过 20℃。

冷　处　系指 2~10℃。

常　温　系指 10~30℃。

除另有规定外,贮藏项下未规定贮藏温度的一般系指常温。

二、湿度的变化规律

(一) 湿度的基本知识

空气中水蒸气含有量的大小,称为湿度。空气中水蒸气含量越大,相应的湿度也越大;反之,湿度就越小。目前,空气湿度的量值常采用两种表示方法。

1. **饱和湿度（最大湿度）**　系指在一定温度下,每立方米空气中所含水蒸气的最大量(单位为 g/m³)。

2. **相对湿度**　系指空气中实际含有的水蒸气量(绝对湿度)与同温度同体积的空气饱和水蒸气量(饱和湿度)之百分比。公式为:

$$相对湿度 = \frac{绝对湿度}{饱和湿度} \times 100\%$$

相对湿度是衡量空气中水蒸气饱和程度的一种量值。相对湿度小表示干燥,水分容易蒸发;相对湿度大,表示潮湿,水分不容易蒸发;当相对湿度达 100% 时,空气中的水蒸气已达到饱和状态,水分不再继续蒸发;如果空气中的水蒸气超过饱和状态,就会凝结为水珠附着在物体的表面,这种现象叫"水松"或"结露",俗称"出汗"。

某温度下的饱和湿度随温度的升高而增大。温度升高,饱和水汽变为不饱和水汽;

相反,只要把温度降低到一定程度,不饱和水汽可以变为饱和水汽。将空气中的不饱和水汽变成饱和水汽时的温度,称为"露点"。

相对湿度与药品质量关系密切。相对湿度过大,药品容易受潮,发生潮解、长霉、生虫或分解、变质等一系列的变化;但若相对湿度过小,药品又容易发生风化或干裂等情况。根据 2013 年新修订 GSP 的要求,各种类型的药品库相对湿度应保持在 35%~75% 之间,若在 35% 以下则过于干燥,反之若高达 75% 以上时则过于潮湿。经验表明,在相对湿度 60% 的条件下,适宜储存药品。因此,在储存药品的仓库管理工作中,应不断检查、测量仓库内外空气的相对湿度,以便及时采取相应的调节措施。

▥ 课 堂 活 动

观察冰箱中冷藏的饮料瓶,放置在常温的环境时,瓶的外壁会出现什么现象?为什么?

(二) 常用的湿度计

1. 干湿球湿度计　干湿球湿度计主要用于测量库内的温度及相对湿度,由示度刻度板、干球温度计、湿球温度计、水盂和转筒构成。示度刻度板上有温标标记℃(摄氏度)或℉(华氏度);干球温度计的示度是当时的气温;湿球温度计和水盂用约 10cm 长的纱布连接,一端包住湿球,一端浸于水盂中;转筒上有相对湿度查算表。

转筒式干湿球湿度计测定相对湿度的操作方法如下:取干湿球湿度计,首先观察温标标记,读取干球温度计及湿球温度计的示度,如以℉标记。由于湿球表面水分蒸发失热,使周围空气温度降低,这样,干球、湿球温度计出现温度示度差值。例如,读取数据得到干球温度计华氏示度 80℉,湿球温度计华氏示度 70℉,干球、湿球温度计的温度示度差值为 10。转动转筒,对准查算表上数字 10,此时湿球温度计示度 70 与转筒上查标表 10 相交的数字,即是当时的相对湿度 55%。在水盂中有水的情况下,干球、湿球温度计示度相等时,相对湿度为 100%。

干湿球湿度计的悬挂位置:一间库房悬挂两个干湿球湿度计。一个悬挂在空气能够适当流通但不靠门窗、墙角的地方,且避免日光直接照射,高度宜在 1.5m 左右,以便管理人员站立平视观测;另一个则悬挂在温度和湿度最差的位置。当发现水银柱内有气泡或中断情况应立即调换。包裹湿球的纱布应始终保持洁白、柔软和湿润。

干湿球湿度计的测量时间:每日 9:00 及 15:00 各记录一次。

2. 毛发湿度计　通常设置在库区百叶箱内,即使在冬季结冰时,也能够较方便的使用。毛发湿度计由脱脂人发、指针、刻度盘构成。其工作原理是脱脂毛发随相对湿度从 0~100% 的变化过程,其可伸长的程度达到自身长度的 2.5%。脱脂毛发随湿度变化不是线性关系,因此刻度盘上的刻度是由疏到密。由于脱脂毛发的伸长变化,带动指针转动,可以直接从刻度盘上读出相对湿度数据。

毛发湿度计可以直接读数,操作简单,但精确度不高;一般在使用前,应与干湿表在同一条件下测定空气湿度,并进行校正,以便在冬季使用时亦能测得准确的湿度值。

3. 电子式湿度计 电子式湿度计是将湿度传感器采样得到的湿度参数转换成电信号,直接得到测量的湿度数字值,使用方便。但电子式湿度计与干湿球湿度计相比,电子式湿度计会产生老化、精确度下降等问题,长期稳定性和使用寿命不如干湿球湿度计。电子式湿度计需要定期重新进行标定。

（三）湿度的变化

1. 室外日变化

（1）绝对湿度:通常情况下,温度低,蒸发强度小,绝对湿度小;反之温度高则绝对湿度大。

（2）相对湿度:大气相对湿度与温度的昼夜变化情况相反。

 难 点 释 疑

室外大气相对湿度日变化的规律与昼夜温度的变化规律相反。一般日出前气温最低,相对湿度最高;随着日出相对湿度逐渐降低,至午后二、三点钟相对湿度达最低;而后相对湿度又随气温下降而逐渐升高,直至次日日出前增至最高。

2. 室外年变化

（1）绝对湿度:绝对湿度的年变化主要受温度的影响,与气温变化基本一致。夏季气温高,蒸发旺盛、迅速,绝对湿度大,一年中绝对湿度最高值出现在最热月份(每年的7~8月)。冬季气温低,蒸发减慢,绝对湿度小,最低值出现在最冷月份(每年的1~2月)。

（2）相对湿度:相对湿度的年变化比较复杂,通常是多雨的季节相对湿度大,晴朗的天气相对湿度小。但各地的地理条件、气温条件和雨季情况差异很大,难以概括出一个具有普遍性的规律。

3. 库内湿度变化

（1）库内相对湿度的变化与库外大气相对湿度的变化规律基本一致。但库内相对湿度的变化幅度比库外的小。

（2）库内相对湿度的变化一般和库内的温度变化相反。库内温度升高,则相对湿度减小;反之库内温度降低,则相对湿度增大。

（3）库内相对湿度的变化并不完全取决于大气湿度的变化,与仓库的通风情况及仓库结构有很大的关系。

库内向阳的一面气温偏高,相对湿度往往偏小;反之阴面相对湿度较大。库房上部气温较高,相对湿度较小;近地面部分的气温较低,则相对湿度较大。库内墙角、墙距、垛下由于空气不易流通,相对湿度比较大;而近门窗附近处的湿度易受到库外湿度的影响。冬季气温低,仓库内部温差小,因此仓库内上、下部的相对湿度相差不大。

点 滴 积 累

1. 掌握温湿度的基本知识对正确实施库房温湿度控制有重要的指导意义。
2. 温湿度的变化是有规律的。
3. 库房温湿度变化除受室外温湿度的变化影响之外,库房的结构和控制措施等都是重要的影响因素。

第二节　温湿度变化对药品的影响

一、温度变化对药品的影响

温度对药品质量具有很大的影响,温度过高或过低都能促使药品变质失效。尤其生物制品、脏器制剂、抗生素等对贮藏温度有更高的要求。因此,每一种药品都要求在一定的温度范围内进行储存保管,《中国药典》以及其他各国药典对此都作了专项规定。

此外,温度对药品质量的影响还与湿度密切相关。与受潮的药品或其溶液制剂相比,温度对干燥的固体药品影响较小。

总体来说,温度对药品质量的影响分为两种情况。

(一) 温度过高的影响

1. 药品变质　一般情况下,随着温度升高,化学反应速度加快。因此,温度的升高可以促进药品氧化、分解、水解、差向异构化等反应的进行,导致药品变质。例如,酚类药品受热后会促进其氧化还原反应的发生;抗生素类药品受热后会加速分解、效价下降致使失效;酯类药品受热后会加速其水解;麦角生物碱类药品受热后能加速其差向异构化;蛋白质类药品遇高温发生变性;硝酸甘油遇高热可立即分解甚至发生爆炸;软膏剂长期受热易酸败变质;糖浆剂温度过高易发酵变酸;动物脏器制剂遇潮热易霉败虫蛀;生物制品置于室温下易失效;过氧化氢溶液遇高温可加速分解甚至爆炸等。这些随温度升高发生的变化最终都会导致药品的变质失效。

2. 药品挥发　温度过高可以促进挥发性的低沸点药品加速逸散,致使其含量改变而影响疗效,如挥发油、樟脑、薄荷脑、乙醇、乙醚、氨水、盐酸、氯仿等;含结晶水的药品受热可加速风化;含芳香性成分的外用贴敷剂失去芳香性成分并失去黏性或胶黏在一起影响药效和使用。

3. 破坏剂型　温度过高容易导致糖衣片熔化粘连,胶囊剂、栓剂粘连变形,软膏剂熔化分层等,致使药品失去原有剂型的作用或难以使用。

(二) 温度过低的影响

一般药品均适宜储存于凉处。但温度过低会导致一些药品发生沉淀、冻结、凝固、聚合等反应而变质失效。低温下,容器容易破裂,造成微生物侵入药品而被污染。

1. 药品变质　生物制品应冷藏,但发生冻结后,药品将会失去活性。例如,胰岛素注射液久冻后可发生变性;葡萄糖酸钙注射液等过饱和溶液久置冷处易析出结晶而不再溶解;甲醛溶液在9℃以下时能聚合生成多聚甲醛,溶液呈现浑浊或生成白色沉淀;乳剂、凝胶剂等冻结后可发生分层,解冻后往往不再恢复原状。

2. 容器破裂、药品污染 注射液及水溶液制剂在0℃以下的低温时会发生冻结,体积膨胀,致使玻璃容器破裂,特别是装液体制剂的大容量玻璃容器易发生破裂,导致药品被污染。此外,甘油、冰醋酸等在0℃或0℃以下久置亦能凝结成晶块,也会使玻璃容器破裂。

容器破裂或出现裂缝,均会影响药品的密封性能,受细菌污染的机会增大,尤其是无菌和灭菌制剂、易氧化的药品或含有营养成分的药品。故容器破裂后的药品,一般均不应再供药用。

二、湿度变化对药品的影响

湿度是空气中最易发生变化的指标,随着区域的不同或气候的变化而波动。通常我国南方的湿度比北方大;夏季的湿度比冬季大。

水分是化学反应的媒介,湿度增大能促进药品分解变质甚至产生毒性,所以湿度对药品质量有很大影响。湿度过大能使药品吸湿而发生潮解、稀释、分解、发霉、变形等;湿度太小又可以促使药品风化。

1. 潮解 某些易溶于水的药品,能逐渐吸收潮湿空气中的水分,使其部分溶解呈现液状的现象。如氯化钙、水合氯醛、枸橼酸钠、硫代硫酸钠、氯化物、溴化物盐类、干酵母等都易吸湿潮解,影响药品使用时剂量的准确程度,甚至使药品无法使用。

2. 稀释 某些具有吸水性的液体药品,能吸收潮湿空气中的水分,使其原有的浓度发生改变,影响其使用时剂量,如甘油、无水乙醇、浓硫酸、浓盐酸、乳酸、单糖浆等。

3. 分解 某些药品置于潮湿的空气中,吸收水分后容易发生分解变质。如碳酸氢钠吸湿后缓缓分解生成碳酸钠,并释放二氧化碳气体,使其碱性增强;阿司匹林吸湿后逐渐水解为醋酸和水杨酸,对胃黏膜的刺激性增大;抗生素类、强心苷类药品吸湿后加速分解,致使疗效降低;维生素 B_1 吸湿后,缓慢分解变色。

4. 发霉 某些药品受潮吸湿后易滋生霉菌,造成发霉变质。如中药饮片、葡萄糖、胃蛋白酶以及某些生物制剂等。

5. 变形 药品吸湿受潮后,可使一些制剂的剂型发生形态改变。如片剂受潮后可因崩解剂的膨胀而使片形增大、疏松碎裂,或产生黏结、变硬造成不易崩解;糖衣片吸潮后可熔化粘连;胶囊剂受潮后可软化变形;甘油栓剂受潮后变为不透明,若吸水过多还会发生软化变形。

6. 风化 许多含有结晶水的药品在湿度过小的干燥空气中容易发生风化,如硫酸钠、硫酸锌、酒石酸锑钾、磷酸可待因、硫酸阿托品、盐酸奎宁、咖啡因等。药品风化后并不改变化学性质和疗效,但因失水后含量不定,可影响其使用剂量的准确性。

案例分析

案例

为什么青霉素钠、环磷酰胺易制成粉针剂?

分析

青霉素分子结构中含有 β－内酰胺环,容易吸潮水解,最终生成青霉醛和 D－青霉胺而失效;环磷酰胺具有环磷酰胺基,稳定性差,易发生分解反应,失去抗肿瘤活性。故二者均宜制成粉针剂,临用前新鲜配制。

点 滴 积 累

1. 在《中国药典》中,对每一种药品的贮藏温度要求都有明确规定。

2. 温度对药品的质量影响很大,过高或过低都能促使药品变质甚至失效。

3. 湿度对药品的质量影响很大,过大或过小均会导致药品发生相应的物理或化学变化,促使药品变质甚至失效。

第三节　仓库温湿度的控制与调节

一、温度的控制与调节

温度的变化会影响药品质量,与储存药品质量的稳定有很大关系。任何药品都有其适宜的储存温度条件。温度过高或过低都会加速药品质量发生变化。因此,控制和调节药品库的温度,是药品养护至关重要的一环。

(一) 降温措施

1. 空调降温　利用空调设备来调整库内温度,已是各大、中型药品库采用的主要降温措施。应注意按不同药品的贮藏要求调节适宜的温度。

2. 通风降温　当库内温度高于库外时,可开启门窗让其自然通风降温,但通风降温时要注意会同时引起湿度的改变。药品往往怕热也怕潮,故应在库外温度和相对湿度都低于库内时才可采用。也可选用通风设备进行机械通风,但不宜用于危险品仓库。在夏季,储存不易吸潮药品的库房可以采取夜间通风,直至日出气温回升后再停止通风。

3. 库房遮光降温　在库房外搭棚遮挡日光,或在库内沿顶搭棚,或在日光暴晒的墙外搭棚,以减少日光的辐射热,使库内温度降低。

4. 地下室　在炎热季节,地下室的温度较低,可以存放遇热易变质的药品,但地下室湿度较大,故只适于存放不易潮解的药品,如安瓿熔封的注射剂、封口好的水剂等,或者采取特别密封防潮保护措施的药品。

5. 冷库、冷藏车或冷藏箱　此类设备具有自动调控温度、显示温度、存储和读取温度监测数据的功能,可以自动调控,不需专人管理。若药品量少可置于冷藏箱内保存,但最好是不易潮解或密封好的药品,并应注意控制适宜的温度,以防冻结。

(二)保温措施

温度过高可引起药品变质,同样温度过低也会对药品质量产生不良影响。如注射剂、水剂在零下 5℃时极易冻裂,乳剂可因冻结破坏乳化力,解冻后药液分层不能再供药用等。在我国长江以北地区,冬季气温低,有些地区可出现 –30~–40℃甚至更低。这对一些怕冻药品的储存不利,必须采取保温措施,以提高库内温度,保证药品安全过冬。

1. 空调保温 药品库可采用冷暖型空调设备提高并保持库内温度。

2. 暖气库供暖 有条件的药品库可在库内靠墙处安装暖气装置,但应注意暖气管、暖气片离药品间隔一定距离(不小于 30cm),并防止漏水。

3. 保温库(箱) 保温库通常采用夹层墙、顶棚、内衬使用绝热材料或采用双层窗、两道门或挂厚帘,并经常将门窗关闭严密。此种库房适用于不太冷的地区。对一些特别怕冻的药物在严寒季节也可存放在保温箱内。此外,地下室也可代替保温库使用。

二、湿度的控制与调节

(一)降湿措施

潮湿对在库药品的质量有很大影响。湿度太大,药物会吸湿变质。吸湿后,某些氯化物(钠、钾、铵、铁、钙盐等)、溴化物、碘化物、硝酸钠、醋酸钾等发生潮解、液化现象;浓硫酸、乳酸、甘油、无水乙醇等浓度会降低;胃蛋白酶、淀粉酶、胰酶等生化药物及流浸膏、蛋白银等会结成硬团或发霉腐败;阿司匹林、水杨酸毒扁豆碱等发生水解反应而失效;泡腾散剂吸湿后即失去泡腾作用;甘油栓、片剂、丸剂、胶囊剂(尤其糖衣片、丸剂)吸湿变软,膨胀裂开或粘连,易于微生物生长而霉变失效等。

在我国气候潮湿的地区或阴(梅)雨季节,药品库房需要采取降湿的措施。

1. 通风降湿 可根据干湿度计的读数指示,查出此时库内、库外的温湿度,按下述情况采取相应措施。

(1)当库内温度、相对湿度均高于库外时,可开启全部门窗,长时间通风,库内的温、湿度会有一定程度的降低。

(2)当库内温度、相对湿度均低于库外时,应密闭门窗,不可通风。

(3)当库外温度略高于库内,但不超过 3℃,且相对湿度低于库内时,则可通风。

(4)当库外温度高于库内 3℃以上,虽相对湿度低于库内,此时亦不能通风。因为热空气进入库内后,由于热空气的温度降低,室内相对湿度立即增加,药品更易吸潮。

(5)当库外相对湿度高于库内,虽库外温度低于库内,亦不能通风,否则会带进潮气。

在一天中,一般应在上午 8~12 时,即当温度逐渐上升、湿度逐渐下降时通风较为适宜;在凌晨 2~5 时,虽然库外温度最低,但此时相对湿度最高,如库内有易吸潮的药品,则不宜通风。

此外,还应结合气象情况灵活掌握,如晴天、雨天、雨后初晴、雾天、阴天以及风向等应酌情处理。

通风降湿除开启门窗进行自然通风外,还可以装置通风设备(如排气扇等),但应注意危险品库不宜采用。

通风降湿法虽简单易行,但要长年保证降湿效果则稳定性较差,故必要时可采用密封防潮或使用吸湿剂相结合的方法,才能保证达到防潮降湿的效果。

2. 密封防潮　密封能隔绝外界空气中的潮气侵入,减少或避免空气中水分对药品的影响,以达到防潮目的。一般做法是将库房筑成无缝隙气孔,设双窗两道门或挂厚帘;也可根据药品性质和数量,用塑料薄膜等材料密封货垛、密封货架、密封药箱等。

上述方法只能达到相对密封,并不能完全消除气候对药品的影响。因此最好结合通风降湿、吸湿降潮等方法,才能取得更好的效果。

3. 吸湿降潮　在梅雨季节或阴雨天,库内外湿度都较高,不宜采取通风降湿时,可以在密封库内采用吸湿的办法以降低库内湿度。采用空气降湿机驱湿效果较好。一台 J3 型空气降湿机(抽湿机)在温度 27℃相对湿度 70% 时,每小时可从空气中吸水 3kg;大型降湿机的吸水量更大。此外,也可采用干燥剂吸湿降潮,常用的干燥剂有生石灰、氯化钙、硅胶、木炭等。

(二) 升湿措施

湿度太小,某些含结晶水的药物如硼砂、硫酸阿托品、磷酸可待因、咖啡因、硫酸镁、硫酸锌、硫酸铜、明矾等会发生风化,风化后失水量不等,使用剂量难以掌握,特别是剧毒药,可能会因此而超过剂量引起中毒等事故。在我国西北地区,有时空气十分干燥,必须采取升湿措施。具体方法:向库内地面洒水;或用电加湿器产生蒸汽;库内设置盛水容器,储水自然蒸发等。一些对湿度特别敏感的药品必须密闭保湿,使内装药物与外界空气隔绝。

点 滴 积 累

1. 库内温度过高时,可采用空调降温、通风降温、库房遮光降温、储存在地下室、冷库、冷藏车或冷藏箱内等降温措施。
2. 库内温度过低时,可采用空调保温、暖气库供暖、保温库(箱)等保温措施。
3. 库内湿度过大时,可采用通风降湿、密封防潮或吸湿降潮等方法。
4. 库内湿度太小时,可采用地面洒水、电加湿器或储水自然蒸发等方法。

目 标 检 测

一、选择题

(一) 单项选择题

1. 根据新修订 GSP 的要求,各种类型的药品仓库相对湿度应保持在(　　)
   A. 在 35%~75% 之间　　　　B. 在 15%~45% 之间
   C. 在 55%~85% 之间　　　　D. 在 30%~75% 之间
2. 药品贮藏条件中有关温度的要求,在《中国药典》(2010 年版)中"阴凉处"的规定是(　　)
   A. 不超过 25℃　　　　　　B. 不超过 30℃

C. 不超过 15℃　　　　　　　　　　　　　　D. 不超过 20℃

3. 药品贮藏条件中有关温度的要求,在《中国药典》(2010 年版)中"冷处"的规定是(　　)

    A. 0℃以下　　　　　B. 2~10℃　　　　　C. 10~18℃　　　　　D. 不超过 20℃

4. 温度过高可使药品发生(　　)变化。

    A. 致使药品变质　　　　　　　　　　　　B. 促使药品挥发

    C. 致使剂型破坏　　　　　　　　　　　　D. 以上都是

5. 下列降温措施中,哪项会使湿度增加,故此法少用(　　)

    A. 通风　　　　　　　B. 空调　　　　　　C. 遮光　　　　　　　D. 加冰

6. 在下列降湿措施中,不正确的方法是(　　)

    A. 通风　　　　　　　B. 密封　　　　　　C. 吸湿　　　　　　　D. 洒水

7. 湿度过小可使药品发生下列哪种变化(　　)

    A. 分解　　　　　　　B. 风化　　　　　　C. 潮解　　　　　　　D. 发霉

8. 在通风降温降湿的措施中,下列哪种情况可以开启门窗通风(　　)

    A. 库内温度、相对湿度均低于库外

    B. 库外温度高于库内(不超过 3℃),相对湿度低于库内

    C. 库外相对湿度高于库内,但温度低于库内

    D. 库外温度高于库内(超过 3℃),相对湿度低于库内

9. 库房温度记录时,正确读取温度的读数是(　　)

    A. 读数时先读小数,后读整数,精确到小数点后一位

    B. 读数时先读整数,后读小数,精确到小数点后一位

    C. 读数时先读小数,后读整数,精确到小数点后二位

    D. 读数时先读整数,后读小数,精确到小数点后二位

10. 温度计在使用时要根据出厂检定证上的订正值进行订正。温度计使用(　　)后,为避免在使用时出现新的误差,应将温度计送专门机构进行校正。

    A. 一年　　　　　　　B. 两年　　　　　　C. 半年　　　　　　　D. 三年

11. 绝对湿度的表示单位是(　　)

    A. kg/m^3　　　　　　B. g/m^3　　　　　　C. kg/cm^3　　　　　D. g/cm^3

12. 关于药品养护温湿度的变化的知识,下列描述错误的是(　　)

    A. 大气相对湿度与温度的昼夜变化情况相反

    B. 库内温度与库外温度变化相近,一般稍快于库外,变化幅度也较大

    C. 库内相对湿度的变化与库温变化相反

    D. 冬季气温低,蒸发减慢,绝对湿度小

13. 关于药品养护温湿度的变化的知识,下列描述错误的是(　　)

    A. 一日之中的最低气温出现在日落前

    B. 如果温度不变,绝地湿度的高低决定相对湿度百分率的大小

    C. 相对湿度最大值出现在日出前

    D. 库房内向阳面的相对湿度比背阴面低

14. 根据《药品经营质量管理规范实施细则》,药品批发企业的常温库温度不得高于(　　)

    A. 10℃　　　　　B. 15℃　　　　　C. 20℃　　　　　D. 30℃

15. 根据《药品经营质量管理规范实施细则》,药品批发企业的阴凉库温度不得高于(　　)

    A. 10℃　　　　　B. 15℃　　　　　C. 20℃　　　　　D. 30℃

(二) 多项选择题

1. 关于温湿度,下列描述正确的是(　　)

  A. 温度低、蒸发强度小、绝对湿度大

  B. 温度高、蒸发强度大、绝对湿度小

  C. 温度低、蒸发强度小、绝对湿度小

  D. 温度高、蒸发强度大、绝对湿度大

  E. 温度高、蒸发强度小、相对湿度小

2. 关于温湿度,下列描述正确的是(　　)

  A. 一般情况下,一天中气温最高的时候,空气中的相对湿度最大

  B. 一般情况下,一天中气温最低的时候,空气中的相对湿度最大

  C. 一般情况下,一天中气温最低的时候,空气中的相对湿度最小

  D. 一般情况下,一天中气温最高的时候,空气中的相对湿度最小

  E. 一般情况下,一天中气温最低的时候,空气中的绝对湿度最大

3. 关于温湿度,下列描述正确的是(　　)

  A. 一年中绝对湿度最高值出现在最热月(7~8 月)

  B. 一年中绝对湿度最低值出现在最冷月(1~2 月)

  C. 在温度不变的情况下,空气绝对湿度越大,相对湿度越高;绝对湿度越小,相对湿度越低

  D. 在空气中的水蒸气含量不变的情况下,温度愈高,相对湿度愈小;温度愈低,相对湿度愈高。我国大部分地区冬季,大气的相对湿度比其他季节低

  E. 相对湿度通常是多雨的季节相对湿度高,晴朗的天气相对湿度低

4. 关于露点,下列描述正确的是(　　)

  A. 温度升高到一定程度

  B. 温度降低到一定程度

  C. 不饱和水汽变为饱和水汽时的温度

  D. 饱和水汽变为不饱和水汽时的温度

  E. 饱和湿度随温度的升高而减小

5. 关于水松现象,下列描述正确的是(　　)

  A. 水松现象也叫结露

  B. 水松现象俗称出汗

  C. 空气中的水蒸气超过饱和状态时发生的现象

  D. 水蒸气超过饱和状态,凝结为水珠附着在物体的表面

  E. 相对湿度小表示干燥,水分不容易蒸发

二、简答题

1. 常见的药库降温的措施有哪些?
2. 常见的药库降湿的措施有哪些?
3. 什么是饱和湿度?
4. 什么是相对湿度?
5. 什么是绝对湿度?

三、实例分析

实例1:当库内外温度相同时,可否通风?
实例2:当库内外绝对湿度相等时,可否通风?

（贾　琦）

第五章　仓库害虫的防治

药品在仓储过程中由于仓储环境以及各方面因素的影响易发生被仓库害虫蛀蚀的现象。药品被虫蛀后,内部组织遭到破坏,出现圆形孔洞,严重的被蛀成粉末,失去药用价值。害虫的尸体、排泄物等甚至产生有毒、有害物质,危害人民群众的身心健康。害虫对药品的危害多发生在中药材、中药饮片和部分中成药,以及原料药和药用辅料。化学药品、生物制品、生化制品由于制剂工艺先进,发生虫害的现象十分少见,但是含脂肪、糖、蛋白质、淀粉等成分的药品,由于包装不严,受温湿度的影响也可能发生虫害的现象。虫蛀是中药贮存中危害最严重的变异现象之一。

第一节　仓库害虫的来源和危害

一、常见仓库害虫

(一)仓库害虫的来源、传播途径

1. 害虫的来源

(1)中药材在采收时,已寄生害虫的卵、幼虫或成虫,随药材进入仓库,一旦条件适宜,便继续生长繁殖。

(2)被害虫污染的包装材料反复使用也会使药品感染害虫。

(3)仓库内部在储存药品前没有进行消杀处理,本身隐藏有害虫。

(4)仓库内已生虫的药材未能得到及时熏蒸杀灭和隔离堆放,引起其他药材被感染。

(5)生虫药材与未生虫药材同库共存的交叉感染。

(6)运输过程中被害虫污染,携带入库。

(7)仓库内部及周围环境不洁,害虫可寄居于内,隐藏越冬,温湿度适宜时,飞入仓库内繁殖危害药物。

2. 传播途径

(1)害虫可由野外飞入库内,如蛾类、米象等。这类害虫生命力强、适应环境快,能在不太稳定的环境条件下发育繁殖。

(2)鼠类和昆虫也能传播。

(3)药材入库前未经仔细检查,将害虫或虫卵带入仓库,引起交叉感染。

(4)包装物料或包装容器以及各种运输工具本身不清洁,已感染害虫,消毒杀虫不彻底。

（二）常见仓库害虫的种类和特征

课堂活动

根据日常观察,举例说明平时常见的一些害虫和特性。

仓库害虫种类繁多,主要来源为2纲、13目、59科。绝大多数害虫来源于昆虫纲的鞘翅目(甲虫类)和鳞翅目(蛾类)。

1. 鞘翅目(甲虫类)

(1) 药材甲:①形状特征:身体长椭圆形,成虫体长2~3mm,红褐色或深栗色,密被细毛,头生在前胸下,触角11节。前胸背近三角形,后缘微宽于鞘翅的基部,鞘翅上具明显的纵点行。幼虫体长5mm左右,体上所被细毛短而稀,腹部背面排列有一列褐色小短刺(图5-1)。②生活习性:药材甲虫生育率较高,1年发生2~3代,以幼虫越冬,成虫善飞,耐干力强,在黄昏或阴天较为活跃,一般产卵于药物表面凹褶不平的部位或碎屑中,经5~10天孵化出幼虫;幼虫喜暗,耐饥力强,常在药物内部蛀成孔洞,并在其中化蛹,羽化成虫继续危害。

图5-1 药材甲
1. 成虫 2. 成虫触角 3. 卵 4. 蛹

(2) 米象:①形态特征:成虫体长3~4mm,初羽化时赤褐色,后变为黑褐色,触角8节。吻前伸呈象鼻状,后翅发达善于飞翔。卵长椭圆形细小,半透明乳白色。幼虫似蝇蛆,蛹长近4mm椭圆形(图5-2)。②生活习性:米象的繁殖视地理环境条件而不同,我国北方一年2~3代,南方可达到5~6代。成虫越冬,繁殖力强,对湿度要求较高,喜潮湿、温暖、黑暗的生活条件。

(3) 咖啡豆象:①形态特征:成虫体长2.5~4.5mm,长椭圆形,暗褐色,密被黄褐色细毛,黄白色的小斑点,触角11节。头正面三角形,复眼圆形,黑褐色。前胸背板长等于鞘翅的1/2,前缘较后缘狭窄,背面微隆起,上生灰白色细毛,并形成棋盘状花纹,小盾片极小,圆形。腹末小三角形,露于鞘翅外。足细长,前足基节卵圆形,深褐色。幼虫成熟时体长4.5~6mm,乳白色,近弯弓状。具横向皱纹与白色短细毛。头大近圆形,淡黄色。

②生活习性:咖啡豆象 1 年发生 3~4 代,幼虫隐藏于种子类和根茎类药材中越冬。成虫善飞能跳。在温度 27℃的条件下,雄虫羽化后 3 天,雌虫羽化后 6 天即可交尾,交配后约半小时开始产卵,产卵前在药物上蛀蚀孔洞然后产卵。孵化后幼虫蛀入药物内部危害,直至化蛹羽化为成虫。

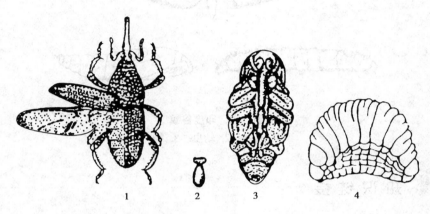

图 5-2　米象
1. 成虫　2. 卵　3. 蛹　4. 幼虫

(4) 谷蠹:①形态特征:成虫体长 2.5~3mm,长圆形,暗红褐色至黑褐色,具光泽,头位于前胸背板下,触角 10 节。前胸背板中部隆起,上有多数小疣状突起,鞘翅上具有显著刻点。幼虫体长 2~3mm,生有淡黄色细毛,乳白色,头三角状,黄褐色、各足大小相等。②生活习性:1 年繁殖 2~3 代,以成虫在药物内越冬。在温湿度适宜的条件下繁殖一代只需 30 天。成虫喜取食果实种子类中药,特别喜食种子胚部,善于飞行,寿命可达 1 年。卵常产于药材的蛀孔内或缝隙中,孵化率较高。幼虫在种子类或根茎类药材中蛀食,直至羽化为成虫才脱出。一般多在药物的堆垛深处聚集危害。

2. 鳞翅目(蛾类)

(1) 印度谷螟:①形态特征:成虫体长 6~9mm;翅展 13~18mm,身体密被灰褐色及赤褐色鳞片,两复眼间具一向前方突出的鳞片锥体。前翅长三角形,近基部的 1/3 灰黄色,其余 2/3 为赤褐色,并散生黑褐色斑纹;后翅三角形灰白色,半透明。卵椭圆形,乳白色。幼虫体长 10~13mm,头部红褐色,体淡黄色。蛹长约 5.5~7.5mm,细长,腹部略弯向背面(图 5-3)。②生活习性:1 年通常繁殖 4~6 代,北方 3~4 代。以幼虫越冬。幼虫在第二年 4、5 月间即羽化为成虫。每雌虫可产卵 40~300 粒,卵产于药物表面或包装品缝隙中。孵化幼虫即钻入药物内为害。能排出大量带臭味的粪便,影响药材质量,是中药的重要害虫之一。

(2) 地中海粉螟:①形态特征:成虫体长 7~15mm,翅展 16~25mm。前翅狭长,灰黑色,近基部及外缘各有一淡色的波状横纹,翅的外缘横列明显的小黑斑;后翅灰白色。幼虫体长 15mm 左右,头部赤褐色,背面常带桃红色,体乳白色。②生活习性:1 年发生 2~4 代,以幼虫越冬。幼虫与谷蛾相似,吐丝将药材黏聚成团块。

图 5-3　印度谷螟
1. 成虫　2. 幼虫　3. 蛹

 知 识 链 接

1. 鞘翅目成虫的特点　体躯明显的分为头、胸、腹三段,在各段中分别具有各种不同功能的附属器官,如七星瓢虫。

(1) 头部:是成虫感觉和取食的中心,生有一对触角,形态各异,一般 10~11 节。一对复眼、个别单眼和口器(成虫为嚼嚼式)等附器。

(2) 胸部:分前、中、后三胸节。每一个胸节的腹侧各生一对足,分别叫前足、中足和后足。在中、后胸节的背面两侧,常生一对双层膜质的翅,分别叫前翅和后翅。翅上有许多翅脉,脉相是鉴别害虫种类的重要特征之一。

(3) 腹部:一般不超过 10 节,腹部能做扩缩和伸缩运动,是消化、排泄、呼吸、繁殖的中心。

2. 鳞翅目成虫与鞘翅目的区别　鳞翅目成虫体壁柔软、触角丝状、口器为虹吸式、三对足细长、前后翅膜质,上有颜色各异的鳞片、腹部节明显呈圆桶状。

二、仓库害虫的危害

(一) 害虫的发育规律

仓库害虫在整个生长发育过程中,需经过一系列的外部形态和内部功能以及生活习性的变化。仓库害虫经过卵、幼虫、蛹、成虫四个发育阶段的变化称为完全变态,如鞘翅目、鳞翅目等。经过卵、幼虫、成虫三个发育阶段的称为不完全变态,如白蚁。

1. 卵　是害虫相对不活动的发育阶段。仓库害虫的卵都很小,通常在 0.1~0.5mm 之间或更小。多为乳白色,形态各异,有的呈卵圆形或椭圆形。

药品仓库害虫一般多将卵产于药物上或缝隙中,也有产于药物的附近或包装物上,以便孵化后的幼虫能就近取食。

2. 幼虫　从卵内孵化出的虫体,称为幼虫。幼虫体分头部和胸腹部两大部分。幼虫期是害虫取食与生长的时期,是危害中药比较严重的时期,也是药品仓库防治害虫的关键时期。

3. 蛹　蛹是完全变态害虫特有的发育阶段,也是在其整个生活史中的一个静止阶段。幼虫成熟后即停止取食,躲在隐蔽的地方吐丝结茧,或利用分泌物将食物碎屑、尘末、排泄物等连缀起来作茧,或借助于杂物保护化蛹。蛹期虽不食不动,形似静止状态,但在体内却进行着复杂的生理上的变化。害虫的蛹期对化学药剂的防治有较高的抵抗力。

4. 成虫　当蛹发育成熟后,即咬破蛹壳出来,这种现象称为羽化。成虫是害虫个体发育的最后一个阶段,成虫的主要任务是交配产卵,繁殖后代。

仓库害虫无论在卵、幼虫、蛹、成虫的各个虫期,都可能发生休眠,引起休眠的主要原因是温度。仓库害虫发育的任何阶段,都可能对药物产生危害。鞘翅目害虫主要是幼虫危害,成虫也继续危害;鳞翅目害虫主要是幼虫危害,成虫一般不危害。掌握药品害虫各个虫期生长发育的变态规律及危害时期,可采取相应的有效措施及时加以防治,减少药品损失。

(二) 仓库害虫的生活习性

主要是指仓库害虫对外界环境的适应性以及在外界环境的影响下引起害虫的一些生理反应。

1. 适应性　仓库害虫一般对周围的环境条件有较强的适应性,如耐热、耐寒、耐干、耐饥性,并对化学药剂防治有一定的耐药性。害虫在适宜的环境中,一年可繁殖多代,如不注意防治,在短时间内可造成较为严重的虫害。

2. 食性　仓库害虫绝大多数食性广而杂,但它蛀蚀的成分是有限的,主要为淀粉、脂肪、糖类、蛋白质、纤维素等。这些成分含量的多少,决定了药物可能遭受蛀蚀危害程度的高低。

3. 隐蔽性　大多数害虫体形较小,体色深,具保护色,便于隐蔽和匿藏。

4. 趋性　害虫在外界条件刺激下,引起运动的反应,称为趋性。凡趋向刺激物运动的反应,叫正趋性,凡背向刺激物运动的反应叫负趋性。

大多数蛾类食虫有趋光性;甲虫类害虫为负趋光性。根据这一特性,可利用灯光诱杀蛾类害虫;在检查生虫商品时,应注意阴暗处的甲虫类仓虫。

害虫对异性分泌的生物激素有正趋性,对化学剂有负趋性。利用这一特性,可采用昆虫生物激素诱杀或化学药剂杀灭害虫。

(三) 危害性

害虫对药品的蛀蚀可引起药品质变,以致报废损失。就目前常用的 600 多种中药中,易虫蛀药材占储存品种的 40% 以上。药品经虫蛀后,有的形成蛀洞,有的破坏药品性状,有的甚至将中药完全破坏成蛀粉,失去药用价值。害虫的蛀蚀及其所带来的危害,通常表现在以下几个方面:

1. 害虫是带菌的媒介,它的分泌物、排泄物及腐败的残体,是微生物生长和繁殖的营养物质,可引起害虫和微生物的共生。

2. 害虫蛀入药材内部,排泄粪便,分泌异物,害虫繁殖变化的残体,死亡的尸体对药品造成不洁和污染,对人身健康带来危害。

3. 药材被蛀蚀成为洞孔或残缺不全,使药材减量,破坏药物的有效成分,使疗效降低或丧失药用价值。

4. 中药材被虫蛀之后,易导致某些品种泛油(如枸杞子、当归、党参等),花类药材容易散瓣,外形遭到破坏,引起进一步质变,影响药材质量。

5. 破坏包装及库房结构,影响中药的安全贮存。

点 滴 积 累

1. 鞘翅目、鳞翅目昆虫的体躯明显的分为头、胸、腹三段;生活习性有较强的适应性,食性广而杂,体形较小,体色深,具保护色。

2. 仓库害虫的传播途径　由野外飞入库内,如蛾类、米象等;鼠类和昆虫也能传播;药材入库前未经仔细检查;包装物料或包装容器以及各种运输工具本身不清洁已感染害虫。

3. 危害性　害虫是带菌的媒介,它的分泌物、排泄物及腐败的残体,是微生物生长和繁殖的营养物质,可引起害虫和微生物的共生,破坏包装及库房结构,影响药品的安全贮存。

第二节　仓库害虫与环境的关系

仓库害虫和其他生物有机体一样,它们的生长、发育、繁殖与周围环境有着密切的联系,它们从环境中获得所需食物的同时也受到周围环境条件的制约。如温度、湿度、空气、营养成分、微生物等。

一、与温度的关系

害虫的体温不稳定,随着环境温度的变化可以进行一定范围的调整,也就是说它们属于变温动物,害虫的一切生理功能都受环境温度的支配。害虫的生长发育、繁殖等生命活动,对温度有一定要求。

害虫在15~35℃之间的温度范围内都能进行正常的生长发育和繁殖,我们将此温度称为害虫的适宜温度区,绝大多数害虫在25~32℃之间发育繁殖最快,是害虫最适宜的温度范围。

一般情况下,8~40℃是大多数害虫维持生命的有效温度。35~40℃的温度范围是害虫不活动温度范围,因温度较高害虫常呈夏眠状态,生理功能的代谢下降,取食量减少,生长发育速度减慢。50~60℃之间的温度范围称为害虫的致死高温区。害虫受高温的刺激由强烈兴奋转入昏迷,虫体内的酶被破坏,部分蛋白酶凝固,在较短的时间内丧失生命活动能力。40~50℃之间的温度范围内,害虫处于昏迷和致死的临界线上,若害虫转入适宜温度范围,则可恢复正常生理功能;若长时间的在此温度范围内,新陈代谢失去平衡可致死亡。在-4~8℃之间的温度范围内,因温度较低害虫常呈冬眠状态,生理功能的代谢下降,取食量少,生长发育速度基本停止。随着温度的继续下降可致死亡。一般在10℃以下,害虫的生命活动就受到严重的抑制。

在 –4℃以下，虫体因体液结冰，细胞原生质冻损而脱水致死。所以在夏季我们采用曝晒杀虫时，就要考虑曝晒时间的长短。用烘干、沸水喷淋、蒸气杀虫也要考虑温度和时间的问题。

二、与湿度的关系

湿度是指空气的干湿程度。湿度对害虫的影响主要包括药物中所含的水分和空气中的相对湿度。害虫体内废物的排泄、体温的调节、食物的消化等生理活动都与水有关。害虫体内的含水量较高，一般约占其体重的 45%~90%，它们体内水的来源，主要依靠摄取食物时获得。水是害虫进行生理活动不可缺少的基本条件，是害虫发育繁殖的重要物质基础。

药物含水量的高低，直接影响害虫的取食和对食物的消化吸收，药物含水量的变动，受空气湿度的影响。湿度适宜时，有利于害虫生长发育。在一定条件下，药物的含水量越高，虫害越严重。相反，如果把药物的含水量控制在一定范围内，就能抑制生虫或减少虫害的发生。

一般情况下，相对湿度在 70%~80% 时（温度 18~27℃）。害虫的繁殖能力最强，产生一代的时间最短，对中药商品危害最严重。相对湿度在 75%~90% 时（温度 27~35℃）。害虫繁殖能力下降，生育缓慢。相对湿度在 30%~40% 时，害虫从空间得到的水气极少，不能对食物进行充分的分解利用，导致生理失调或死亡。

在实际药品养护过程中我们可以看出，湿度和温度这两种因素对害虫生存的影响是相互联系的。即使温度适宜，但如果空气干燥（湿度小），害虫亦无法生存。如果空气湿度高，但气温低，害虫的新陈代谢也会变得缓慢，发育亦会受抑制。所以降低药物的含水量和控制库房温、湿度就能防止或减少虫害。

三、与空气的关系

空气是由多种气态物质组成的混合物，按体积计算，O_2（氧）占空气组成的 21%；N_2（氮）占 78%；CO_2（二氧化碳）占 0.03%；其他气体约占 0.97%。

仓库害虫同其他的生命体一样，其生长发育的全过程，以及它的繁殖都离不开氧。氧是害虫代谢不可缺少的物质。害虫在低氧的环境中呼吸加快，对有机物分解不完全，缺少生命活动所需的能量，气门关闭停止取食麻痹昏迷，低氧程度严重仓虫死亡，低氧时间长仓虫死亡。气调养护法、自然降氧法、低氧低药量养护法等，就是利用低氧环境促使害虫的生长发育受到抑制直至死亡。一般情况下，当密闭环境下氧的浓度降到 1%~2% 时，一定时间内绝大多数仓库害虫因缺氧窒息死亡。

点 滴 积 累

仓库害虫生长发育的最佳温湿度：绝大多数害虫在 25~32℃之间发育繁殖最快，是害虫最适宜的温度范围。一般情况下，相对湿度在 70%~80% 时（温度 18~27℃）。害虫的繁殖能力最强，产生一代的时间最短，对中药商品危害最严重。

第三节　仓库害虫的防治方法

用化学防治法防治害虫曾经兴盛一时,现在某些地区、某些品种的害虫防治上还在大量使用,这是不提倡的,也是应该引起注意的问题。我们应立足于以防为主,积极推广无污染、无公害的现代化防虫治虫的新方法、新技术,以保证人民用药的安全。

对易生虫的药物,在贮存养护过程中除了要勤检查以外,必须从杜绝害虫来源、控制其传播途径、消除繁殖条件等方面入手。药品储存时,首先要选择干燥通风的库房,加强仓库温、湿度的管理。使仓库的温、湿度控制在适合药品安全储存的范围内,防止虫害发生。

一、昆虫害虫的防治方法

(一)预防仓库害虫的方法

1. 入库验收是关键　药品入库时除了对其规格、真伪、优劣等进行全面检验以外,首先检验包装周围和四角部分有无虫迹,经敲打震动后是否有蛀粉及虫粪落下。同时应注意包装容器本身是否干燥。然后取样检验药材的内外部是否生虫。可根据药材的不同情况,对药材进行剖开、折断、打碎、摇晃等方法来进行检查。发现含水量超标或有虫蛀现象、虫卵附着者应拒绝入库,隔离存放,避免交叉感染。

2. 做好在库检查　药品经检查合格入库后,由于库存的其他商品以及仓库内外环境的影响,仍有可能会生虫。因此必须做好经常性的在库检查工作。检查要依次逐包逐件,逐货垛的进行。夏秋季气温高,湿度大,可3~5天检查一次;冬春季,温湿度低,不利于害虫生长,可每半个月检查一次。同时要根据品种、季节的具体情况进行有目的、有重点的检查,发现问题及时处理。

3. 控制中药的含水量　中药的生虫与否和它的含水量有着重要的关系,在一定条件下,中药的含水量高,易发生虫害。相反,如果把含水量控制在一定标准下,就能抑制生虫或减少虫害的发生。大多数中药材的含水量应控制在13%以下。

4. 控制库房温、湿度　仓库害虫的生长、发育、繁殖等的生命活动,都要求一定的温、湿度条件。害虫在适宜的温度范围(15~35℃)内,一般都能完成其正常生长发育,水是药物害虫进行生理活动不可缺少的基本条件,没有水就没有害虫的生命活动。因此加强仓库内温、湿度管理,选择干燥通风库房,垫高垛底,必要时可使用适宜的隔潮材料或在适宜的地方放置吸潮剂,使仓库的温湿度控制在安全合理的范围内,杜绝虫害的发生。

课堂活动

如何提高仓库的管理水平预防仓库害虫的发生?

(二)仓库害虫的防治技术

1. 物理防治法

(1)高温防治法:①曝晒法:适宜于一般不易变色、融化、脆裂、泛油的药材。一天中较适宜的曝晒时间为上午 9 时至下午 5 时,以下午 1~3 时温度最高。曝晒过程中每隔 0.5~1 小时翻动一次,以便晒匀,加速水气散发。晒完还须摊晾,使热气散尽后,再包装堆垛,曝晒时间 5~6 小时。②高温干燥法:夏季雨水较多时,某些易吸湿的品种或含水量较高的品种可采用烘箱或烘房进行干燥,既可杀虫也可控制药物的含水量。此外对某些药材还可以采用热蒸法,如何首乌、地黄、附子、黄精等。

(2) 低温冷藏法:低温冷藏法是防治害虫的一种理想方法。降温方法有机械降温和自然降温。一般温度控制在 8℃以下,环境温度 -4℃为仓库害虫的致死临界点。利用冷库贮藏药物,应包装密封后入库,出库后要及时出售,不宜久贮。药物出库待温度回升至室温后再开箱,以免药物表面结露而导致霉变。

📖 **课 堂 活 动**

举例说明常见的中药对抗储存品种有哪些?

2. 化学防治法　即采用化学药剂来预防或杀灭仓虫的方法。该方法防霉杀虫效果好、速度快、省时省力。但是所用化学药剂大多数具有剧毒,往往造成有害物质在药物当中的残留,对药物造成极大的污染,为临床用药埋下了隐患。因此对化学药剂的使用应严格控制,对用化学药剂处理过的药物应进行残毒检测,符合安全用药要求后才能用于临床。

(1) 少量药物化学防治法:利用乙醇挥发的蒸气防治仓库害虫,可将 75%~95% 浓度乙醇放在敞口容器内,然后放在贮品容器中,但不得沾染药物,使乙醇蒸气逐渐挥发,达到防虫杀虫的目的。

(2) 大量药物化学防治法:常用的药剂按性质可分为触杀剂和熏蒸剂两大类。为了达到经济、有效、安全之目的,一般多与其他防治方法配合使用。

(3) 常用的化学药剂:①触杀剂:凡与害虫直接接触,能毒杀仓库害虫的化学药剂统称触杀剂。触杀剂有粉剂、液剂、乳剂和烟雾剂。如敌敌畏、除虫菊酯等。②熏蒸剂:利用有毒气体、液体或固体所挥发后产生的蒸气,在空气中达到一定浓度,经仓库害虫的呼吸系统进入其体内而使之中毒,经过一定时间后使其死亡。使用熏蒸剂必须要求在适当的温度和密闭条件下进行。

熏蒸杀虫的效果,主要与药剂本身的理化性质、熏蒸对象、熏蒸时间和环境因素有关,使用中要掌握各因素的相互关系,才可取得理想效果。

温度升高时,药剂挥发性增加,扩散渗透力也增大,害虫因呼吸速率增加,杀虫效率明显。湿度对熏蒸效果的影响比温度小,但若相对湿度过高或药材含水量偏大,则影响毒气浓度,并使熏蒸后药材中的毒气不易散发。在使用熏蒸剂时须按药材性质、数量及堆垛松紧程度,使用有效药量。害虫种类、虫期及潜伏部位、不同种类的害虫生理构造不一样,对同一熏蒸剂有不同的抗药性;同种害虫亦因各虫期呼吸率的关系,对毒气抵抗力各异。呼吸最强为成虫,其次幼虫和蛹,卵期最小,常用化学药剂中熏蒸剂使用较多。

（4）操作方法与特性：

操作程序如下：

建立密闭环境 → 施化化学药剂 → 保持密闭时间

1）氯化苦熏蒸法：氯化苦学名为三氯硝基甲烷（CCl_3NO_2）。

纯品为无色油状液体，是一种催泪警戒性的毒气，产生的蒸气比空气重。不燃烧，不爆炸，对建筑物安全，能水解。对金属、动植物有腐蚀作用。氯化苦杀虫力强，对杀灭各类害虫的成虫、幼虫效果佳。但虫卵对其有较强的抵抗力。温度越高，熏蒸效力越好。施药环境：分整库密封熏蒸、帐幕熏蒸和箱、缸密封熏蒸。

熏蒸投药量一般为每 $1m^3$ 的药物堆垛用氯化苦 30g，货垛以外的空间部分，每 $1m^3$ 容积用氯化苦 10g。使用方法必须在库房内高处施用，堆垛高度以 2m 左右为宜。具体可采用喷洒法、喷雾法等，施药前要对货垛进行苫盖，避免化学药剂直接接触药物。熏蒸适宜温度为 20~35℃。密闭时间一般不少于 72 小时。熏蒸后应通风散毒，一般通风 4~7 天，通常以眼睛无刺激，即可入库。氯化苦熏蒸的缺点是药材对氯化苦具有较强的吸附力，熏蒸后需较长时间才能使毒气散失；对于一些富含脂肪的药材则不宜使用，以免影响质量。熏蒸时由于氯化苦对金属有腐蚀作用，所以对金属养护器材要注意保护。

2）磷化铝熏蒸法：磷化铝为灰绿色的固体粉末，通常制备剂型为片剂，主要成分由磷化铝、氨基甲酸铵及其他赋形剂混合压成的片剂，片重 3g，内含 33% 的有效磷化氢。片剂露置空气中会慢慢吸收空气中的湿气而分解产生磷化氢气体，添加氨基甲酸铵的目的是在药剂吸湿后产生二氧化碳和氨气，可以防止磷化氢自燃。

磷化氢（PH_3）为无色剧毒气体，具有大蒜或乙炔样的警戒性气味，在常温下比较稳定，当空气中浓度达到 $26g/m^3$ 时，就会自燃或爆炸。分子量小、沸点低，具有较强的渗透性和扩散性，杀虫效力高，能杀灭害虫的卵、蛹、幼虫及成虫，对霉菌也有一定的抑制作用。操作简便，排毒散毒快。一般易受虫害侵蚀的各类药材都适宜使用，不引起药物变色、变味，也不影响种子发芽。熏蒸要求在严格密封的条件下进行。整库用药量 3~6 片/m^3；帐幕熏蒸用药量 7~10 片/m^3。施药时药片不要重叠，将药片放到搪瓷盘内，然后将搪瓷盘放到熏蒸的帐幕内，总的施药量 ≤ 90g。仓库温度 20℃ 以上时密闭 3 天。熏蒸后散毒 5 天即可。

施药环境与氯化苦熏蒸法施药环境一样。施药完毕数小时后，可用硝酸银试纸测试有无漏气，如有漏气，试纸即变黑，应立即补封。

使用磷化铝时严防遇水。万一发生燃烧，应使用干沙扑灭，严禁水浇。磷化铝残渣收集妥当后，应进行无害化处理。

（5）使用熏蒸剂的注意事项：①熏蒸后排毒通风应在 10 天以上方可出售药物。施用磷化铝应不少于 5 天。②熏蒸后的药物残渣需进行无害化处理，以免污染环境。③使用磷化铝应避免潮湿，远离火源与易燃品，并且注意用量。④应经常检查密封环境是否符合要求，以求达到最佳的杀虫防霉的效果。⑤施药时应戴防毒面具、橡皮手套。施药后用肥皂洗手，温水漱口。施药前后禁止饮酒，施用磷化铝后禁食牛奶、鸡蛋、油脂食品。⑥施药前应对参加的人员进行培训，研究施药方案。⑦施药人员应进行体检，并应具有一定的救护知识。⑧施药后应在仓库周围 5~10m 处设警戒标志。

在药品养护中使用的磷化铝、氯化苦,除少量残存于药品中外,大部分散发在空间,污染空气,给我们的生活环境带来危害。但是由于该方法杀虫快速有效,一些企业为了自身的利益仍然还在使用。除此之外,硫黄熏蒸法在一些中药材加工养护过程中也在大量使用。使用化学熏蒸剂一定要注意使用剂量,同时对用化学药剂处理过的药物应进行残毒检测,符合安全用药要求后才能用于临床。

3. 近代养护方法

(1) 自然降氧防治法:自然降氧法是在密封条件下,利用药材自身、微生物、害虫等的呼吸作用,消耗密封环境内的氧气,使含氧量逐渐下降,二氧化碳量相应地上升,形成不利于仓虫、微生物生长繁殖的低氧环境。在密封缺氧状态下,仓虫窒息死亡,微生物及药材呼吸受到抑制,从而达到安全储存之目的。中药饮片在生产时的密封包装,也能起到自然降氧的目的。自然降氧法还可用于药材货垛的薄膜罩帐密封。以六面体罩帐密封效果为佳,密封 4~6 天,氧浓度可降至 12%~14%;密封 15~20 天,氧浓度可降至 3%~5%;密封 40~60 天氧浓度达到 1.2%~2%,从而达到杀虫、防霉的养护效果。

(2) 低氧低药量防治法:使用化学药剂防治害虫虽然灭虫效率高,但存在用药剂量大、费用高、残毒和污染重等弊病。一般情况下不主张采用化学药剂防治。自然降氧法降氧速度慢,要求药材有一定的干燥度,而且杀虫效果不十分理想。为减轻化学防治法的弊端,弥补自然降氧的不足,可采用低氧低药量防治法。在密闭条件下,施用少量磷化铝,并利用磷化铝药剂投放后吸收空间水汽,产生磷化氢气体,同时库房内的药材、仓虫、微生物的呼吸耗氧,在有限的空间内增大了磷化氢的有效浓度,从而恶化了害虫的生态条件,达到防治害虫之目的。

当氧的浓度在 10%~15% 时,磷化铝用量 0.1~0.3g/m³;或二氧化碳浓度 12%~17% 时,磷化铝用量 0.1~0.3g/m³,此法比直接使用化学防治用药量减少 20~50 倍。低氧低药量防治,多采用塑料薄膜五面罩帐或六面罩帐密封。密封之前将药剂用量均匀分配,用厚铁盒盛入药片,挂于堆垛药材的包装之上,然后密封,使降氧和产生磷化氢气体同时进行。堆垛应堆成平顶垛,罩帐的顶要保持高于堆垛顶面,以利于磷化氢气体扩散,防止罩帐的燃烧。一般密封 20 天再启封,增强灭虫效果。

(3) 气调养护防治法:指在密闭的条件下,人为地调整空气组成,造成低氧环境。抑制害虫和微生物的生长繁殖以及药物自身的氧化反应,以保持药物品质的一种养护方法。

操作程序如下:

建立密闭环境 → 抽空气充惰性气体 → 维护气调指标

气调养护的关键是密封。目前由于各地、各单位养护条件不同,能够达到气调养护条件的密封库比较少,所以气调养护多使用塑料薄膜罩帐密封。

塑料薄膜要有良好的气密性,每天氧气回升率在 0.2%~0.4% 以内,超过 0.5% 则影响养护效果。罩帐一般以方形或长方形向上堆码成货垛设计。按照货垛长、宽、高度确定罩帐下料的基本长度和宽度,再加留有活动余地 50cm 左右。根据设计下料,热合制成五面罩帐或六面罩帐查料补漏并安装相关测试装置。

1) 气调的降氧技术:降氧技术是气调养护的中心环节。目前常采用充氮降氧;既适用于塑料薄膜罩帐密封,也适用于密封库的气调养护。还能在一定程度上防霉抑菌,防止泛油、变色等质变。

当氧的浓度在 8% 以下时,能有效地防止害虫的产生,在温度 25~28℃时,密封时间 15~30 天,氧的浓度可达到 2% 以下,能有效地杀灭幼虫、蛹和成虫。

塑料罩帐通常采用"先抽气后充气"的方法。先用吸尘器或真空泵将帐内气体抽至薄膜紧贴药物货垛,并检查是否漏气,然后再充入氮气,充至薄膜胀满为度。如未达到指标,应重复数次抽气和充气,直到符合标准,每次重复抽、充气时,应有一定的间歇时间以利帐内气体渗和平衡,提高置换效率;每次充气胀满罩帐后,停止充气,同时,用测氧仪测试氧浓度,充气达到的低氧浓度时,还应小于指标,如氧浓度为 2% 的指标,应降至 1.5% 以下。因气体充帐后,有一个渗和平衡过程,反之,渗和稳定后,就会超标而达不到养护要求,气体渗和平衡需要的时间,一般薄膜罩帐需 1~2 天。此外充二氧化碳降氧也较常用;此法不仅降低氧的浓度,主要是依靠高浓度二氧化碳直接杀灭害虫。当二氧化碳浓度达到 40%~50% 时,霉菌的生长繁殖就会受到抑制,害虫很快窒息死亡,药材的呼吸强度也会显著降低,因而在药物贮藏中用于防霉、杀虫、防止泛油、变色、变味等均能取得良好的效果。

二氧化碳浓度在 20% 以上时,可起到防虫的目的。二氧化碳浓度在 35% 以上时、温度 25~28℃、密封时间 15~25 天,可杀灭幼虫、蛹和成虫,气体置换方法同上。

2) 气调养护的管理:密封是基础,降氧是关键,管理是气调的根本保证。在气调管理中,对薄膜罩帐应经常检查,凡发现有漏气之处,应立即将其补妥。如气体指标达不到养护要求,还应补充氮气或二氧化碳。在气调养护初期,应每天进行一次测气;气体稳定以后,可 3~10 天一次定期进行。检测密封环境内气体成分的变化情况,保持稳定的气调指标。气调养护的药材水分含量应在安全范围内,含水量高的药材会使密封货垛内温湿度增大,影响杀虫效果和药材的质量。在气调管理期间必须系统地观察密封罩帐内外温湿度的变化,认真做好记录。

薄膜罩帐内壁,因温湿度变化而出现的水汽凝结现象,称之"结露"。当露水积聚过多而不能消散时,就会浸入药物,引起局部霉烂变质。因此在气调养护是要注意控制药物的含水量、遮光、也可在薄膜罩帐内加吸潮剂。

3) 影响气调效果的因素:密封材料性能好,密封程度高、降氧技术的管理及时杀虫效果好;密封时间长效果好;温度高,湿度低杀虫效果好;通常成虫的死亡率高于幼虫。

课堂活动

气调养护有那些优缺点?应注意什么问题?

(4) 远红外干燥法:远红外干燥灭虫技术是 20 世纪 70 年代发展起来的一项新技术。干燥灭虫的原理是电能转变为远红外线辐射药物,导致物体变热,经过热扩散、蒸发或化学变化,最终达到干燥灭虫之目的,并具有较强的杀菌、灭卵的能力。此法一般在中药材加工企业应用较多。

(5) 微波防治法:微波干燥杀虫是一种感应加热灭虫和介质加热灭虫。药物中的水和脂肪等能不同程度地吸收微波能量,并把它转变为热量。仓虫经微波加热处理,体内水分子发生振动摩擦产热,微波被水吸收转变为热能,使虫体内蛋白质遇热凝固,虫体内水分被气化而排出体外,促使害虫迅速死亡。具有杀虫时间短、杀虫效力高、无残毒、无药害的特征,操作人员要注意采取有效防护措施。

(6)电离辐射防治法:电离辐射防治是指被射线照射的药物产生电离作用。利用原子辐射作用杀灭害虫,或使害虫不能完成发育以及产生不育成虫。常用的辐射能为放射性射线 γ、β 射线等。经电离辐射的虫卵,发育停止,不能孵化,死亡率高。对幼虫能使其食欲减退,发育迟缓,甚至不能化蛹;还能使成虫活动能力降低,寿命缩短,致死率大。在操作中人员要严格采取安全防护措施。

微波防治和电离辐射防治法,要求有很高的技术条件和设备条件,所以在实际的药品养护工作中应用较少。

二、鼠害的防治方法

我国幅员辽阔,地大物博,野生鼠类繁多,我国发现的家鼠和野鼠有 80 多种。这些鼠类分布广、数量大、繁殖力强、数量年变率大,给人们的生产生活带来严重的危害,也是药品养护的防治对象之一。

课堂活动

常见的老鼠有哪些特性?如何更好地防治鼠害?

(一)常见的仓鼠特征和习性

1. 小家鼠 别名小耗子、小老鼠、�鼠。属于啮齿目,鼠科。体形小,体长 60~100mm,尾长短于体长或等体长,体重 9~20g。头较小,吻短,耳圆形,约 11~14mm,明显地露出毛被外。四肢细弱,后足较短,仅略大于耳长,不足 19mm,不同地区生长的小家鼠体形有一定的差异。小家鼠分布极广,室内外都能栖息,喜欢在较为干燥的环境下生活。小家鼠洞穴结构比较简单,食性杂,最喜吃小颗粒的粮食作物和含一定营养成分的中药材。也啃食种子、幼苗、树皮、果蔬等。小家鼠取食主要在夜间,一般 19~22 时为取食高峰。经常出没于食物与栖息之处,具有明显的季节迁移习性。

2. 褐家鼠 别名大家鼠、挪威鼠、沟鼠、白尾鼠。属于啮齿目,鼠科。褐家鼠是鼠科中体型较大的一种家栖鼠。体粗壮结实,尾长达体长的三分之一还多,被毛稀疏,环状鳞清晰可见。头小吻短,耳短小而厚,向前翻不到眼,后足较粗大。体重 60~300g,体长 120~220mm,褐家鼠雌鼠乳头 6 对。体背毛多数呈棕褐色或灰褐色,毛基深灰色,毛尖染棕色,头部和背中央毛色较深,体侧毛色略浅。褐家鼠栖息地十分广泛,适应性强,仓库、厨房、农田、菜地、荒地、森林、河旁等各种环境均可见到。褐家鼠洞穴构造比较复杂,一般洞有出口 2~4 个,洞内有巢室与仓库。食性很杂,食谱很广,几乎所有的食物均可为食,对饥渴的耐力较小,取食频繁,对水的需要量大,故在水源附近密度较大。褐家鼠为昼夜活动类型,在野外以晨昏活动最频繁,在室内以午夜最活跃。

(二)防治方法

1. 环境防治法 仓鼠的生长发育需要水、食物以及隐蔽的栖息条件。因此,创造一个不适宜其生存的环境,就能使一个地方的鼠量大大下降,并能使灭鼠成果容易得到巩固。首先要搞好环境卫生、清除仓库周围的杂草、随意堆放的物品,经常清扫库内外卫生,各种用具杂物收拾整齐,经常检查,不使鼠类营巢,仓库门口要设 30~40cm 的挡鼠板。断绝老鼠的食物,把易发生鼠害的中药尽可能地存放在加盖的容器内,使老鼠得不到食物而被动地去吃投放的毒饵,以达到消灭老鼠的目的。

2. 物理防治法　又称器械灭鼠法,应用较久,应用方式也较多。如鼠夹、鼠笼、粘鼠板、超声波灭鼠器、电子捕鼠器等。超声波灭鼠器是利用电子仪器产生的超声波来驱杀老鼠,此法对仓储药品无污染,对人无危害。电子捕鼠器须设立离地面 3~5cm 的电网,使用时一定要注意安全,严格按操作规则进行操作,同时要远离易燃易爆品,捕鼠时要有人员看守。

3. 化学防治法　又称药物灭鼠法,是应用最广、效果最好的一种灭鼠方法。药物灭鼠又可分为肠毒物灭鼠和熏蒸灭鼠。作为灭鼠所用的肠道灭鼠药,主要是有机化合物,其次是无机化合物和野生植物及其提取物。

常用的灭鼠药物有 0.005% 溴敌隆及 0.005% 鼠得克小麦片毒饵,即用两种药物 0.1% 母粉,按比例加入小麦片及 1% 花生油,分别配制。3% 马钱子毒饵,马钱子粉碎,80 目过筛,按所需浓度加玉米粉、植物油、调味品,用成形机制成直径约 0.3cm,长约 1.5cm 的圆条形,晾干即成。0.3% 溴代毒鼠磷大米毒饵,药物用 95% 酒精溶解,加入大米中,搅拌均匀,加少量食用红色素作为警戒色,加 2% 食糖即成。防治害虫时所使用的化学熏蒸剂对老鼠也有杀灭作用。此外各地还根据本地的实际情况和灭鼠经验,配制了许多不同种类的灭鼠药。无论什么样的灭鼠药在使用时都要注意安全,在灭鼠的同时不能对养护的药品、操作的人员产生危害,同时不能污染环境。

4. 生物防治法　利用鼠类的天敌,如鹰、猫头鹰、蛇等。因此保护这些鼠类天敌,对减少鼠害是有利的。同时可利用对人和仓储药物安全,不污染环境的生物药剂灭鼠。

点 滴 积 累

1. 预防仓库害虫的方法
(1) 入库验收是关键。
(2) 做好在库检查。
(3) 控制中药的含水量。
(4) 控制库房温、湿度。
2. 物理防治法和化学防治法的特点
物理防治法:安全经济不污染环境,工人的劳动强度相对较大,操作比较麻烦。化学防治法:操作简单,杀虫防霉效果好。但是易污染环境,对养护的药品易造成污染,给临床用药埋下隐患。
3. 常用的近代养护方法
(1) 自然降氧防治法。
(2) 低氧低药量防治法。
(3) 气调养护防治法。

（4）远红外干燥法。

（5）微波防治法。

（6）电离辐射防治法。

目 标 检 测

一、选择题

（一）单项选择题

1. 仓库害虫维持生命活动的有效温度范围是（　　）
   A. 8~40℃　　　　B. 15~45℃　　　　C. 20~50℃　　　　D. 10~25℃

2. 仓库害虫呈冬眠状态的温度范围一般是（　　）
   A. 2~10℃　　　　B. -2~10℃　　　　C. -4~8℃　　　　D. -15~-4℃

3. 仓库害虫进行正常生长发育和繁殖所需要的温度条件是（　　）
   A. 8~40℃　　　　B. 20~40℃　　　　C. 10~25℃　　　　D. 15~35℃

4. 仓库害虫生长发育的最适宜的相对湿度范围是（　　）
   A. 40%~60%　　　B. 70%~80%　　　C. 70%~90%　　　D. 45%~65%

5. 仓库害虫当蛹发育成熟后，破蛹而出的现象称为（　　）
   A. 发育　　　　　B. 产卵　　　　　C. 羽化　　　　　D. 休眠

6. 仓库害虫从卵内孵化出的虫体称为（　　）
   A. 羽化　　　　　B. 幼虫　　　　　C. 成虫　　　　　D. 蛹

7. 害虫在外界条件的刺激下引起运动的反应称（　　）
   A. 趋性　　　　　B. 适应性　　　　C. 逃避性　　　　D. 隐蔽性

8. 仓库害虫个体发育的最后一个阶段是成虫，成虫的主要任务是（　　）
   A. 冬眠　　　　　B. 蛀蚀商品　　　C. 繁殖后代　　　D. 储存能量

9. 低温冷藏法储存药材时仓库温度应控制在（　　）
   A. 15℃以下　　　B. 13℃以下　　　C. 11℃以下　　　D. 8℃以下

10. 使用磷化铝熏蒸时总的施药量应控制在（　　）
    A. 90g以下　　　B. 80g以下　　　C. 70g以下　　　D. 60g以下

11. 磷化铝熏蒸法在严格密封的条件下进行。整库用药量是（　　）
    A. 2~4片/m³　　 B. 3~6片/m³　　 C. 5~8片/m³　　 D. 10~15片/m³

12. 采用气调养护法时为防止害虫的产生应将氧的浓度控制在（　　）
    A. 16%　　　　　B. 15%　　　　　C. 14%　　　　　D. 8%以下

13. 采用气调养护法时为防止害虫的产生应将二氧化碳的浓度控制在（　　）
    A. 20%以上　　　B. 16%以下　　　C. 14%以上　　　D. 8%以下

14. 为了防治中药仓库害虫的发生应将中药材的含水量控制在（　　）
    A. 2%以下　　　 B. 5%以下　　　 C. 13%以下　　　 D. 20%以下

15. 仓库门口设置的挡鼠板的高度一般是（　　）
    A. 30~40cm　　 B. 20~30cm　　 C. 15~20cm　　 D. 10~20cm

16. 电子捕鼠器设立的电网高度离地面一般为（   ）
    A. 1~2cm　　　　　B. 3~5cm　　　　　　C. 6~7cm　　　　　D. 5~6cm

17. 采用曝晒法防治害虫时曝晒的时间一般是（   ）
    A. 1~2 小时　　　　B. 2~3 小时　　　　　C. 4~5 小时　　　　D. 5~6 小时

18. 使用氯化苦熏蒸药品仓库投药量一般 1m3 的药物堆垛用氯化苦（   ）
    A. 50g　　　　　　B. 40g　　　　　　　C. 30g　　　　　　D. 10g

（二）多项选择题

1. 采用化学药剂熏蒸法杀灭仓库害虫所需要的施药环境（   ）
    A. 货棚　　　　　　　B. 整库密封　　　　　C. 帐幕密封
    D. 箱、缸密封　　　　E. 露天货场

2. 仓库害虫危害性的主要表现（   ）
    A. 与微生物共生　　　B. 污染药物　　　　　C. 药材减量
    D. 引起药材泛油　　　E. 降低疗效

3. 仓库害虫的生活习性（   ）
    A. 适应性强　　　　　B. 具一定耐药性　　　C. 食性单一
    D. 具隐蔽性　　　　　E. 繁殖力强

4. 影响仓库害虫生长发育的环境因素有（   ）
    A. 温度　　　　　　　B. 湿度　　　　　　　C. 空气
    D. 营养成分　　　　　E. 微生物

5. 目前较为环保的药品害虫防治方法有（   ）
    A. 氯化苦熏蒸法　　　B. 气调养护法　　　　C. 自然降氧法
    D. 远红外干燥法　　　E. 低氧低药量法

6. 影响气调效果的因素有（   ）
    A. 密封时间　　　　　B. 密封材料性能　　　C. 温度
    D. 湿度　　　　　　　E. 降氧技术

7. 常用的防治鼠害的方法有（   ）
    A. 环境防治法　　　　B. 物理防治法　　　　C. 化学防治法
    D. 生物防治法　　　　E. 控制仓库湿度

8. 气调养护的一般操作程序是（   ）
    A. 控制温度　　　　　B. 建立密闭环境　　　C. 抽空气充惰性气体
    D. 控制湿度　　　　　E. 维护气调指标

9. 使用化学熏蒸剂防治害虫时应注意（   ）
    A. 药物残渣需进行无害化处理　　　B. 使用磷化铝应避免潮湿
    C. 施药人员应进行培训　　　　　　D. 仓库周围 5~10m 处设警戒标志
    E. 提高氧的浓度

10. 防治仓库害虫常用的物理方法有（   ）
    A. 高温防治法　　　　B. 低温防治法　　　　C. 熏蒸法
    D. 气调法　　　　　　E. 红外干燥法

二、简答题

1. 仓库害虫的传播途径有哪些?
2. 仓库害虫的危害性有哪些?
3. 仓库害虫的常用防治方法有哪些?

三、实例分析

气调养护中要将密闭环境下氧的浓度控制在 2% 以下才能有效地杀灭害虫,试分析原因。

(郭向东)

第六章　药品的霉变与防治

第一节　霉菌的种类和生长繁殖条件

药品生产、贮藏、运输、流通过程中,由于管理不当,在外界条件和自身因素的综合作用下,会出现发霉变异现象,直接影响药品的质量和安全。常见的霉菌有黑霉菌、白霉菌、绿霉菌、蓝霉菌、毛霉、青霉、根霉、黄曲霉、镰刀霉、念珠霉等。霉菌是丝状真菌的俗称,意即"发霉的真菌",霉菌菌落的特征是形态较大,质地疏松,外观干燥,不透明,呈现或松或紧的形状。霉菌的孢子具有小、轻、干、多,以及形态色泽各异、休眠期长和抗逆性强等特点,每个个体所产生的孢子数,经常是成千上万,有时竟达几百亿、几千亿甚至更多。这些特点有助于霉菌在自然界中随处散播和繁殖。在潮湿温暖的地方,很多物品上长出一些肉眼可见的绒毛状、絮状或蛛网状的菌落,那就是霉菌。尤其在我国南方的"梅雨季节"期间,很多药品都易霉变,霉变后的药品只能弃掉,造成巨大的浪费和经济损失。

 知 识 链 接

霉菌与真菌

霉菌是形成分枝菌丝的真菌的统称,意即"发霉的真菌"。不是分类学的名词,在分类上属于真菌门的各个亚门。它们往往能形成分枝繁茂的菌丝体,但又不像我们食用的蘑菇那样产生大型的子实体。在潮湿温暖的地方,很多物品上长出一些肉眼可见的绒毛状、絮状或蛛网状的菌落,那就是霉菌。

一、霉菌的种类

(一)霉菌的形态

霉菌的菌丝是构成霉菌营养体的基本单位。菌丝由孢子萌发而来,是一种管状的细丝,直径一般为 $3\sim10\mu m$,比细菌和放线菌的细胞粗约几倍到几十倍。菌丝可伸长并产生分枝,许多分枝的菌丝相互交织在一起,形成菌丝体。根据菌丝中是否存在隔膜,可把霉菌菌丝分成两种类型:一种是无隔膜菌丝,单细胞,无隔膜,其中含有多个细胞核。这是低等真菌所具有的菌丝类型。另一种是有隔膜菌丝,多细胞,被隔膜隔开的一段菌丝就是一个细胞,每个细胞内有 1 个或多个细胞核。在隔膜上有 1 至多个小孔,使细胞之间的细胞质和营养物质可以相互沟通。这是高等真菌所具有的菌丝类型。

（二）霉菌的种类

霉菌约有数万种，属于真菌门，可分为藻状菌纲、子囊菌纲、担子菌纲和半知菌纲等。影响药品质量安全的霉菌主要是藻状菌纲和子囊菌纲。

1. 藻状菌纲 藻状菌纲中一些菌的形态和结构与藻类相似，部分高等种类菌丝体有根状菌丝；大多数藻状菌由发达的菌丝体构成营养体，它们为分枝、无隔、多核的菌丝体；根状菌丝常常深入寄主体内吸收营养，体表菌丝长且分枝，在寄主体表生长。

例：根霉是常见的一种霉菌，在自然界分布很广，菌丝无隔膜、有分枝和假根，如植物的根，营养菌丝体上产生匍匐枝，匍匐枝的节间形成特有的假根，从假根处向上丛生直立、不分枝的孢囊梗，顶端膨大形成圆形的孢子囊，囊内产生孢囊孢子。孢子囊内囊轴明显，球形或近球形，囊轴基部与梗相连处有囊托。它的菌落呈絮状，初生时为白色，后为灰黑色，密生黑色小点。根霉的最适生长温度约为 28℃。根霉在生命活动过程中产生糖化酶，能将淀粉分解转化为单糖，也具有分解蛋白质的能力。因此，其对药品的危害性极大。

2. 子囊菌纲 子囊菌纲是包含有霉菌最多的一个纲，已知的数目约有 15 000 种，包括有曲霉菌、酵母菌、青霉菌等。除酵母菌外，全为多细胞的有机体，有隔分枝或不分枝的丝状体，单核或多核。出芽繁殖（单细胞）、分生孢子。生活史中无游动孢子和游动配子的产生，是对陆生环境的适应。有性生殖，产生精子囊和产囊体，先质配进入双核阶段，经过钩状体阶段进入核配，并随之进入减数分裂。有性生殖的结果是产生子囊和子囊孢子。单细胞种类子囊裸露，多细胞种类常由子囊和侧丝构成子实层，并由营养菌丝集结于子实层之外，形成子囊果。子囊菌中，如曲霉菌、青霉菌、酵母菌对人类生活和防治疾病是有益的，但是有的时候也能起到相反作用，引起药品变质。曲霉是危害中药材的主要霉菌之一，它分布广泛，生长繁殖能力强，能够利用多种不同的基质作为养料，其体表颜色有黄色、橙色、绿色等，菌丝有隔，为多细胞。无性生殖发达，由菌丝体上产生大量分生孢子梗，其顶端膨大成球状为孢囊，在孢囊的整个表面生出很多放射状排列的单层或双层小梗，顶端长出一串串球形的分生孢子。

（1）黄曲霉：分布广，菌丝生长繁殖迅速，初生时菌丝为浅黄色，后为黄绿色，最后为棕褐色。黄曲霉能分泌淀粉酶、纤维素酶等多种酶，产生的有机酸和热量使药品变异，更重要的是黄曲霉毒素的危害性在于对人及动物肝脏组织有破坏作用，严重时，可导致肝癌甚至死亡。

（2）灰绿曲霉：灰绿曲霉最富破坏性，菌落灰绿色、鲜黄色或橙黄色，菌丝密集，绒毛状。灰绿曲霉嗜干性强。

（3）青霉菌：菌丝为多细胞分枝。无性繁殖时，菌丝发生直立的多细胞分生孢子梗。梗的顶端不膨大，每枝顶端有 2~3 个瓶状细胞，其上各生一串灰绿色分生孢子。分生孢子脱落后，在适宜的条件下萌发产生新个体。青霉菌与曲霉菌共生，多在中温条件下生长，水分要求高，孢子萌发相对湿度 80%~90%。

（4）酵母菌：酵母菌是单细胞真核微生物。酵母菌细胞的形态通常有球形、卵圆形、腊肠形、椭圆形等。比细菌的单细胞个体要大得多。酵母菌无鞭毛，不能游动。酵母菌本身的含水量高，一般为 75%~85%，水分在酵母细胞中的作用大，参与原生质的胶体组成以及代谢过程中的生物化学反应。因此，含糖汁多的药品如蜜丸剂、糖浆剂、内服膏剂等,在防腐不善的情况下,发酵常常影响药品质量。

二、霉菌生长繁殖的条件

霉菌有着极强的繁殖能力,而且繁殖方式也是多种多样的。虽然霉菌菌丝体上任意片段在适宜条件下都能发展成新个体,但是霉菌生长一样深受着环境的影响,外界条件的改变既可以影响霉菌的生长速率,也可以抑制其生命活动。影响霉菌生长繁殖的条件有营养物质条件和外界自然条件。

(一)营养物质条件

霉菌在生长繁殖过程中从外界环境获取营养物质,通过新陈代谢作用,以获得能量,合成新的细胞物质,故营养物质是霉菌生命活动的物质基础。

霉菌生长繁殖所需的营养物质有碳源、氮源、水和维生素等物质。适当的碳源是葡萄糖、果糖等单糖以及蔗糖和麦芽糖等双糖。除此之外,霉菌也可以借助于淀粉、糊精、维生素、有机酸盐类、多元醇、生物碱、氨基酸和蛋白质等物质作为氮源。水是霉菌机体的重要组成成分,物质必须溶于水才能参加霉菌的代谢反应。此外,水能调节细胞的温度。维生素等物质通称为生长因素,这些物质一般是细胞代谢中重要酶的组成部分。正是由于部分药品中包含有丰富的蛋白质、糖类、水分等霉菌生长的不可缺少的物质,所以在一定外界条件下药品易发生变质现象。

(二)外界条件

霉菌等微生物侵入药品并生长繁殖,除霉菌所需的营养物质外,还与外界条件有密不可分的关系。二者缺一不可。影响霉菌生长的外界条件主要有温度、湿度、光线、空气等。

1. 温度 温度能够影响霉菌的生长、孢子的萌发和繁殖等活动,霉菌都生活在适宜的温度范围内,离开该温度生长繁殖减缓;一般霉菌生长最旺盛的温度范围称为该霉菌的生长最适温度。依照霉菌生长的最适温度和霉菌生长温度的高低分为三种类型:低温型、中温型、高温型。根据霉菌能够生长的温度又可分为三个温度基点:生长最低温度、最适温度、最高致死温度。

影响药品安全的霉菌以中温型居多,高温和低温对霉菌的影响不同。低温抑制酶的活性,减弱体内新陈代谢,使其处于休眠状态。高温使霉菌细胞蛋白质凝固,短时间死亡(见表6-1)。

表6-1 各类霉菌对温度适应情况

霉菌类型 \ 适应温度	最低生长温度℃	最适生长温度℃	最高生长温度℃	致死温度℃
低温型	0	5~10	20~30	40~50
中温型	5	25~37	45~50	60~70
高温型	30	50~60	70~80	90~120

2. 湿度 湿度是霉菌生长必不可少的条件,新陈代谢过程中进行的全部化学反应都是在有水的情况下进行的。霉菌与周围环境时刻进行水分的交换,当环境干燥时,霉菌细胞水分通过膜蒸发或渗透作用渗出细胞,使其功能下降或受到阻碍,甚至产生原生质分离而死亡。霉菌生长繁殖不但要求侵染的药品有适宜的含水量,而且空气中的相

对湿度对霉菌的生长繁殖也有影响。

3. 光线 异养型微生物(霉菌、细菌)经日光曝晒数小时,大部分微生物的营养体可被光线抑制和杀死。日光曝晒杀菌的原理,一是可以使含水量降低,破坏霉菌体内生存环境;二是日光中的紫外线可以使霉菌微生物细胞质的蛋白质变性,破坏其活动能力。

4. 空气 空气中氮气占78%,氧气占21%,其他气体占1%。微生物根据对氧气要求不同可以分为好氧型微生物、厌氧型微生物和兼性厌氧型微生物三种类型。霉菌和部分酵母菌多属于好氧型微生物,在生长过程中除湿度外,空气中的氧气是必不可少的条件,没有氧气就不能进行繁殖,不能形成孢子。实验证明,人工将 CO_2 的浓度加大到 20% 可杀死霉菌 50%~70%;CO_2 的浓度达到 80%~90% 时,就可将霉菌全部杀死。

课 堂 活 动

通过对霉菌知识的学习,初步了解了霉菌的特征,为进一步观察霉菌,请同学们课后准备剩余食物,放置在适宜条件下,使其霉变,观察霉菌的生长情况。

点 滴 积 累

1. 霉菌是真菌的一种,广泛分布于自然界,黄曲霉产生的毒素具有强烈的致癌作用,是药品限量检查的重要指标。

2. 霉菌生长与寄主的营养条件有关,与温度、湿度等环境因素关系密切,做好药品霉变的防治重在对环境条件的控制。

第二节 霉菌对药品的危害

霉菌和酵母菌广泛分布于自然界,土壤、空气及水中都有它们的菌体及孢子存在。因而在药品生产、贮藏等各个环节均可污染药品,引起药品变质,危害人体健康。有些霉菌毒素也是重要的致癌物质。

霉菌和酵母菌数是判定药品受到污染程度的标志之一,也是对药品原料、生产工艺、生产环境以及操作人员卫生状况进行卫生学评价的综合依据之一。

一、霉菌对中药材、中药饮片的危害

中药材、中药饮片发霉后,有效成分含量下降。中药材、中药饮片霉变,是霉菌通过分解和吸收药材成分而实现自身营养代谢及繁殖的过程。霉菌可分泌酶类酵素溶蚀药材内部组织,将蛋白质、多糖、脂肪等有机成分分解成氨基酸、葡萄糖、有机酸等,然后,霉菌将这些降解产物作为营养物质而吸收,从而降低了中药材中药效成分的含量,并生成许多与治疗无关或有毒的成分。常说"霉药不治病"就是这个道理。

中药材、中药饮片贮藏中,虫蛀和霉变往往相互作用,虫蛀导致中药材、中药饮片受到排泄物的污染,局部温湿度升高,给霉菌的滋生提供了极佳的生长环境,从而迅速生长蔓延。俗话说"蛀药不蛀性,霉药不治病",在有些时候霉药非但不治病,反而会危害人的生命,如黄曲霉菌成长缓慢,潜伏期长,厌氧,能够寄生人体内,释放毒素,激活人体癌细胞组织,尤其对免疫系统有抑制作用,导致癌变。

二、霉菌对中成药的危害

中成药一旦被微生物污染后,在一定条件下微生物就会生长繁殖,导致药剂变质、腐败,使疗效降低或丧失,甚至可能产生一些对人体有害的物质,应用后不仅不能达到预期的治疗疾病的目的,而且往往会引起机体感染、发热,甚至产生中毒等不良反应。

中成药的发霉除与本身性质和含水量有关外,温度、湿度也是引起霉变的重要因素,故在梅雨季节,不少中成药因为加工制作和包装不严,贮藏条件不适宜而造成霉变。

三、霉菌对其他药品的危害

对于直接注入机体,用于创口表面、眼部和外科手术的灭菌产品,如注射剂、眼用制剂、止血剂、人血制剂及血浆代用品等不应该含有微生物,至少不得含有活的微生物,而对于一些口服的非灭菌产品,如合剂、糖浆剂、丸剂、颗粒剂、片剂等,虽然允许在一定范围内含有微生物,但不得有致病性微生物存在。如果微生物指标超标则不能作为药品使用。

点 滴 积 累

霉菌是影响药品质量的重要因素,尤其对中药的危害更大。药品强制推行《药品生产质量管理规范》和《药品经营质量管理规范》的目的之一,就是要在生产和流通各个环节控制霉菌等污染因素,保证药品质量。

第三节　药品霉变的防治方法

防止药品霉变是一项系统的工作,需要各个环节密切配合加强管理,杜绝污染,从而确保药品质量的安全。包括原料药的加工贮藏,生产过程的规范化,中成药储运流通的规范化。造成药品被微生物污染的原因极其复杂,根据实际情况,本着"防治结合,预防为主"的方针,采取相应的预防措施。

一、药物原料

中药材尤其是植物性药材和动物性药材,大都带有大量的泥土和微生物。含有大量的蛋白质、糖类、油脂及盐类等营养成分的药材在保存过程中,微生物还可能继续生长繁殖。在药剂生产的过程中,首先应对药物原料作必要的前期处理,尽量减少或杀灭微生物,确保药剂的质量。同时药物原料在保存时应加强管理保证原料药的质量。

(一) 控制中药材的含水量

中药含水量高低对霉菌生长有着直接影响,水是一切生物体中不可缺少的组成部分,占细胞的 70%~85%,它参与微生物原生质的胶体组成和物质新陈代谢,没有水就没有微生物的生命活动。据报道,在高湿低温贮藏的条件下,有霉菌生长;而在低湿高温条件下,霉菌生长受抑制。实践证明中药材的含水量超过15%有利于霉菌生长。控制中药材含水量通常采用的方法为密封法、吸潮法、通风除湿法。

1. 密封法　密封是把一定范围的空间与外界隔绝起来,对空气进行温湿度控制与调节,从而达到防止中药霉变的传统方法。是利用导热性能差,隔潮性能好的或不透性的材料,把中药尽可能封闭起来,防止储存环境的温湿度发生急剧变化,减弱外界的不良影响,达到安全储存的目的。

2. 吸潮法　当中药贮存的密封环境中,由于潮湿空气侵入或商品、墙壁、地面等水分蒸发,相对湿度超过中药安全储存的范围,而库外气候又不具备通风或晾晒的条件,为保证中药的安全,必须设法降湿。常用的吸潮剂有石灰、木炭、无水氯化钙等。

3. 通风除湿法　利用空气自然流动的规律,或人为地机械振动产生风,使库内外的空气交换,达到调节库内温湿度而保持中药干燥的目的。

(二) 控制库内的相对湿度

霉菌生长发育所需的相对湿度在75%以上,若将库房的相对湿度控制在70%左右,就可以防止药材发霉。如不这样,即使药材是干燥的,也会由于相对湿度大而逐渐吸潮,引起发霉。常用的方法有吸潮剂吸湿、机械通风除湿等。

(三) 控制库内的温度

霉菌生长最佳温度在20~35℃左右,控制贮藏温度在20℃以下甚至能达到5~15℃更佳,这样可以有效地防止药材霉变。常用的方法有通风法、避光降温、排冷降温、保温、吸暖等。

二、生产环节的要求

(一) 辅助材料

制药用水应符合有关规定,选用的饮用水、去离子水、蒸馏水、注射用水都有相应的质量要求,在生产过程中,洗涤和浸出用水至少应选用饮用水,配制药剂用水应选用蒸馏水或注射用水。常用的赋形剂和添加剂,如淀粉、蔗糖、糊精、蜂蜜等,一般都带有微生物,配料使用前应严格选择和进行适当处理,以减少或防止将微生物带入药剂中。

(二) 制药设备

直接与药物接触的各种制药设备和用具,如粉碎机、药筛、搅拌机、颗粒剂压片机、制丸机及各种容器等,其表面易被微生物污染,因此,使用后尽快地清洗干净,保持清洁和干燥,必要时在临用前进行消毒灭菌。

(三) 环境条件

空气中的微生物来自土壤、人畜体表及其排泄物。在不洁的环境中,空气中微生物的数量将更多。因此,要注意药品生产车间的环境卫生,在生产区周围不得有污染源,车间应按规定达到一定的洁净程度,无菌室则应严格控制无菌。

(四) 操作人员

操作人员的人体外表皮肤、毛发,以及穿戴的鞋、帽和衣服上都带有微生物,尤其是手上更多。操作过程中又不可避免地要与药物接触,从而导致药剂被微生物污染。因此,必须按照各生产区域的要求,对工作人员的个人卫生做出具体规定。为防止药剂污染,操作人员应当严格执行卫生管理制度,穿戴专用的工作服、鞋帽等。

（五）包装材料

药剂成品一般都要按特定规格和形式进行包装。包装用的玻璃瓶、塑料瓶、塑料袋、铝箔、复合膜、包药纸及药棉等，若不经过消毒或灭菌处理，也常带有某些微生物。在一般情况下，包装材料与所包装的药品直接接触，包装材料上的微生物若污染药品，则直接影响产品质量。因此，各类包装材料在使用前，应根据其不同的性质和要求，采用适宜的方法进行消毒灭菌，以杜绝微生物的污染。

三、药品储运流通环节的要求

药品的储运流通要严格遵守《药品经营质量管理规范》的相关要求，落实到位。药品批发和零售连锁企业应根据所经营药品的储存要求，设置不同温、湿度条件的仓库。其中冷库温度为 2~10℃；阴凉库温度不高于 20℃；常温库温度为 0~30℃；各库房相对湿度应保持在 35%~75% 之间。建立完善的进出库的检查验收制度及库房的巡视制度，及时发现药品在贮藏中发生的异常现象。具有必要的药品检验、验收、养护的设备，检验和调节温、湿度的设备；药品防尘、防潮、防污染和防虫、防鼠、防霉变等设备。保持药品与地面之间有一定距离。

点 滴 积 累

1. 药品霉变的防治原则"防治结合，重在预防"。
2. 药品霉变防治是系统性工作，贯穿于药品原辅料的保存、生产环节、销售环节等。

目 标 检 测

一、选择题

（一）单项选择

1. 空气中的哪种组合不能促使药品变质（ ）
   A. 氮气与氧气　　　　　　　　　　B. 惰性气体与氮气
   C. 二氧化碳与水蒸气　　　　　　　D. 水蒸气与氧气

2. 中药仓库中中药饮片含水量超过（ ）时，最适宜霉菌生长繁殖?
   A. 10%　　　B. 15%　　　C. 20%　　　D. 25%

3. 霉菌生长发育最适宜的温度范围是（ ）
   A. 25~32℃　　B. 15~35℃　　C. 27~36℃　　D. 15~25℃

4. 药品霉变养护的原则为（ ）
   A. 以养为主　　B. 以防为主　　C. 以检查为主　　D. 以保管为主

5. 霉菌属于（ ）
   A. 细菌　　　B. 酵母菌　　　C. 真菌　　　D. 黏菌

6. 在雨季或发现质量变化苗头时，临时组织力量进行全面或局部的检查为（ ）
   A. "三三四"检查　　B. 定期检查　　C. 突击检查　　D. 上级检查

7. 中温性霉菌的最适生长温度范围（　　　）

    A. 5~10℃　　　　　B. 2~10℃　　　　　C. 8~15℃　　　　　D. 25~37℃

8. 低温性霉菌的最适生长温度范围（　　　）

    A. 5~10℃　　　　　B. 2~10℃　　　　　C. 8~15℃　　　　　D. 0~30℃

9. 易霉变的剂型是（　　　）

    A. 合剂　　　　　　B. 丸剂　　　　　　C. 针剂　　　　　　D. 酊剂

（二）多项选择

1. 可能引起片剂霉变的因素（　　　）

    A. 包装密闭不严或储存不当　　　　　　　　B. 环境温暖、潮湿

    C. 辅料　　　　　　D. 药品自身因素　　　　　E. 片剂干裂

2. 影响药品霉变的外界因素（　　　）

    A. 温度　　　　　　B. 湿度　　　　　　C. 空气

    D. 光线　　　　　　E. 药品不干净

3. 中药储藏的两大难题（　　　）

    A. 变色　　　　　　B. 霉变　　　　　　C. 虫蛀

    D. 风化　　　　　　E. 不易储存

二、简答题

1. 《药品经营质量管理规范》(GSP)中,对药品储存库房温度和湿度的要求是什么?
2. 预防药品霉变的关键因素有哪些?

（张建军）

第七章　药品的储存与养护

第一节　药品的分类

一、基本概念

药品:是指用于预防、治疗、诊断人的疾病,有目的地调节人的生理功能并规定有适应症或者功能主治、用法和用量的物质,包括中药材、中药饮片、中成药、化学原料药及其制剂、抗生素、生化药品、放射性药品、血清、疫苗、血液制品和诊断药品等。

化学药:主要指以化学合成的方法或从天然产物中提取的结构明确的有效成分而制成的药物。

抗生素:系指由细菌、真菌或其他微生物在生活过程中所产生的具有抗病原体和其他活性的一类物质。

生化药品:指从动物、植物和微生物体内提取分离的天然物质,也包括用生物合成和化学合成法制备的上述物质,如酶类和其他生化制剂等。

生物制品:是指应用普通的或以基因工程、细胞工程、蛋白质工程、发酵工程等生物技术获得的微生物、细胞及各种动物和人源的组织和液体等生物材料制备的用于人体诊断、预防、治疗疾病的药品。包括疫苗、抗毒素、血液制品、细胞因子、诊断制品和卡介菌多糖、核酸制剂等。

诊断药品:是指用于造影、器官功能检查及其他疾病诊断用的制剂。

二、药品分类

根据不同的分类原则,药品有多种不同的分类方法。

(一) 现代药与传统药

1. 现代药　是用现代医学、药学理论方法和化学技术、生物学技术等现代科学技术手段发现或获得的并在现代医学、药学理论指导下用于预防、治疗、诊断疾病的物质。现代药是19世纪以后发展起来的,包括化学药品、抗生素、生化药品、放射性药品、血清、疫苗、血液制品和诊断药品等。如:阿司匹林、青霉素、氧氟沙星、干扰素等。

2. 传统药　是人类在与疾病作斗争的漫长历史过程中发现、使用的,并在传统医学、药学理论指导下用于预防、治疗疾病的物质。如:我国的中药、蒙药、藏药、维药等。

(二) 按国家基本药物和城镇职工基本医疗保险药品目录对药品进行分类

1. 国家基本药物　是适应基本医疗卫生需求、剂型适宜、价格合理、能够保障供应、公众可公平获得的药品。它们是医疗、预防、康复、计划生育不可缺少的首选药物，能确保在我国目前经济水平上的基本用药需求。

国家基本药物目录，是医疗机构配备使用药品的依据，包括两部分：基层医疗卫生机构配备使用部分和其他医疗机构配备使用部分。

国家基本药物制度是对基本药物目录制定、生产供应、采购配送、合理使用、价格管理、支付报销、质量监管、监测评价等多个环节实施有效管理的制度。基本药物全部纳入基本医疗保障药品报销目录，报销比例明显高于非基本药物。基本药物将全部纳入政府定价范围，政府举办的基层医疗卫生机构配备使用的基本药物实行零差率销售，由省级人民政府指定机构实行网上集中采购、统一配送。要确保招标过程的公开、公平、公正，确保基本药物保质保量，及时配送到每个医疗卫生机构。

《国家基本药物目录》(2012年版)经2012年9月21日卫生部部务会议讨论通过，2013年5月1日起施行。目录中的药品包括化学药品和生物制品、中成药和中药饮片三部分。化学药品和生物制品主要依据临床药理学分类，共317个品种；中成药主要依据功能分类，共203个品种；中药饮片不列具体品种，用文字表述。

化学药品和生物制品、中成药分别按药品品种编号，有"注释"的除外。不同剂型同一主要化学成分或处方组成的编一个号，重复出现时标注"*"号。

品种的剂型主要依据2010年版《中华人民共和国药典》"制剂通则"等有关规定进行归类处理，未归类的剂型以目录中标注的为准。

目录收录口服剂型、注射剂型、外用剂型和其他剂型。

口服剂型包括片剂(即普通片)、分散片、肠溶片、缓释(含控释)片、口腔崩解片、胶囊(即硬胶囊)、软胶囊、肠溶胶囊、缓释(含控释)胶囊、颗粒剂、混悬液、干混悬剂、口服溶液剂、合剂(含口服液)、糖浆剂、散剂、滴丸剂、丸剂、酊剂、煎膏剂、酒剂。

注射剂型包括注射液、注射用无菌粉末(含冻干粉针剂)。

外用剂型包括软膏剂、乳膏剂、外用溶液剂、胶浆剂、贴膏剂、膏药、酊剂、洗剂、散剂、冻干粉。

其他剂型包括气雾剂、雾化溶液剂、吸入溶液剂、灌肠剂、滴眼剂、眼膏剂、滴鼻剂、滴耳剂、栓剂、阴道片、阴道泡腾片、阴道软胶囊。

2. 城镇职工基本医疗保险药品　为了保障职工基本医疗用药，合理控制药品费用，规范基本医疗保险用药范围管理，由国务院医疗保险行政管理部门在国家药品标准收载药品、进口药品中依据"临床必需、安全有效、价格合理、使用方便、市场能保证供应"的原则遴选了城镇职工基本医疗保险用药并列入《国家基本医疗保险和工伤保险药品目录》中。又分为"甲类目录"和"乙类目录"。

 知 识 链 接

《医保目录》为何要分甲类目录和乙类目录

《医保目录》中，"甲类目录"的药品是临床治疗必需，使用广泛，疗效好，同类药物中价格低的药物。"乙类目录"的药品是可供临床治疗选择，疗效好，同类药物中比"甲类目录"药品价格略高的药物。

将《医保目录》分为甲、乙两类，主要是考虑到我国各地区间经济水平和医疗消费水平的差异很大。一方面，通过甲类目录，保障大多数职工基本的医疗需求，又能使职工根据用药适应证的个体差异和经济能力选择使用乙类目录的药品，保证职工获得有效的药品。另一方面，通过甲类目录控制全国用药的基本水平，可以宏观控制药品费用支出，同时通过乙类目录给各地根据用药习惯和经济水平留出进行调整的余地。

另外，乙类目录药品发生的费用由参保人员自付一定比例，再按基本医疗保险的规定支付。

（三）根据库区对药品进行分类

按照企业所设药品库房对药品进行分类，便于在库药品编号上架和电脑查询，同时使药品易于储存养护和出库复核，一般药品企业将药品分为：常温库药品、冷库药品、易串味库药品、阴凉库药品、中药材库、中药饮片库、不合格药品库、非药品库等，再对各库药品按制剂进行细分。例如：把常温库药品按片剂、胶囊剂、针剂、其他剂型包括外用制剂和内服制剂。如图7-1：

图7-1　根据库区对药品进行分类

（四）根据药品的治疗作用对药品进行分类

为了准确地把握药品的治疗作用，做到合理用药，按照药品的治疗作用将现代药品进行分类，能更好地反映药品的疗效特性。因此很多学者赞同此类分类，但对药品的正确储存和科学养护带来一定的难度。此类分类方法如图7-2：

1. 抗微生物药品　如头孢噻肟钠、四环素、阿米卡星、克拉霉素、甲砜霉素等。
2. 抗寄生虫药品　如阿苯达唑、甲硝唑等。
3. 心血管系统药品　如硝酸甘油片、非洛地平片、多巴胺、米诺地尔、卡托普利等。
4. 消化系统药品　如雷尼替丁、阿托品等。
5. 呼吸系统药品　如氨溴索、氨茶碱等。
6. 神经系统用药品　如苯海索、溴隐亭等。
7. 治疗精神障碍药品　如碳酸锂、地西泮等。

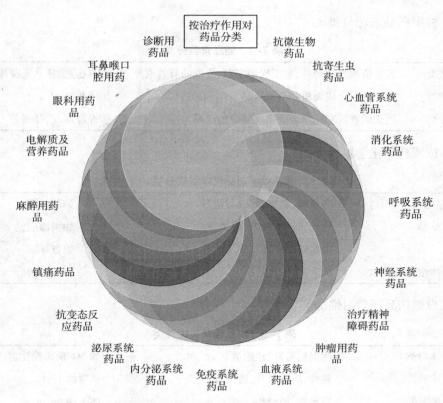

图 7-2　根据药品的治疗作用对药品进行分类

8. 抗肿瘤药品　如阿霉素、美法仑等。

9. 血液系统药品　如氨基己酸、肝素等。

10. 免疫系统药品　如环孢素、胸腺五肽等。

11. 内分泌系统药品　如促皮质激素、地塞米松、降钙素等。

12. 泌尿系统药品　如氨苯蝶啶、阿米洛利等。

13. 抗变态反应药品　如苯海拉明、酮替芬等。

14. 镇痛药品　如吗啡、度冷丁等。

15. 麻醉用药品　如盐酸普鲁卡因、盐酸利多卡因等。

16. 电解质及营养药品　如葡萄糖、氯化钠、氨基酸类、脂肪乳剂等。

17. 眼科用药品　利福平滴眼液、利巴韦林滴眼液、白内停滴眼液、美多丽（复方托吡卡胺）滴眼液、泪然（左旋糖酐 70）滴眼液等。

18. 耳鼻喉口腔用药品　硼酸甘油滴耳液、大佛水鼻腔喷雾剂、口腔溃疡膜、牙周康胶囊等。

19. 诊断用药品　如碘化油、布氏菌素等。

（五）其他分类方法

药剂学中将现代药品按制剂剂型进行分类，还有以下分类方法：根据药品来源分类、按照药品化学组成分类、根据药品经营习惯和药品分类管理等进行分类（表 7-1~表 7-4）。

1. 根据药品来源分类

表 7-1 药品来源分类

天然类	天然资源净制药品、加工提炼制剂、提取的有效成分	如黄连素、甘草流浸膏
化学类	化学原料合成无机和有机药品	如磺胺类
混合类	用天然资源和化学合成高度结合的药品	如青霉素、乙肝疫苗

2. 按照药品化学组成分类

表 7-2 药品化学组成分类

无机药品类	金属盐、氯化物、硫酸盐等	如硫酸镁
有机药品类	烃类、醇类、醛类、酸类等	如枸橼酸钠
生药类	生物碱、有机酸、挥发油等	如查耳酮
其他生物性药品类	抗生素、生化药品、生物制品、激素、维生素	如蛋白酶

3. 根据药品经营习惯分类

表 7-3 药品经营习惯分类

针剂类	注射用粉针、注射液	如 5% 葡萄糖注射液
片剂类	素片、肠溶衣片、蜜丸等	如胃仙 U 片
水剂类	酊水类、油膏类	如十滴水
粉剂类	原料药品、粉散剂	如青霉素钠粉针剂

4. 按照药品管理分类

表 7-4 药品管理分类

处方药	凭执业医师和执业助理医师处方方可购买、调配和使用的药品。有 R_X 标志储柜的药品	如青霉素钠粉针剂
非处方药	指的是那些不需要医生处方就可以自行购买的药品,这些药品临床应用时间较长,药效确定,不良反应较少,患者不需过多的专业知识,仅凭药品说明书和标签就可以安全用药。有 OTC 标志的药品	如西瓜霜润喉片

三、药品批准文号

生产新药或者已有国家标准的药品,须经国务院药品监督管理部门批准,并在批准文件上规定该药品的专有编号,此编号称为药品批准文号。药品生产企业必须取得药品批准文号后,方可生产该药品。

(一)国产药品批准文号

药品批准文号格式为:国药准字 + 一位字母 + 八位数字(试生产药品批准文号:国药试字 + 一位字母 + 八位数字)。其中化学药品使用字母"H",中成药使用字母"Z",通过国家食品药品监督管理局整顿的保健药品使用字母"B",生物制品使用字母"S",体外化学诊断试剂使用字母"T",药用辅料使用字母"F",进口分包装药品使用字母"J"。数字第一、二位为原批准文号的来源代码,其中"10"代表原卫生部批准的药品;"19"、"20"代表2002年1月1日以前SFDA批准的药品;其他药品批准文号的第一、二位数字为各行政区划代码(见后表7-1)前两位,这些药品是原各省级卫生行政部门批准的转为SFDA的药品。第三、四位为换发批准文号或新的批准文号之年公元年号的后两位数字,原年份为"1998"、"1999"的换发后为"19",原年份为"2000"、"2001"的换发后为"20",但来源于2002年1月1日以前卫生部和SFDA的批准文号仍使用原文号年号的后两位数字。数字第5位至8位为顺序号。见表7-5:

表7-5　药品批准文号采用的中华人民共和国行政区划代码

代码	省(自治区、直辖市)	代码	省(自治区、直辖市)
11	北京市	42	湖北省
12	天津市	43	湖南省
13	河北省	44	广东省
14	山西省	45	广西壮族自治区
15	内蒙古自治区	46	海南省
21	辽宁省	50	重庆市
22	吉宁省	51	四川省
23	黑龙江省	52	贵州省
31	上海市	53	云南省
32	江苏省	54	西藏自治区
33	浙江省	61	陕西省
34	安徽省	62	甘肃省
35	福建省	63	青海省
36	江西省	64	宁夏回族自治区
37	山东省	65	新疆维吾尔族自治区
41	河南省		

　　例如:由××××集团股份有限公司生产的××××胶囊批准文号为:国药准字Z53020799,此批准文号的字母和数字分别表示为:"Z"表示中成药,"53"表示云南省的行政区划代码,"02"表示此药品批准文号系2002年批准的,"0799"表示该年药品批准文号的顺序号。由××××制药有限公司生产的多维元素片(29)的批准文号为:国药准字H10950026,此药品批准文号的字母和数字分别表示为:"H"表示化学药品,"10"表示原卫生部批准的药品,"95"表示此药品系1995年批准生产的,"0026"表示该年药品批准文号的顺序号。

课堂活动

　　了解药品批准文号统一格式识别方法后,让我们一起来识别几种常用药品。
　　(1)广谱喹诺酮类抗菌药左氧氟沙星片,批准文号:国药准字H20000655。
　　(2)治疗腹泻的某一胶囊的批准文号是国药准字S10950032。
　　(3)抗血小板聚集药物硫酸氯吡格雷片,批准文号:国药准字J20040006。

　　掌握了药品批准文号统一格式的识别方法,就能很快判断药品的一些基本情况,有助于鉴别药品真伪,初步判定该药品是否合法,保障用药安全。人们在买药时,要看清药品批准文号,无批准文号或批准文号标注有问题的药品,千万不要购买和使用。

(二) 进口药品批准文号

1. 未经过分包装的进口药品

(1) 批准文号:进口药品注册证号 + 类别字母一个 + 四位数年份 + 四位数序号。

(2) 进口药品注册证号:类别字母一个 + 四位数年份 + 四位数序号。如注射用盐酸博来霉素 –[批准文号] 进口药品注册证号:H20040205,注射用盐酸柔红霉素—[批准文号] 进口药品注册证号:H20040349,头孢呋辛酯片—[批准文号] 进口药品注册证号:H20030365。

2. 经过分包装的进口药品　批准文号组成为:①进口药品注册证号 +B(或无)和药品类别字母 + 四位数年份 + 四位数序号。②分包装批准文号:国药准字 + 类别字母一个 + 四位数年份 + 四位数序号。如精蛋白生物合成人胰岛素注射液(预混 30R)笔芯,进口药品注册证号:H20040772;分包装批准文号:国药准字 J20050012。又如复方甘草酸苷片,进口药品注册证号:BH20030184;分包装批准文号:国药准字 J20040060。又如甲钴胺注射液,进口药品大包装注册证号:BH20030671;进口药品大包装批准文号:国药准字 J20040024。

　　每一种药品的每一规格发给一个批准文号,除经 SFDA 批准的药品委托生产和异地加工外,同一药品同一规格不同生产企业发给不同的药品批准文号。

 知 识 链 接

《医药产品注册证》与《新药证书》的格式

1.《医药产品注册证》 H(Z、S)C+4 位年号 +4 位顺序号,其中 H 代表化学药品,Z 代表中药,S 代表生物制品。对于境内分包装用大包装规格的注册证,其证号在原注册证号前加字母 B。

2. 新药证书　国药证字 H(Z、S)+4 位年号 +4 位顺序号,其中 H 代表化学药品,Z 代表中药,S 代表生物制品。

点 滴 积 累

1. 药品的分类与安全储存、科学养护具有一定的关系,不同类型的药品对储存养护的要求条件也常常不一样。

2. 掌握药品分类的主要类型,对学习药品储存与养护相关知识具有的一定帮助。

第二节　药品易发生的变异现象和原因

无论何种药品,欲保证药品出厂后质量不变,除应重视药品的生产工艺和技术操作的改进外,绝不能忽视药品的包装材料和储存养护所规定的条件和方法;否则就会造成药品质量的不稳定性,使企业蒙受巨大的经济损失。因此,我们必须高度重视和严格控制药品的储存养护条件和要求,使药品在储存和养护过程中基本保持其固有的理化性质,从而保证使用药品的质量和有效性。

药品在储存和养护过程中始终受外界环境因素影响,如果储存方法不当极易发生变异现象,因此我们必须要采取有力措施,降低药品发生变异的几率。

课堂活动

1. 观察:胃蛋白酶(实物)很容易吸收空气中的水份而产生吸湿、结块、发霉等变异现象,使其助消化能力大大降低。应采取密封置于干燥处储存。

2. 试验:水杨酸毒扁豆碱干燥时不易被氧化,吸湿后酯键会发生水解,进一步被氧化,颜色由白色变为红色的依色林红,使其毒性增加。

3. 煅石膏吸水后试验其固化作用。

影响药品在储存与养护中发生变异的因素有两方面,一是内因,主要是药品本身的物理性质、化学性质等变化引起的;二是外因,主要的因素有:空气、温度、湿度、光线、时间、霉菌、虫鼠、容器以及包装方法等。外界环境影响会促使药品变质、疗效降低或丧失药用价值,药品发生的变异现象通常有三种情况:物理变化、化学变化、生物学变化。

一、内在因素使药品发生的变异现象

(一) 药品物理性质发生的变异现象

为了做好药品的储存养护工作,药房及药品库房的工作者必须首先全面了解药品本身的物理性质,包括相对密度、燃点、熔点、挥发性、凝固点等。例如:同样是挥发作用,有的是液体如醇、醚等,有的也可能是固体如碘或樟脑(通常称为升华);前者变成蒸气之后极易燃烧爆炸,非常危险;而乙醇则需达到相当高的浓度才可发生燃烧。药品的物理性质引起的变异现象一般有熔化、挥发、吸湿、潮解、结块、稀释、风化、升华、凝固、变形、分层、沉淀、蒸发等。如栓剂受热熔化变形、片剂吸潮崩解、粉剂吸潮结块、甘油吸收空气中水分而稀释等都属于物理变化。这种变异现象一般不会引起药品本身的化学性质发生改变。但化学性质引起的药品变异现象一般常伴随有物理变化。

(二) 药品化学性质发生的变异现象

药品的化学结构是药品化学性质最重要的决定因素,一般说来,有什么样的化学结构,就会表现出什么的化学性质,有还原性的基团(官能团),此结构的药品就易被氧化,影响氧化的因素对此药品都将有一定的影响。有氧化性的基团就能被还原剂还原。药品有酯键、酰胺键、苷键等,一般情况下易被水解。有还原性基团的药品如芳伯氨基、酚羟基、巯基、吩噻嗪环结构,该药品就易被氧化。酸性比碳酸弱的有机酸碱金属盐的水

溶液,在空气中就不稳定,易发生置换反应。四环素在 pH2~6 条件下易发生差向异构化;头孢噻肟钠在光照下顺式异构向反式异构转化;氨苄西林水溶液室温放置 24 小时可生成无抗菌活性的聚合物;药品的钠盐在储存与养护中,一般易发生吸湿现象;含有巯基的药品一般具有大蒜气味。由化学结构引起的药品变异现象很多,主要表现为水解、氧化、光化分解、碳酸化、变旋、聚合、异构化、脱羧等。药品与药品之间,药品与溶剂,以及药品与附加剂、赋形剂、容器、外界物质、杂质等都能发生化学反应而导致药品的变异,因此在药品的储存养护中必须引起高度重视,克服引起药品变异现象的根源,是保证药品不变质的重要手段和途径。

二、外界因素使药品发生的变异现象

(一) 空气

空气是各种气体的混合物。主要有氮气、氧气、二氧化碳及稀有气体等,氧气、二氧化碳对某些药品的质量影响较大。此外,在空气中还含有水蒸气及灰尘等固体杂质和微生物。在工业城市和工厂附近还混杂有氯、三氧化硫、二氧化硫、盐酸蒸气、氨等有害气体。

1. 氧气　氧的化学性质非常活泼,露置空气中的药品常易受氧的作用而变质、失效,甚至产生毒性。许多药品都能被空气中的氧缓缓氧化。如亚铁、亚汞盐类、碘化物、亚硝酸盐、硫代硫酸盐等能被氧化成高铁、高汞、碘、硝酸盐、二氧化硫;醇氧化成醛,醛氧化成酸;油脂及含油脂软膏因氧化而酸败;各种挥发油氧化后产生臭味、沉淀或颜色变深;有机胂剂因氧化而变质;维生素 C 因氧化分解失效等等。药品的氧化,往往可以使药品发生变色、异臭、分解、变质失效等。此外,还要注意氧的助燃性,可促使易燃药品燃烧,甚至产生爆炸。

2. 二氧化碳　药品吸收空气中的二氧化碳而变质的作用叫碳酸化。二氧化碳使药物产生的变异现象有:改变药物的酸度,促使药物分解变质,导致药物产生沉淀,引起固体药物变质。如氨茶碱露置空气中吸收二氧化碳后,析出茶碱而不溶于水;磺胺类钠盐、巴比妥类钠盐、苯妥英钠等与二氧化碳作用后,分别生成游离型磺胺类药品、巴比妥类药品、苯妥英等皆难溶于水;某些氢氧化物、氧化物和钙盐等药品都可吸收空气的二氧化碳而生成碳酸盐或碱式碳酸盐。

 难 点 释 疑

硫酸亚铁是一个用于缺铁性贫血的药品,人体口服后,经过代谢,由大便排出,颜色是黑色的。本品有还原性,同时还能吸收空气中的水分和二氧化碳,形成碱式碳酸铁,失去其应有的疗效作用,这时人体口服后,虽然排出的大便是黑色,但并没有达到治疗的目的。

一种药品应该怎样防止其变异,首先要从其本身的性质综合考虑分析,阻断其发生变异现象的因素。

(二) 光

药品在光的作用下进行的反应称为光化反应。红外线有显著的热效应,紫外线能量较大,它能直接引起或促进(催化)药品的氧化、变色、分解等化学反应。因此储存养护不当,就会加速药品的变异,光化作用的结果因药品性质不同产生的变异现象也不同,有的变色、有的产生沉淀,有的在外观上并没有什么特异的变化。药品发生此种变异现象后,往往使药品的疗效降低或失效,毒性增加,这类药品应该避光或遮光保存。

(三)温度

温度是药品变异现象的重要影响因素,常引起药物的变异现象有:高温失效、低温变质。因此每一种药品在储存养护中都要求在一定的温度范围内,中国药典及其他各国药典也都对此项作了专门规定。保持适当的温度是保证药品储存质量的关键环节。

(四)湿度

水蒸气在空气中的含量叫湿度,它随地区和温度的高低而变化。一般来说,温度愈高,空气中含的水蒸气愈多。湿度太大能使药品潮解、液化、稀释、水解、形状变化、变质或霉烂;湿度太小,也容易使某些药品风化。

储存药品时间的长短对药品本身的稳定性和原有质量也有影响,另外就是其他人为因素等都对药品的质量有一定影响。

点 滴 积 累

1. 药品本身的物理性质、化学性质会随储存时间的增长而变化,这是造成药品质量不稳定的内在因素。

2. 空气、温度、湿度、光线、霉菌、虫鼠、包装容器以及包装方法等外界环境因素的影响,会促使药品变质、疗效降低或丧失药用价值。

3. 掌握内、外因素对药品质量的影响,有助于提高储存环节药品质量的稳定性。

第三节 常见剂型药品的储存养护

一、散剂(附颗粒剂)的储存养护

散剂系指药物或与适宜的辅料(中药为饮片或提取物)经粉碎、均匀混合制成粉末状制剂,分为内服散剂和外用散剂。也是古老的剂型之一,散剂表面积较大,因而具有易分散、奏效快的特点。但因储存不当极易吸潮、结块,甚至变色、分解、变质。

散剂储存养护流程:散剂检查合格入库 → 储存养护 → 合格出库

1. 散剂的质量变异

(1) 吸潮:散剂的吸潮性一般大于原料药。散剂中药品粉末吸潮后可发生很多变化,如湿润、失去流动性、结块等物理变化;变色、分解或效价降低等化学变化;以及发生微生物污染等生物学变化。

(2) 变色:有些散剂遇光、热、空气或吸潮易被氧化分解变色。如次碳酸铋、次没食子酸铋,因此药典就用"遇光缓缓变质变色"。经变质变色后的药物,有的毒性增加,有的效力降低,都不能再供药用。

(3) 异臭、异味:有些散剂由于其主药是生物制品成分,吸潮、受热后可发生霉味或异臭;有些主药性质不稳定,吸潮、受热后发生分解而产生相应的臭气和异味。如胃蛋白酶吸潮产生霉变臭,阿司匹林吸潮发生醋酸臭,氨茶碱吸潮和吸收二氧化碳后发出氨臭。根据药品与水相似相溶的原理,药品具有极性基团且能够与水易形成氢键的药品愈易吸湿;含结晶水的药物而分子里无结晶水的药品,更易吸湿;药物的碱金属或碱土金属盐与水分子形成极性分子–离子,吸湿性最强而具有潮解性,钾盐的吸湿性比钠盐的吸湿性小;氯化物、溴化物、碘化物、盐酸盐、硫酸盐、硝酸盐、碳酸盐、磷酸盐、酒石酸盐、枸橼酸盐等有较强的吸湿性;氧化镁、硅胶、硅酸铝、活性碳等药品,吸湿性较强。这些药品的散剂储存时要注意防潮。

吸湿性药品随药品本身的纯度降低而其吸湿性增加,这就要求药品储存养护人员要根据药品吸湿性的特点合理储存养护药品。

(4)挥发:有些复方散剂内若含有挥发性成分,久储或受热后易挥发而影响其药效。药品的挥发速度,取决于药品自身的沸点、药品与空气的接触面积及外界温度等因素。一般来说,低沸点药品挥发性强,药品与空气接触面积大的挥发速度快,外界温度高时挥发速度快。具有挥发性的药品,如果包装和储存不严或外界温度很高,除可造成药品挥发质量减少外,有的还能引起药品串味或燃烧等。

(5)分层:复方散剂若包装不满或不严,上部留有空隙时,在运输过程中可因受震动的影响,使相对密度大小不同的各成分发生自然流动,相对密度大的下沉,破坏散剂的均匀性,造成用药品成分和用量不准,从而影响药品的疗效。

(6)霉变、虫蛀:含有蛋白质、淀粉、胶质、糖或生化药品等的散剂,吸潮后除发生结块、变色外,尚可发生霉变、生虫或异臭。

(7)微生物污染:散剂在制造、包装、储存过程中,杂菌和霉菌的污染情况往往比其他制剂的污染情况更为严重,将会使药品本身的质量不符合要求,有可能对使用者造成危害。

2.散剂的质量验收 根据散剂可能出现的变异现象,在入库验收时应注意检查。

(1)包装检查:包装是否完整,有无破损、遗漏,有无浸润出现的痕迹,有无霉味等。

(2)异味检查:打开包装,检查散剂粉末是否有异常臭味、霉味,有无因湿润现象而引起的散剂结块、虫蛀等现象。

(3)外观均匀度检查:按规定取适量散剂,置光滑纸上,平铺约5cm,将其表面压平,在明亮处观察,应色泽均匀,无花纹与色斑。

(4)装量差异检查:抽查装量差异是否符合药典规定。取散剂10包(瓶),分别精密称定每包(瓶)内容物的重量,求出内容物的装量与平均装量。每包(瓶)装量与平均装量相比应符合表7-6中规定,超出装量差异限度的散剂不得多于2包(瓶),并不得有1包(瓶)超出装量差异限度1倍。

表7-6 散剂装量差异限度

平均装量或标示	0.1g及0.1g以下	0.1g以上至0.5g	0.5g以上至1.5g	1.5g以上至6.0g	6.0g以上
装量差异限度	±15%	±10%	±8%	±7%	±5%

(5)干燥失重检查:按照《中国药典》2010年版附录干燥失重测定法测定,在105℃

干燥至恒重,减失重量不得过 2.0%。

(6) 内服、外用散剂应分开进行检查:外用散剂只要包装完整清洁,无质量疑点,一般不作开包检查。内服散剂除按规定检查外,无异常情况时,尽量少拆封,以免损坏散剂的完整包装,影响药品的销售。

3. 散剂的储存养护　不同的散剂品种常可能发生潮解、风化、挥发、氧化、碳酸化等的变化。变质后的情况有结块、变色、发霉等现象。散剂的储存养护重点是防止吸潮造成的结块和霉变。

(1) 纸质包装的散剂容易吸潮,应严格注意防潮储存。同时,纸质包装容易破裂,且在加工过程中常用浆糊黏合,故应避免重压、撞击,以防破漏,并注意防止虫蛀、鼠咬。

(2) 用塑料薄膜的散剂较用纸质包装的散剂稳定,但由于目前薄膜材料在透气、透湿方面尚有问题,故仍需注意防潮,尤其在潮热地区,此外,也不宜久储。

(3) 含吸湿组分或加糖的散剂,皆易吸潮、霉变、虫蛀,故尤应注意密封储存于干燥处。

(4) 贵重药品散剂、麻醉药品散剂,应密封储存于可紧闭的容器内,必要时加吸潮剂。

(5) 含挥发药品的散剂,须注意温度和湿度,应密封在容器内并于干燥阴凉处密闭储存。

(6) 含有遇光易变质药品的散剂,应遮光密封在干燥处储存,并防止日光直接照射。

(7) 有特殊臭和味的药品散剂,应与其他药品隔离储存,以防串味。如药用炭、淀粉、滑石粉等药品由于表面积大具有吸附作用,极易串味。

(8) 内服、外用散剂应注意特别标识,分开储存;特殊药品的散剂应专柜、专库储存;人用、兽用、环境卫生用散剂均应分区、分库或远离储存。

(9) 含结晶水药物的散剂,应该保持库房的相对湿度达到规定的要求,以免失去结晶水,影响药品的正确取量。

在储存中对引湿性强、极易吸潮的散剂应经常作重点检查,对吸潮剂,也需定期检查,并及时更换。

 知 识 链 接

颗粒剂的储存养护

颗粒剂易吸潮,若包装封口不严包装纸袋或塑料袋太薄透湿,在潮湿的库房或在相对湿度较高的地方储存,有可能使药品发生吸潮结块、软化变色、生霉虫蛀等现象,不要久贮,其验收储存养护方法大致与散剂相同。

4. 散剂储存养护实例分析

(1) 胃可舒(胃可必舒)蒙脱石散剂

【处方组成】每 100g 内含氢氧化铝 40g,碳酸钙 25g,碳酸 15g,碳酸氢钠 20g,颠茄浸膏 0.25g,薄荷油 0.289ml。本品白色或稍带黄色的粉末,味稍咸,具有薄荷味。抗酸药、抗溃疡病药。

【质量稳定性分析】本品组分中氢氧化铝受潮后制酸力降低;碳酸氢钠吸潮后分解成碳酸钠,碱性增强,薄荷油受热后容易挥发。

【储存养护方法分析】应密闭,在干燥的阴凉处储存。

（2）丁维钙粉

【处方组成】每 100g 内含葡萄糖酸钙 15g,葡萄糖 15g,维生素 D_2 7000 单位,蔗糖 70g。本品为补钙药。白色粉末,味甜。

【质量稳定性分析】本品中的葡萄糖酸钙和葡萄糖的性质比较稳定,但维生素 D_2 遇空气、日光、湿气等迅速变质而失去活性。

【储存养护方法分析】①应密封,遮光,在阴凉处储存。②本品中维生素 D_2 很不稳定,不宜久贮。

附颗粒剂:

颗粒剂(granules)系指药物与适宜的辅料制成具有一定粒度的干燥颗粒状制剂,颗粒剂可分为可溶颗粒(通俗为颗粒)、混悬颗粒剂、泡腾颗粒、肠溶颗粒、缓释颗粒和控释颗粒等,若粒径在 $105\sim500\mu m$ 范围内,又称为细粒剂。其主要特点是可以直接吞服,也可以冲入水中饮入,应用和携带比较方便,溶出和吸收速度较快。

优点:服用方便、质量稳定、口感好、吸收快、显效迅速。

缺点:成本高、易潮解、对包装方法和材料要求高、机动性差无法随证加减、适口性稍差(与包衣剂相比)。

贮藏的相关规定:颗粒剂应干燥、颗粒均匀、色泽一致,无吸潮、软化、结块、潮解等现象。除另有规定外,颗粒剂宜密封,置干燥处贮藏。

颗粒剂的标准:

粒度:除另有规定外,取单剂量包装的颗粒剂 5 袋(瓶)或多剂量包装颗粒剂 1 包(瓶),称定重量,置药筛内过筛。过筛时,将筛保持水平状态,左右往返轻轻筛动 3 分钟。不能通过一号筛和能通过五号筛的颗粒和粉末总和,不得过 15%。

水分:取供试品,照水分测定法(附录Ⅸ H)测定。除另有规定外,不得过 6.0%。

溶化性:取供试品颗粒剂 10g,加热水 20 倍,搅拌 5 分钟,可溶性颗粒剂应全部溶化,允许有轻微混浊;混悬性颗粒剂应能混悬均匀,并均不得有焦屑等异物;泡腾性颗粒剂遇水(水温 15~25℃)时应立即产生二氧化碳气并呈泡腾状。

📖 **课 堂 活 动**

痱子粉、外用消炎粉两种药品的处方及性质分析和储存养护方法分析。

二、片剂的储存养护

片剂系指药物或与适宜的辅料混匀压制而成的圆片状或异形片状的固体制剂(中药为提取物、提取物加饮片细粉或饮片细粉与适宜辅料混匀压制或其他适宜方法制成的圆片或异形片状的制剂,有浸膏片、半浸膏片和全粉片等)。片剂以口服普通片为主,另有含片、舌下片、咀嚼片、泡腾片、阴道片、阴道泡腾片、缓释片、控释片与肠溶片等。从总体上看,片剂是由两大类物质构成的,一类是发挥治疗作用的药物(即主药),另一类是没有生理活性的一些物质,它们所起的作用主要包括:填充作用、黏合作用、崩解作用和润滑作用,有时,还起到着色作用、矫味作用以及美观作用等。由于片剂的种类很多,因此在储存养护时,要特别留心。

片剂储存养护流程: 片剂检查合格入库 → 储存养护 → 合格出库

1. 片剂的质量变异

(1)裂片或松片:药品本身具有纤维性,使用黏合剂和湿润剂不当,压力不均,压力过大或过小,片剂露置空气过久,吸湿膨胀而产生的现象。

(2)表面斑点(花斑)或异物斑点:颗粒松紧不匀,结晶性药物混合不均匀,润滑剂色泽不好而产生片剂花斑。异物混入颗粒中,使片剂表面发生斑点或因吸潮表面出现的霉斑。

(3)变色:易引湿的药品在潮湿的情况下与金属接触容易发生变色现象,如次碳酸铋、次没食子酸铋,因此药典就用"遇光缓缓变质变色"。经变质变色后的药物,有的毒性增加,有的效力降低,都不能再供药用。

(4)析出结晶:含阿司匹林的片剂吸潮后易分解产生醋酸和水杨酸,而针状结晶的水杨酸常黏附在片剂表面和包装内壁;含薄荷脑的片剂受热后薄荷脑易挥发,挥发生产的薄荷脑蒸汽遇冷又变成针状或絮状结晶析出,黏附在片剂表面和包装内壁。

(5)粘连溶(熔)化:具有吸湿性或受热易溶(熔)化的药品可发生粘连和溶(熔)化。如复方甘草片吸潮后粘连成团,颜色变黑;含糖成分较多的片剂受潮受热后易溶(熔)化粘连。如三溴片极易吸潮而部分溶化等。

(6)发霉、虫蛀:片剂的包装密闭不严或储存不当,吸潮后常引起微生物繁殖而霉变。霉变并不限于含有营养性成分的片剂,因为现代药品的片剂在生产中添加的淀粉、糊精、糖等赋形剂,受潮后也可能生霉。即使毒剧药片(如升汞)或抗生素、磺胺类等药片,因其抗菌谱的范围不同,它们对霉菌无抑制作用,也可能发霉。另外,含有生药、脏器以及蛋白质类成分的片剂,如洋地黄片、甲状腺片、干酵母片等,吸潮后易发生片剂松散、霉变外,还会生虫和产生异臭。

(7)染菌:片剂如果在生产时被污染和包装材料不符合卫生要求,瓶内填塞物消毒不彻底等,常常容易引起严重的细菌污染,而外观不发生变化,造成潜在的药品质量隐患,传统药品片剂往往较现代药品片剂染菌现象严重。

(8)崩解度:有些片剂的硬度在储存期可能发生改变,影响片剂的崩解和溶出。

2. 片剂的验收 由于片剂在生产、储存、运输中可能会发生药品的多种变异,所以验收时应根据具体情况,对片剂的质量作抽样检查,如外观颜色、包装、均匀度检查,主药含量检查、重量差异检查、崩解度检查、染菌数(致病菌、活螨、杂菌及霉菌等)检查。一般验收入库可根据药品的性质并结合片剂剂型及包装容器的特点进行。一般应注意下列几点:

(1)包装检查:外包装的名称、批号、包装数量等是否与药品的内容物相符合,包装封闭是否严密,片剂在容器中是否塞紧以及有无破漏、破损现象。印字应清晰、端正。

(2)一般压制片检查:形状一致,色泽均匀,片面光滑,无毛糙起孔现象;无附着细粉、颗粒;无杂质、污垢;有无变色、粘瓶、生霉、松片、裂片、异物斑点等现象。含有生药、动物脏器以及蛋白质类成分的片剂还应检查有无生虫、异臭等情况。

(3)包衣片检查:有无光泽改变、褪色、龟裂、粘连溶(熔)化、膨胀脱壳、出现花斑等现象。对于主药性质不稳定易被氧化变色的包衣片,应按规定抽取一定数量的样品,用小刀切开,观察片心有无变色和出现花斑的情况。

(4)贵重片剂检查:还应抽查包装内装量是否符合规定。

(5) 重量差异检查:抽查重量差异是否符合药典规定。取片剂 20 片,分别精密称定总重量,每片重量与标示片重相比较(无标示片重的片剂,与平均片重比较),按表 7-7 中的规定,超出重量差异限度的不得多于 2 片,并不得有 1 片超出装量差异限度 1 倍。

表 7-7　片剂重量差异限度

标示片重或平均片重	0.3g 以下	0.3g 及 0.3g 以上
重量差异限度	± 7.5%	± 5%

(6) 崩解时限检查:按照《中国药典》2010 年版(附录 X A)崩解时限检查法检查,应符合表 7-8 中的规定。

表 7-8　各种片剂的崩解时限

片剂	压制片	糖衣片	薄膜衣片	含片	泡腾片
崩解时限 /min	15	60	30	10	5

片剂在入库开封检查时要注意,应使用清洁、干燥的药匙将药片取出,平铺在干净、光洁的白纸上或白瓷盘内,用肉眼逐片观察检验。片剂不应在空气中放置太久,也不能直接用手抓取,以免影响被检药片的色泽或使药片受到污染。经验收检查合格后的片剂装回盛装容器后,需重新密塞封口或贴上封签。

3. 片剂的储存养护　片剂易受温度、湿度、光线、空气的作用而开裂、霉变、变色、变质失效、糖衣变色发黏等。有些片剂的硬度在储存期可能发生改变,影响片剂的崩解度和溶出,这类片剂久贮后,必须重新检查崩解时限和溶出度,合格后再用。含挥发油的片剂在储存中因转移和被包装材料吸附而可能影响其含量的均一性,应用前应再作含量测定。糖衣片受光和空气影响,在高温易软化、熔化和粘连,所以在包装容器中应尽量减少空气的残留量。片剂储存一年后,经常检查其崩解度或溶出度,考察其质量。例如:维生素 C 片为白色或浅黄色,味酸,遇光颜色逐渐变深,如温度稍高并有水分(片剂含水量应控制在 4% 左右)及空气的存在可迅速失效,因此本品最好储于密塞、棕色的玻璃瓶中,在瓶口下和片子上的空隙部位填塞硅胶或棉花、吸水纸等,并置于凉暗处。因此储存片剂的库房应保持干燥凉爽。具体做法如下:

(1) 除另有规定外,都应置于密闭、干燥处储存,防止受潮、发霉、变质。储存片剂的仓库其相对湿度应达到要求,如遇梅雨季节或在潮热地区应该采取防潮、防热措施。

(2) 糖衣片和肠溶衣片吸潮、受热后,容易产生包衣褪色、失去光泽、粘连、溶(熔)化、霉变,甚至膨胀脱壳等现象,因此储存养护要求较一般片剂更严格,应注意防潮、防热储存。

(3) 含片除有片剂的一般赋形剂外,还加有大量糖粉,吸潮、受热后能溶(熔)化粘连,严重时易发生霉变,故应置于密封、干燥处储存。

(4) 主药对光敏感的片剂如磺胺类片、维生素 C 片、氯丙嗪片、PAS-Na 片等,必须盛装于遮光容器内,注意避光储存。

(5) 含有挥发性药品成分的片剂受热后药品极易挥发,有效成分损失,含量降低而影响药品本身的疗效,故应注意防热,置于凉处储存。

(6) 含有生药、动物脏器以及蛋白质类成分的片剂,易受潮、松散、生霉、虫蛀,更应注意防潮、防热、密封,在干燥凉处储存。

(7) 吸潮后易变色变质的药品片剂,很容易发生潮解、溶化、粘连,要特别注意防潮。应在包装容器内放入干燥剂。

(8) 抗生素类药品、某些生化制剂,其片剂不但有有效期规定,而且有严格的储存条件要求,必须按其规定的储存条件储存养护。

(9) 内服片剂、外用片剂必须分开储存,以免混淆错发。

 知 识 链 接

滴丸剂的储存养护

滴丸剂目前多数为生药滴丸,现代药滴丸多为包衣滴丸剂分别为包糖衣和肠溶衣。要求滴丸剂应大小均匀,色泽一致。储存时应防止受潮、生霉等。其储存养护方法和验收注意事项基本上与片剂相同。

4. 片剂储存养护实例分析

(1) 氨茶碱片 Aminophylline Tablets

【处方组成】每片 0.1g。本品为白色或微黄色片,略有氨臭。系支气管平滑肌解痉药;利尿药。

【质量稳定性分析】①氨茶碱在空气中吸收二氧化碳后析出茶碱;②遇光及空气被氧化变深黄色及棕色,并有显著氨臭;③乙二胺极易挥发,故储存温度不宜过高。

【储存养护方法分析】①应装于避光容器里,遮光,密封储存;②变黄色者不宜供药用。

(2) 乳酶生片(表飞鸣片)Isoniazid Tablets

【处方组成】每片 0.1g(含活乳酸菌数应不少于 300 万个)。本品白色片,助消化药。

【质量稳定性分析】久贮活乳酸菌数下降,遇潮后活乳酸菌数下降更快,外观一般不变,但药效下降,片面可发生霉斑。

【储存养护方法分析】①应密封,避光,在干燥凉处储存;②受潮后不宜使用;③注意有效期。

课 堂 活 动

异烟肼片、硝酸甘油片、复方阿司匹林片(每片含阿司匹林 0.22g,对乙酰氨基酚 0.15g,咖啡因 0.035g)三个药品的储存养护方法分析。

三、胶囊剂的储存养护

胶囊剂系指药物或加有辅料充填于空心胶囊或封闭于软质囊材中的固体制剂。可分为硬胶囊、软胶囊(胶丸)缓释胶囊、控释胶囊和肠溶胶囊等。主要供口服用。也有用于其他部位的,如直肠、阴道、植入等。上述硬质或软质胶囊壳多以明胶为原料制成,现也用甲基纤维素、海藻酸钙(或钠盐)、聚乙烯醇、变性明胶及其他高分子材料,以改变胶囊剂的溶解性能。胶囊剂可掩盖药物的不良气味,易于吞服;能提高药物的稳定性及生物利用度;还能定时定位释放药物,并能弥补其他固体剂型的不足,应用广泛。凡药物易溶解囊材、易风化、刺激性强者,均不宜制成胶囊剂。

胶囊剂储存养护流程: 胶囊剂检查合格入库 → 储存养护 → 合格出库

1. 胶囊剂的质量变异

(1)漏粉:硬胶囊剂在生产和储存中若太干燥,易引起胶囊脆裂而漏粉。生产时填充药品过多,合囊时压力过大,盛装不严实,运输过程中发生剧烈震动,都可能使胶囊脆裂而漏粉。

(2)漏液:软胶囊若生产不当,囊内液体可发生溢漏。溢漏的胶囊易受污染,或氧化而发生变质。

(3)黏软变形、霉变生虫:硬胶囊或软胶囊若包装不严或储存不当,均易吸潮、受热而黏软、发胖、变形、或发霉变质。装有生药或生物脏器制剂的胶囊吸潮、受热后更易霉变、生虫,产生异臭。

2. 胶囊剂的验收　胶囊剂在入库前一般应做下列检查:

(1)查胶囊表面是否光滑清洁;有无斑点、膨胀、发黏、变硬、变形、发霉及异物黏着等情况;有无漏粉或漏液等现象。检查漏粉的简单方法是用手轻敲瓶子,看瓶底部有无细粉出现,如有细粉出现,则为漏粉。

(2)仔细检查胶囊的大小、粗细是否一致均匀。带色胶囊色泽是否均匀,有无褪色、变色现象。

(3)查胶囊有无沙眼、虫眼。

(4)生药或生物脏器制剂的胶囊剂应特别注意有无生霉、虫蛀等现象。

(5)贵重药品的胶囊可抽验药品的装量是否符合规定。

(6)检查外包装的名称、批号、包装数量等是否与药品的内容物相符合,包装封闭是否严密,有无破漏、破损现象。印字应清晰、端正。

(7)装量差异检查:取供试品 20 粒,分别精密称定重量后,倾出内容物(不得损失囊壳);硬胶囊用小刷或其他适宜用具拭净,软胶囊用乙醚等易挥发性溶剂洗净,置通风处使溶剂自然挥尽;再分别精密称定囊壳重量,求出每粒内容物的装量与平均装量。每粒的装量与平均装量相比较,超出装量差异限度的胶囊不得多于 2 粒,并不得有 1 粒超出限度 1 倍(表 7-9)。

表 7-9　胶囊剂重量差异限度

平均装量	0.3g 以下	0.3g 及 0.3g 以上
装量差异限度	± 10%	± 7.5%

3. 胶囊剂的储存养护　吸潮易使胶囊发软黏在一起,产生松散、变色或出现严重的色斑,遇热易软化,过于干燥则胶囊失水开裂,因此胶囊剂应存于玻璃容器中,置于干燥凉爽处,温度不宜高于 30℃,相对湿度以 70% 左右为宜,储存一年后应检查其溶出度。

储存中不得出现褪色、变色、漏药、破裂、变形、粘连、异臭、霉变、结块、生虫现象。

胶囊剂的储存养护,要以防潮、防热为主,并结合所含主药的特性制定具体的办法,具体如下:

（1）一般胶囊剂均应密封,储存于干燥凉处,注意防潮、防热。但也不宜过分干燥,以免胶囊脆裂。

（2）装有对光敏感药物的胶囊剂,宜储存于干燥凉处外,还应避光。

（3）装有生药或生物脏器制剂的胶囊剂尤应注意密封,置于干燥凉处。

（4）抗生素类胶囊剂除按上述储存外,尚需注意其有效期或生产日期。

4. 胶囊剂吸潮的预防和处理　胶囊剂若轻微受潮或防潮,内装药品尚未变质时,可采用干燥器吸湿的办法进行预防或处理。简单方法是:将瓶盖打开,开启瓶塞,将瓶子放入盛有干燥剂如生石灰、无水氯化钙或变色硅胶等的干燥器(其他密封容器也可)内,使吸潮。此外,应根据胶囊受潮的程度决定药品在干燥器内的存放时间,若胶囊剂在干燥器放置时间太长或药瓶与干燥剂的距离很近,会使胶囊发生脆裂。对于已干燥适度达到要求的胶囊剂应马上取出加以密封储存。经处理过的胶囊,应由质量管理部门检验合格后销售、使用,不应久贮。

5. 胶囊剂储存养护实例分析

（1）脉通胶囊

【处方组成】每粒内含亚油酸 750mg,卵磷脂 72mg,肌醇 30mg,维生素 B_6 70mg,维生素 C 70mg,甲基橙皮苷 30mg,维生素 E 5mg。本品为降血脂药。

【质量稳定性分析】①本品内容物为黄色油状液体与黄白色颗粒性粉末的化混合物,遇、湿、热易发生粘连;②亚油酸易被氧化,在光、热的催化下更易氧化变质。

【储存养护方法分析】①应密封,避光,在凉处储存;②潮热地区应加强养护检查;③不宜久贮。

（2）蜂乳(蜂皇浆)胶囊

【处方组成】每粒 50mg。营养药。

【质量稳定性分析】本品系工蜂体内腺体的分泌物,含 B 族维生素、氨基酸、蛋白质、糖等成分,遇光、湿热易变色,活性下降,产生臭味或腐败臭,或霉变生虫。鲜王浆在室温储存时,能从乳白色的乳浆变成淡黄色的胶状物,数星期后能变为琥珀色的脆性固体。故须用暗色玻璃瓶严密封装,在 0~7℃条件下储存,或于装冰的广口瓶中储存,以防酸败。

【储存养护方法分析】①应密封,避光,在干燥凉处储存;②梅雨季节应加强养护检查,严防潮热。

 知 识 链 接

分类储存养护

根据药品的特点还可采用以下几种方法进行分类储存养护:按照药品标准"贮藏"项规定的条件进行储存与养护;根据药品的性质、剂型、容积、重量和库房的实际情况进行分类储存养护;用磨口瓶塞塞紧或在软木塞上加石蜡熔封的药品应于阴凉处储存养护;受热易变质、变形、易燃、易爆、易挥发的药品应置于低温(2~10℃)处储存养护;遇光易变质的药品应避光储存养护;特殊管理的药品按照规定的方法储存养护。

四、注射剂的储存养护

注射剂系指药物与适宜的溶剂或分散介质制成的供注入体内的溶液、乳状液或混悬液及供临用前配制或稀释成溶液或混悬液的粉末或浓溶液的无菌制剂。注射剂可分为注射液、注射用无菌粉末和注射用浓溶液。

注射剂作用迅速可靠,不受 pH、酶、食物等影响,无首过效应,可发挥全身或局部定位作用,适用于不宜口服药物和不能口服的病人,但注射剂研制和生产过程复杂,安全性及机体适应性差,成本较高。

注射剂储存养护流程:注射剂检查合格入库 → 储存养护 → 合格出库

1. 注射剂的质量变异

(1) 变色:注射剂受氧气、光线、温度、重金属离子等的影响,易发生氧化和分解等化学变化而引起质量变异,其中变色是注射剂质量变异的一个重要标志。

某些注射剂如维生素 C 注射液在安瓿内充有惰性气体如氮气以排除溶液中、安瓿空隙内空气中的氧气,或加有抗氧剂等附加剂,以使制剂稳定和保持无菌。但由于操作不慎,生产中通入惰性气体不足使空气排除未尽,灭菌时药品受热不均匀,储存养护不当等原因,仍可使药品逐渐被氧化分解而变色,同时也可使同一药品同一批号的产品有时出现色泽深浅不一的情况。

(2) 生霉:溶液型注射剂由于灭菌不彻底,安瓿熔封不严、有裂隙,或大输液铝盖松动等原因,在储存养护过程中常常会出现絮状沉淀或悬浮物,这是霉菌生长的现象。对于营养性成分含量高和药品本身无抑菌作用的注射剂如葡萄糖注射液更易发生生霉现象。

(3) 析出结晶或沉淀:某些注射剂如磺胺嘧啶钠注射剂、葡萄糖酸钙注射剂在储存养护过程中容易析出结晶,有些油溶媒注射剂遇冷时会析出结晶,但其在热水中加温仍可溶解使溶液澄明,并在冷却至室温后也不再析出结晶。对于药品本身已分解变质而析出结晶或产生沉淀的注射剂就不能再供药用。

(4) 脱片:盛装注射剂的安瓿玻璃质量太差时,在装入药品后,灭菌或久贮时,很容易产生玻璃屑使注射剂出现闪光即脱片及浑浊现象,如氯化钙注射剂、枸橼酸钠注射剂。温度越高脱片现象越严重。用硬质中性玻璃安瓿如含钡玻璃安瓿耐碱性能较好、含锆玻璃安瓿耐酸耐碱性能均较好,用此材料的安瓿灌装注射剂可不受药品的侵蚀。

(5) 白点、白块:注射剂如在生产过程中过滤不完全、安瓿未洗干净、药品本身若吸收了二氧化碳等,都有可能使注射剂中常出现小白点、小白块。经过检查合格的某些注射剂,储存一段时间后,也有可能出现小白点、小白块,随着时间的延长,出现小白点、小白块会逐渐增多,甚至使药品的溶液产生浑浊、沉淀,产生这种原因的情况更为复杂,主要是受药品生产中的原材料、溶媒和安瓿本身的质量影响。如钙盐、钠盐注射剂等灾民储存期间很容易产生白点,安瓿玻璃的硬度偏高同时使药液本身的酸碱度发生改变时也能使注射剂产生白点、白块。

(6) 冻结:含水溶媒的注射剂在温度很低时易产生冻结现象,一般浓度低的溶液较浓度高的溶液易产生冻结现象。如5% 的葡萄糖注射剂在零下4~5℃时可发生冻结现象,而 25% 葡萄糖注射剂在零下 11~13℃时才发生冻结现象。相同浓度的注射剂体积大的注射剂不易发生冻结现象。

实际情况表明,冻结后的注射剂一般有以下三种情形:

1)大多数注射剂在零下4~5℃时可发生冻结现象,解冻后注射剂一般无质量变化。有的注射剂如复方奎宁注射剂、盐酸麻黄碱注射剂、安钠咖注射剂等解冻后有结晶析出,但会逐渐溶解至完全溶解。

2)因容器的质量和注射剂的包装使盛装注射剂的容器发生破裂,造成药液污染或损失。经过试验证明,一般容积大的容器比容积小的容器更易冻裂。发生此现象的原因是玻璃受冻后脆度增加,体积缩小;而药液受冻后体积膨胀,易将玻璃瓶或安瓿胀破,即使未破,稍加碰撞也会使其产生因震动而破裂。因此,大输液在储存过程中如果受冻应尽量保持其静置或不动状态,减少破裂现象的发生。

3)某些注射剂因受冻后使药品发生变质现象,致使不可再供药用。如胰岛素注射剂受冻后其蛋白质发生变性;葡萄糖酸钙注射剂受冻后易析出大量的沉淀,即使加温处理也不容易使结晶溶解;混悬型注射剂受冻后其分散系均被破坏,解冻后不能恢复成原来的均散体系。

(7)结块、萎缩:对于注射用粉针和注射用冻干粉针剂型,如果盛装容器干燥不彻底、密封不严、受光和热的影响,可发生粉末粘瓶,药品结块、变色以及溶化萎缩等变质现象。

案例分析

案例

青霉素钠粉针剂的储存,由于影响青霉素钠的稳定性因素主要是水分、温度和pH,因此在储存和使用该药品时应该怎样保证其质量?

分析

青霉素钠中如果含水量达到4%~5%时,分解速率最大,失去效力最快。在饱和的大气压中,在两日内即发生液化,在37℃损失70%,在24℃、pH2时其效力损失一半,在24℃、pH6时最为稳定。因此本品应储存于不损害其性状和效价的灭菌、干燥、洁净的容器内,密塞或熔封。置于干燥、凉暗处密闭储存。肌内注射的水溶液应储于5℃以下,在48小时内应用。

(8)其他质量变异:有些注射剂可因外界因素的影响而使药品发生水解、氧化、变旋、差向异构、聚合等一些化学变化,导致药品变质失效。氨苄西林(ampicillin)、阿莫西林(amoxicillin)及其他含有氨基侧链的半合成 β-内酰胺类抗生素,由于侧链中游离的氨基具有亲核性,可以直接进攻 β-内酰胺环的羰基,引起聚合反应,影响药效。如头孢噻肟(cefotaxime)药用为顺式结构,但在光照下,很易变成反式结构,而顺式结构的抗菌活性是反式结构的40~100倍,当此药品的钠盐在水溶液中光照4小时,有95%的损失,因此本品应避光密封储存,临用前加灭菌注射用水溶解后立即注射。四环素(tetracycline)在 pH 2~6条件下容易发生差向异构化,使其抗菌活性减弱或消失。

2. 注射剂的质量检查

(1)澄清度检查:生产厂家在注射剂出厂时,按规定每批逐支都进行了澄清度检查,但考虑到可能漏检,在运输或储存中可能发生澄清度变化,因此在入库验收时要进行澄清度检查。检查的方法和条件以及判断结果都必须按照药典二部附录的方法进行,一般的注射剂在黑色背景下、照度为 1000lx 的伞棚下,用眼睛以水平方向检视,应符合药典规定。

(2) 可见异物检查:可见异物的检查方法一般用灯检法,检查装置、检查人员条件、检查法、结果判定均应按药典附录规定进行。

(3) 外观性状检查:安瓿的身长、身粗、丝粗、丝全长等符合规定;外观无歪丝、歪底、色泽、麻点、沙粒、疙瘩、细缝、油污及铁锈颜色等。液体注射剂检查应无变色、沉淀、生霉等现象;带色的注射剂应检查同一包装内有无颜色深浅不均的情况;若有结晶析出,检查经加温后是否可以溶化;安瓿是否漏气及有无爆裂。大输液或代血浆应检查瓶塞、铝盖的严密性及瓶壁有无裂纹等。混悬型注射剂应检查有无颗粒粗细不均或分层现象,若有分层现象经振摇后观察是否均匀混悬。注射用粉针应检查药粉是否疏散,色泽是否一致,有无变色、粘连、结块等现象。如为圆柱形瓶装,应检查瓶盖瓶塞的严密性,有无松动现象。

(4) 装量检查:①注射液及注射用浓溶液　取供试品,开启时注意避免损失,将内容物分别用相应体积的干燥注射器及注射针头抽尽,然后注入经标化的量入式量筒内(待测体积至少占其额定体积的 40%),在室温下检视。测定油溶液或悬浮液的装量时,应先加温摇匀,按前法操作后,放冷,检视。应符合表 7-10 中的有关规定。

表 7-10　注射液及注射用浓溶液装量差异限度

标示装量 /ml	供试品数量 / 支	装量差异限度
2 或 2 以下	5	每支的装量均不得少于标示装量
2~50	3	每支的装量均不得少于标示装量
50 以上	3	平均装量不少于标示装量,但每支的装量均不得少于标示装量的 97%

② 注射用无菌粉剂　取供试品 5 瓶(支),除去标签、铝盖、容器外壁用乙醇擦净,干燥,开启时注意玻璃屑等异物落入容器内,分别迅速精密称定,倾出内容物,容器用水或乙醇洗净,在适宜条件下干燥后,再分别精密称定每一容器的重量,求出每一瓶(支)的装量与平均装量。每瓶(支)的装量与平均装量相比较,应符合表 7-11 中的有关规定,如有 1 瓶(支)不符,应另取 10 瓶(支)复试,应符合规定。

表 7-11　注射用无菌粉剂装量差异限度

平均装量	0.05g 及 0.05g 以下	0.05g 以上 至 0.15g	0.15g 以上 至 0.50g	0.50g 以上
装量差异限度	± 15%	± 10%	± 7%	± 5%

3. 注射剂的储存养护　注射剂在储存养护时,应根据其药品的理化性质,结合其溶剂的化学特点和包装材质的具体情况综合加以考虑。

(1) 一般注射剂应避光储存。

(2) 遇光易变质的注射剂(主要指含有易被氧化结构的药品)如肾上腺素、氯丙嗪、维生素 C 等注射剂,在储存养护中必须采取各种遮光避光措施,以防紫外线的照射。

(3) 遇热易变质的注射剂如抗生素注射剂、生物脏器制剂或酶类注射剂、生物制品等,应在规定的温湿度条件下储存养护,同时注意防潮、防冻。

(4) 钙盐、钠盐的注射剂如氯化钠、乳酸钠、枸橼酸钠、碘化钠、碳酸氢钠、氯化钙、溴化钙、葡萄糖酸钙等注射剂,储存时间太长,药液要侵蚀玻璃,产生脱片及浑浊现象,这些药品的注射剂要特别注意按批号出库。

(5) 以水为溶剂的注射剂,要注意防冻、防裂,在储存运输过程中,不可横卧倒置,不可扭动、挤压或碰撞瓶塞。以油为溶剂的要注意避光、避热储存。注射用粉针在储存过程中应注意防潮,保持瓶盖的严密熔封。

注射剂根据注射部位不同,可分为:皮内注射、皮下注射、肌内注射、静脉注射及脊柱注射等。注射剂及灭菌药物必须装于一次剂量或多次剂量用的安瓿或玻璃瓶中加以熔封,阻止微生物进入。容量有 1ml、2ml、5ml、10ml、20ml、50ml、100ml、250ml、500ml、1000ml等。储存注射剂用的容器无论有色或无色,均须透明,适合澄清度的检查。注射剂的容器上必须标明注射液的名称、批号、容量与主药的含量、有效期及有关注意事项等。

除另有规定外,注射剂应置玻璃容器内,密封或熔封,避光,在凉暗处保存。冬季严防冻结。橡胶塞小瓶粉针剂应防潮以免引起粘瓶结块,大输液不得横置倒放,不要震动、挤压、碰撞瓶塞而漏气。

储存中不得出现变色、生霉,析出结晶和沉淀,产生白点和白块、冻结现象。

4. 注射剂储存养护实例分析

(1) 葡萄糖氯化钠注射液(葡萄糖盐水)Glucose and sodium Chloride Injection

【处方组成】内含葡萄糖 5% 与氯化钠 0.9%(g/ml)。本品为体液补充药,无色澄明液体,味甜带咸。

【质量稳定性分析】①本品久贮易产生白块,影响药液的澄明度;②封口不严密,可受霉菌污染,瓶中出现絮状物。

【储存养护方法分析】①密闭储存,冬季须防冻;②注意封口严密,不得横卧倒置;③澄明度不合格,药液内出现絮状物者均不得供药用。

(2) 胰岛素注射液 Insulin Injection

【处方组成】含量:10ml:400 μl;20ml:800 μl。本品为无色或几乎无色的澄明液体。系降血糖药。

【质量稳定性分析】①本品久贮或受光、受热后,可使蛋白质主链断裂发生变性失效,产生浑浊或沉淀;②储存不适可使效价降低,但外观可能仍无变化。

【储存养护方法分析】①密闭,在冷处储存,防止冰冻;②有浑浊或沉淀者不得供药用;③注意有效期。

📖 课 堂 活 动

1. 葡萄糖糖酸钙注射剂为过饱和溶液,试分析该注射剂受外界影响所产生变异现象,从而剖析该注射剂的储存养护最佳方法。

2. 注射用普鲁卡因青霉素为悬浮剂与缓冲剂制成的无菌粉末,根据其理化特点和剂型分析其储存养护的方法。

五、糖浆剂的储存养护

糖浆剂系指含有药物、药材提取物或芳香物质的口服浓蔗糖水溶液。含糖量应不低于45%（g/ml）。蔗糖及芳香剂等能掩盖药物的不良气味，改善口味，尤其受儿童欢迎。糖浆剂易被微生物污染，低浓度的糖浆剂中应添加防腐剂。常用的防腐剂中山梨酸和苯甲酸的用量不得超过0.3%，羟苯酯类的用量不得超过0.05%。防腐剂对微生物的抑制作用有一定的选择性，故常使用混合防腐剂以增强防腐效能。

糖浆剂根据所含成分和用途的不同，可分为单糖浆、药用糖浆、芳香糖浆。糖浆最好储存于容积不超过500ml的细颈瓶中，并选用质量较好和大小合适的软木塞。在填充前先将玻瓶和木塞洗净或煮沸，并在灭菌后加以干燥。因为瓶中有水常是招致发酵生霉的原因，故宜趁热装于干瓶中至全满，迅速用灭菌干燥的木塞妥善密塞。瓶口应用石蜡或其他胶黏剂封口。在热时填充糖浆，其上部有水蒸气，冷后即凝结为水滴，以致上层被稀释而易发酵，因此在糖浆冷却后，应立即将瓶振摇均匀即可防止。糖浆可因光线、空气和热而发生变化，因此应储存于密塞的容器中，避光置于凉爽处。储存期间不得有发霉、酸败、产气或其他变质现象。允许有少量摇之易散的沉淀。

糖浆剂储存养护流程：糖浆剂检查合格入库 → 储存养护 → 合格出库

1. 糖浆剂的质量变异

（1）霉变：由于制备糖浆剂的原料不洁净、蔗糖质量差、制法不当、包装不宜、含糖浓度偏低等原因，均可引起糖浆霉变，有时糖浆被微生物污染也可引起生霉。

（2）沉淀：如果糖的质量差，含可溶性杂质较多，含糖浓度低糖浆剂，可产生浑浊或沉淀现象。

（3）变色：加有着色剂的糖浆有时色泽会发生变化。这是由于色素的原因。在生产中加热过久，在储存时温度过高，转化糖量增加，使糖浆颜色变深暗。

2. 糖浆剂的验收入库

（1）检查包装容器封口是否严密，有无渗漏液现象；瓶外是否清洁，有无黏结现象，有无未擦净的糖浆痕迹。

（2）对光检视糖浆是否澄清，应无浑浊、沉淀；有无糖结晶析出；同一批号的糖浆其色泽是否一致，有无变色、褪色现象；有无杂质异物。

（3）检查有无生霉、发酵。必要时开瓶尝闻，闻有无因霉变引起的异臭、异味。

（4）装量检查：单剂量灌装的糖浆剂应做装量检查。取供试品5瓶，将内容物分别倒入经校正的干燥量筒内，在室温下检视，每瓶装量与标示量相比较，少于标示量的应不得多于1瓶，并不得少于标示量的5%。

糖浆剂的入库验收以肉眼观察为主，一般不宜开启瓶口，以防污染。

3. 糖浆剂的储存养护

（1）一般储存养护：糖浆剂容易发生霉变、变色、沉淀等质量变异。因此糖浆剂应密闭，储存于30℃以下的避光处。

（2）防污染、防霉变措施：含糖80%以上的糖浆剂，微生物在其中不易繁殖，本身具有一定的防腐作用，但如果储存温度太低易析出蔗糖结晶，所以此糖浆仍需保持清洁，预防污染。含糖50%以下的糖浆剂微生物容易滋生，一般加有防腐剂。在储存养护期间导致包装封口不严被污染，或受热糖浆剂会产生生霉、发酵、酸败、发臭、产气，受热发生膨胀而破裂。在潮热的地区更易发生此类现象。

糖浆剂在储存时应特别注意防热、防污染。炎热季节置糖浆剂于阴凉通风处,或采取降温措施;梅雨季节检查包装封口,发现瓶盖长霉,用医用棉花蘸取75%的消毒酒精擦洗,同时按出库原则加速流通。

(3) 沉淀的处理:含有少量沉淀的糖浆剂,经振摇能均匀分散则可供药用。糖浆剂发生霉变、浑浊、沉淀时则不能再供药用。

(4) 冻和解冻:糖浆剂尤其是含糖量低的糖浆剂在寒冷的季节和地区容易发生冻结,冻结时其质地比较松软,不易冻裂容器,放置在室温时可自己解冻,如不能解冻,可用温水浴解冻,但不得破坏其标签。一般含糖量在60%以上的糖浆剂,可不需防冻。

4. 糖浆剂储存养护实例分析

(1) 棕榈氯霉素干糖浆 Chloramphenicol palmitate dry syrup

【处方组成】每100g内含棕榈氯霉素8.785g(相当于氯霉素5g),或棕榈氯霉素17.57g(相当于氯霉素10g)。本品为淡黄色干燥颗粒,味甜。加2倍量温水振摇后即成混悬的糖浆,系抗生素类药。

【质量稳定性分析】主药棕榈氯霉素性质稳定,但本品系干糖浆制剂,易吸湿潮解,结块发霉,如包装封口不严或塑料袋过薄容易透湿,则会加速变质。

【储存养护方法分析】①应密封储存,注意防潮;②本品有浓、淡两种规格,应分别储存,避免混淆;③不宜久贮。

(2) 枸橼酸哌嗪糖浆(驱蛔灵糖浆) Piperazine Citrate Syrup

【处方组成】内含枸橼酸哌嗪16%(g/ml)。本品为澄明的浓厚液体,带调味剂的芳香气味。本品为抗蠕虫药。

【质量稳定性分析】①本品一般呈无色或微黄色,贮存过程中易变黄色、黄棕色;有的产品加有桑子红染成红色,遇光渐渐褪色或变为黄色;变色产品应按药典规定方法检查含量是否发生变化。②本品含糖量65%(g/ml),储存不当可引起生霉、发酵。

【储存养护方法分析】应遮光,密闭储存。

课堂活动

500ml橙皮糖浆中含橙皮酊25ml、枸橼酸2.5g、蔗糖410g。由于本品含糖量为82%,一般不易酸败和霉败,橙皮酊中含有易被氧化成松节油臭的挥发油,同时含有在冷水或弱碱溶液中析出沉淀的原生果胶质。根据此特点分析本品的正确储存养护方法。

六、栓剂的储存养护

栓剂系指药物与适宜基质制成供腔道内给药的固体制剂。栓剂在常温下为固体,塞入腔道后,在体温下能迅速软化熔融或溶解于分泌液,逐渐释放药物而产生局部或全身作用。早期人们认为栓剂只起润滑、收敛、抗菌、杀虫、局麻等局部作用,后来又发现栓剂尚可通过直肠吸收药物发挥全身作用,并可避免肝脏的首过效应。按给药途径不同分为直肠用、阴道用、尿道用栓剂等,如肛门栓、阴道栓、尿道栓、牙用栓等,其中最常用的是肛门栓和阴道栓。为适应机体的应用部位,栓剂的性状和重量各不相同,一般均有明确规定。

栓剂储存养护流程:栓剂检查合格入库 → 储存养护 → 合格出库

1. 栓剂的质量变异

(1) 软化变形:由于栓剂基质的影响,使栓剂遇热、受潮后均可引起软化变形,变形严重时则无法供药用。

(2) 出汗:水溶性基质的栓剂有很强的引湿性,吸湿后表面沾有水珠俗称出汗。

(3) 干化:环境过于干燥、储存时间太长的栓剂,其基质的水分容易蒸发,使栓剂出现干化现象。

(4) 外观不透明:水溶性基质在生产中方法不当或在储存中受潮,使栓剂发生浑浊泛白而呈不透明现象。

(5) 腐败:栓剂在储存时,放置太久,基质酸败,使其产生刺激性,因微生物繁殖而腐败。

2. 栓剂的质量验收

(1) 包装检查:检查栓剂包装是否符合质量要求。栓剂单个用防潮材料如蜡纸、帕拉芬纸或锡箔等包裹并应存放于衬有防潮蜡纸的硬质盒内。以水溶性基质的栓剂应存放于琉璃管或塑料管内,保持干燥独立。外包装的名称、批号、包装数量等是否与药品的内容物相符合,包装封闭是否严密,有无破漏、破损现象。印字应清晰、端正。

(2) 外观检查:在入库验收时,要特别注意栓剂应无溶化走油现象,无干裂、软化、酸败、腐败等不良现象。

(3) 重量差异检查:取栓剂 10 粒,精密称定总重量,求得平均粒重后,再分别精密称定各粒的重量。每粒重量与平均粒重相比较(凡有标示粒重的栓剂,每粒重量与标示粒重相比较),栓剂重量差异的限度应符合表 7-12 中规定。超出限度的药粒不得多于1粒,并不得超出限度 1 倍。

表 7-12　栓剂重量差异限度

平均重量	1.0g 及 1.0g 以下	1.0g 以上至 3.0g	3.0g 以上
重量差异限度	±10%	±7.5%	±5%

3. 栓剂的储存养护　栓剂按照用途不同,可分为三类:肛门栓、尿道栓、阴道栓。栓剂在 37℃ 的体温时即可熔融和软化。生产好的栓剂为避免氧化、吸潮及污染起见,应该立即按规定包装,以免栓剂互相接触粘连。置于密闭的容器内,放在干燥凉处,30℃ 以下储存,避免重压。炎热夏季贮于冰箱或冷藏室冷藏。注意防热和防潮。

对受热易熔化,遇光易变质的栓剂,应密闭、避光、凉处储存;甘油明胶基质的栓剂,要注意清洁卫生,防止异物、微生物污染,要防止其受潮、防止其干化,封口要严密,应密闭,凉处储存。

储存时间不宜过长,储存中不得出现软化、变色、变形、熔化、走油、腐败、酸败、霉变现象。

4. 栓剂储存养护实例分析

(1) 痔疮锭(安纳素栓)Suppositoria Bismuth Subgallatis Composita

【处方组成】每枚含碱式次没食子酸铋 0.2g,颠茄流浸膏 0.03ml,肾上腺素 0.4mg。

系灰黄色圆锥形栓剂。有收敛和止痛作用,用于痔疮。

【质量稳定性分析】①本品主药遇光和空气均易被氧化,色泽渐渐变暗以至变质;②本品基质可可豆油遇热易软化而使栓剂变形,甚至熔化。

【储存养护方法分析】①应密闭,在30℃以下避光储存;②非必要时,不宜拆开包装保护纸;③不宜久储。

(2) 盐酸克仑特罗栓 (氨哮素栓) Clenbuterol Hydrochloride Suppositories

【处方组成】每枚含盐酸克仑特罗栓60μg。本品为脂肪性基质制成的白色或乳白色栓剂。β_2- 肾上腺素受体激动药。

【质量稳定性分析】本品系由半合成椰子油作基质,储存时较不易变质,但遇热易软化变形,甚至熔化。

【储存养护方法分析】应遮光,在30℃以下密闭储存。

📖 课堂活动

1. 用实物无色或几乎无色的透明或半透明圆锥形栓剂:润滑性泻药甘油栓,分析其稳定性和储存养护基本方法。

2. 每枚 1.5g,内含醋酸苯汞 0.05%、苯甲酸 1%、可可豆油 98.85% 的淡黄色扁平圆锥形外用避孕栓剂:避孕栓,分析其稳定性和储存养护基本方法。

七、软膏剂、乳膏剂、糊剂和眼用半固体制剂的储存养护

软膏剂储存养护流程:软膏剂检查合格入库 → 储存养护 → 合格出库

软膏剂、乳膏剂、糊剂和眼用半固体制剂均属于半固体制剂,但眼用半固体制剂质量要求要高于前三者,主要要求是无菌,它们的储存养护方法基本相同。下面以软膏剂为例进行药品剂型分析。

1. 软膏的质量变异　软膏剂在储存中发生变化时常有下列变异现象:酸败、流油、发硬、分离、生霉、氧化或还原变质、颜色改变。植物油或脂肪性基质制成的软膏,容易产生酸败现象;储存温度过高,软膏易流油;储存温度太低,软膏易发硬;不溶性药物制成的水溶性软膏,储存时间长或受冻,药物和基质易发生分离;水溶性基质的软膏易发霉等。

2. 软膏剂的入库质量检查

(1) 检查包装容器密封是否严密,在运输过程中因挤压碰撞有无破损、漏药现象,这是检查的重点。

(2) 必要时查看质地是否均匀、细腻,有无流油、发硬、霉变、酸败、分离、变色等现象。

(3) 采用目视对比法,检查装量是否符合规定。

3. 软膏剂的储存养护

(1) 软膏剂储存的温度越低,软膏内的微生物、霉菌、酶的活动性越小;接触的空气越少,则软膏的分解过程也进行得越慢。故软膏剂必须密闭储存于凉爽、干燥、避光的处所,温度不可超过30℃最好在30℃以下。因为超过30℃软膏熔融,油层分离,不溶药物沉于底部。

（2）锡管软膏已具备遮光和密闭条件，在30℃以下储存即可，避免受压；塑料管软膏因具有透气性，若系亲水性和水溶性基质的软膏，应避潮湿、避光储存，并避免重压和久贮；玻璃瓶软膏若是无色瓶必要时应考虑采用遮光外包装，一般应密闭在干燥处储存，不得倒置，避免重摔；扁盒（金属盒、塑料盒、纸板盒）已达避光要求，仅须密闭，储存于干燥处，防止重压，纸盒装不宜久贮。

（3）具有特殊气味的软膏剂应注意其封口的密闭性，隔离储存放于凉处。

（4）眼用软膏剂的包装已经经过灭菌处理，不能随便启封，以防微生物污染。

（5）所有软膏剂储存中不得出现变色、流油、发硬、异臭、酸败、霉变等现象。

（6）乳剂分为W/O乳和O/W乳，要求密闭、阴凉处储存。储存中不得出现酸败、恶臭、颗粒、液层析出、分层等现象。

（7）糊剂分为脂溶性糊剂和水溶性凝胶糊剂，要求密闭、阴凉处储存。储存中不得出现酸败、恶臭、变色、分层等现象。

（8）眼用半固体制剂应置遮光、灭菌容器中密闭、15℃下储存。储存中不得出现异臭、变色、分层、走油等现象。

4. 软膏剂储存养护实例分析

（1）蓝油烃油膏 Unguentum Guaiazuleni

【处方组成】含愈创蓝油烃、用于辐射热、灼伤、皲裂、冻疮及促进伤口愈合等的蓝色软膏。

【质量稳定性分析】主药愈创蓝油烃对热、弱碱均稳定，但见光后可由暗蓝色变成绿色，最后变成黄色，但其疗效不变。

【储存养护方法分析】应装于遮光容器里，避光、密闭储存。

（2）复方水杨苯胺甲酯乳膏，商品名杀烈癣膏（霜）（Compand salicylanilide and methyl salicylate cream）

【处方组成】含冰片的淡黄色或白色、有特臭的抗霉菌软膏。

【质量稳定性分析】①本品性质稳定，但在组分中有冰片成分，遇热易挥发；②本品有以凡士林为基质的软膏剂和亲水性基质的霜剂，后者受热受冻、久贮可发生水与基质分离而失去其均匀性。

【储存养护方法分析】①密闭储存；②霜剂须避热和防冻。

难 点 释 疑

风油精、清凉油均易挥发变质，须在阴凉处储存。

1. 是含薄荷脑、丁香酚、桉叶油、樟脑、水杨酸甲酯、叶绿素、香精油、液体石蜡的搽剂。本品含有易挥发的芳香性成分，受热后挥发更快，与氧气和紫外线接触，可发生氧化变质、色泽变深并有沉淀或生成树脂样物质。因此，本品应经常检查有无挥发、渗漏现象，并密闭、避光、隔离、在阴凉处储存。

2. 清凉油是含有薄荷脑、桉叶油、樟脑、桂花油的白色或淡黄色软腻芳香性软膏，含芳香性药物，遇热易挥发，在45℃以上则熔化（熔点45~60℃），有挥发油析出则在软膏表面形成油滴，因此应密闭、在凉处储存。

八、原料药的储存养护及案例分析

原料药系指用于药品制造中的任何一种物质或多种物质的混合物,而且在用于制药时,成为药品的一种活性成分。原料药只有加工成为药物制剂,才能成为可供临床使用的药品。原料药根据来源分为化学合成药和天然化学药两大类。

化学合成药又可分为无机合成药和有机合成药。无机合成药为无机化合物(极个别为元素),如用于治疗胃及十二指肠溃疡的氢氧化铝、三硅酸镁等;有机合成药主要是由基本有机化工原料,经一系列有机化学反应而制得的药物(如阿司匹林、氯霉素、咖啡因等)。

天然化学药按其来源,也可分为生物化学药与植物化学药两大类。抗生素一般系由微生物发酵制得,属于生物化学范畴。近年出现的多种半合成抗生素,则是生物合成和化学合成相结合的产品。原料药中,有机合成药的品种、产量及产值所占比例最大,是化学制药工业的主要支柱。原料药质量好坏决定制剂质量的好坏,因此其质量标准要求很严,世界各国对于其广泛应用的原料药都制订了严格的国家药典标准和质量控制方法。

(一) 原料药的储存养护

一般原料药都应密闭储存养护,注意包装完好不受损坏,严防灰尘等异物污染。凡吸潮能发生变化的药品,储存时应注意防潮,包装密封,于干燥处储存,如碳酸氢钠;易风化的药品储存时应注意包装严密,不能放置在过于干燥或通风的地方,置于凉处储存如咖啡因;避光的药品应置于遮光的容器中,密闭于暗处储存,如甘汞;易吸收二氧化碳的药品,不能露置于空气中,应密封,避免与空气接触,如氧化锌;具有特殊臭味的药品包括具有挥发性和吸附性的药品如药用炭、硅碳银、淀粉、乳糖、葡萄糖、氢氧化铝等,应分隔储存,避免近旁、同柜、混合堆放;维生素 C 类药品在干燥的室温时较稳定,但吸潮受热后极易分解失效,因此这类原料药应置于干燥凉暗处储存;生化制品及含蛋白质、肽类的药品,易受温度、光、水分和微生物的影响,引起霉变、腐败、生虫等,使有效成分被破坏或产生异臭,这类药品要注意密封,置于阴凉避光处储存;危险药品除按规定储存外,应远离一般库房,置于凉暗处防火储存。

(二) 原料药储存养护实例分析

1. 阿司匹林 Aspirin

【处方组成】用于解热消炎镇痛、外观白色结晶或结晶性粉末,无臭或微带醋酸臭,味微酸的原料。

【质量稳定性分析】在干燥空气中稳定,遇湿气即缓缓水解成水杨酸与醋酸,分解后有显著的醋酸臭,水溶液显酸性。

【储存养护方法分析】①密封,在干燥处储存;②如有明显的醋酸臭或贮存时间过久,应检查其分解产物"游离水杨酸"是否符合药典规定;③本品如包装严密,于5~30℃下储存,三年之内质量无变化。

2. 氢氧化铝 Aluminium Hydroxide

【处方组成】抗酸药,白色无结晶性粉末,无臭,无味。

【质量稳定性分析】性质稳定,但遇热、受潮则制酸力降低。

【储存养护方法分析】①密封储存;②久贮后应测定制酸力。

3. 咖啡因 Caffeine

【处方组成】本品为中枢兴奋药,白色或带极微黄绿色,有丝光的针状结晶,无臭,味苦。

【质量稳定性分析】有风化性,风化后部分变成白色粉末。加热至100℃即成无水咖啡因。

【储存养护方法分析】①密封储存;②风化后药效不变,但重量减轻,可影响使用剂量的准确性;③本品有咖啡因与无水咖啡因两种规格,容易混淆而发生差错;④本品属于第一类精神药品,应按特殊管理药品规定加强管理。

4. 氯化钙 Calcium Chloride

【处方组成】白色、坚硬的碎块状颗粒,无臭,味微苦。补钙药。

【质量稳定性分析】本品潮解性甚强,露置空气中可自行溶化。

【储存养护方法分析】①密封,在干燥处储存;②验收时可振摇药瓶,观察是否有黏结、液化现象,注意不能任意开启封口,以免吸潮。

5. 麻醉乙醚 Anesthetic Ether

【处方组成】无色澄明、易流动的液体,有特臭,味灼烈、微甜。沸程33.5~35.5℃,沸距在1℃以内。吸入麻醉药。

【质量稳定性分析】①有极强的挥发性与燃烧性(如温度稍高,能自沸),蒸汽与空气混合后,遇火能爆炸;②本品遇空气、潮湿或强光易生成醋酸、乙醛及有机过氧化物等有害物质,使刺激性和毒性增加;③能溶解有机物,对软木塞、橡胶、火漆、蜂蜡等都能溶解或侵蚀而使药物污染;④有时为了避免本品的氧化,可放入洁净的铁、锌片,使分解产物可立即被金属还原。

【储存养护方法分析】①遮光、几乎装满,严封或熔封,在阴凉避火处保存;②临用时方可开启容器,自容器内取出后,过24小时即不适供麻醉用;③发现包装不严,有漏气、减量等现象,则不能再供药用;④搬运时应轻拿轻放,减少震动,进出货运输应避开高温时间,宜夜间或早晚凉爽时出入库;⑤本品为一级易燃液体,运输或久贮应按危险品处理;⑥储存两年后,应重新检查,符合规定后才能使用;⑦消防时用干粉灭火器、沙土、泡沫、二氧化碳或四氯化碳灭火器。

6. 葡萄糖 Glucose

【处方组成】无色结晶或白色结晶性或颗粒性粉末,无臭,味甜。营养药。

【质量稳定性分析】①含有一分子结晶水,在约83℃可溶于自身的结晶水;②有吸湿性,可吸潮结块,滋生微生物,发霉等。

【储存养护方法分析】①密封储存;②储存中应防止鼠咬;③本品有口服用或注射用两种规格,注意区分,避免混淆出错。

7. 枸橼酸铁铵(柠檬酸铁铵)Ferric Ammonium citrate

【处方组成】棕红色的透明菲薄鳞片或棕褐色颗粒,或黄色粉末,无臭,味咸。抗贫血药。

【质量稳定性分析】本品吸湿性强,易结块甚至溶化;遇光易变质,色泽变深。

【储存养护方法分析】遮光密封储存。

8. 碘化钾(灰碘)Potassium Iodide

【处方组成】无色结晶或白色结晶性粉末,无臭,味咸,微苦。碘制剂。

【质量稳定性分析】有弱引湿性,受潮、见光能缓缓分解析出游离碘,变成黄色或棕黄色。本品含微量碘酸盐能促使其变色。

【储存养护方法分析】①遮光,密封储存;②变黄色或棕黄色后不可供药用。

9. 高锰酸钾(灰锰氧)Potassium permanganate

【处方组成】黑紫色、细长的棱形结晶或颗粒,带蓝色的金属光泽,无臭。消毒防腐药。

【质量稳定性分析】系强氧化剂,在空气中无变化,但与某些有机物或氧化物(酸类、易燃有机物、还原剂等)接触,或受潮湿、强热、摩擦、冲击等,即能分解,引起燃烧和爆炸。

【储存养护方法分析】①密闭储存;②应避免高热、潮湿、日晒、摩擦、冲击;③与乙醇、甘油、硫黄、苯酚、糖、淀粉、碘化钾等还原剂或易燃有机物隔离储存;④运输或储存应按危险品处理;⑤消防时用水、沙土。

10. 盐酸吗啡 Morphine Hydrochloride

【处方组成】白色、有丝光的针状结晶或结晶性粉末,无臭。镇痛药。

【质量稳定性分析】遇光、空气易氧化变质,色泽变暗。

【储存养护方法分析】①遮光密封储存;②本品属于麻醉药品,要按特殊管理药品管理。

11. 含糖胃蛋白酶 Pepsin

【处方组成】本品为从猪、牛、羊动物的胃黏膜中提取的胃蛋白酶,用乳糖、葡萄糖或蔗糖稀释制得。白色或淡黄色的粉末,味甜,无霉败臭。助消化药。

【质量稳定性分析】①有引湿性,吸潮、受热后可发生粘瓶结块或异臭霉坏,并降低或失去消化蛋白质的能力;②干燥品对热尚稳定;③久储后蛋白质消化力逐渐下降。

【储存养护方法分析】①密封干燥处储存;②注意有效期;③有两种规格,注意不要混淆。

12. 维生素 B_1(盐酸硫胺)Vitamin B_1

【处方组成】白色结晶或结晶性粉末,有微弱的特臭,味苦。维生素类药。

【质量稳定性分析】有吸湿性,干燥品在空气中能立即吸收约 4% 的水分,并可缓缓分解而变色。

【储存养护方法分析】应装在避光容器里,遮光、密封储存。

点 滴 积 累

1. 通过对常见剂型药品的特点了解,掌握其质量变异的现象及原因,为科学储存养护打下基础。

2. 药品入库必须对其质量进行检查,包括包装检查、药品外观检查、内在质量检查等。绝不能让不合格的药品进入仓库。这是一名合格药品养护人员必须具备的职责。

3. 不同剂型的药品在库储存养护的条件有所不同,要根据不同药品的特点有针对性地采取不同的措施。

4. 通过不同剂型药品养护实例分析,以点带面掌握该类药品的储存养护必备知识。

目 标 检 测

一、选择题

（一）单项选择题

1. 药品不包括（　　　）
   A. 化学原料药及其制剂、放射性药品　　B. 抗生素、生化药品
   C. 血清、疫苗、血液制品和诊断药品　　D. 天然药物

2. 散剂装量差异限度检查时，取散剂 10 包（瓶），每包（瓶）装量与平均装量相比应符合规定，超出装量差异限度的散剂不得多于（　　　）
   A. 1 包（瓶），并不得有 1 包（瓶）超出装量差异限度 1 倍
   B. 2 包（瓶），并不得有 1 包（瓶）超出装量差异限度 1 倍
   C. 3 包（瓶），并不得有 1 包（瓶）超出装量差异限度 1 倍
   D. 2 包（瓶），并不得有 2 包（瓶）超出装量差异限度 1 倍

3. 散剂装量差异检查，平均装量或标示在 0.5g 以上至 1.5g 以下，其装量差异限度为（　　　）
   A. ±15%　　　　　B. ±10%　　　　　C. ±8%　　　　　D. ±7%

4. 吸潮、受热后，容易产生褪色、失去光泽、粘连、溶（熔）化、霉变，甚至膨胀脱壳等现象，常见于（　　　）
   A. 胶囊剂　　　　B. 肠溶衣片　　　　C. 栓剂　　　　D. A+B+C 均是

5. 对中国进口的药品进行分包装后，除进口药品注册证号外，还必须有（　　　）
   A. 中国国家药品批准文号即国药准字
   B. 批号　　　　　C. 药品治疗作用　　　　D. 药品的用法、用量

6. 同一药品同一规格但不同生产企业的药品，SFDA 发给（　　　）
   A. 同一药品批准文号　　　　B. 不同的药品批准文号
   C. 不发药品批准文号　　　　D. 禁止生产

7. 不属于药品变异现象的是（　　　）
   A. 潮解　　　　B. 挥发　　　　C. 超过有效期　　　　D. 变色

8. 药品发生变异现象的根本原因在于（　　　）
   A. 库房不符合要求　　　　B. 温湿度过高
   C. 避光不严　　　　D. 药品的结构

9. 药品发生引湿现象，将会使药品本身首先发生（　　　）
   A. 稀释　　　　B. 变性　　　　C. 变色　　　　D. 挥发

10. 外界因素氧气使药品主要发生的变异现象是（　　　）
    A. 还原　　　　B. 氧化　　　　C. 风化　　　　D. 引湿

11. 药品具有被吸附药品气味的现象称为（　　　）
    A. 吸湿　　　　B. 挥发　　　　C. 串味　　　　D. 吸附

12. 二氧化碳对药品的影响，不会导致药品（　　　）
    A. 改变药物的酸度　　　　B. 促使药物分解变质

C. 导致药物产生沉淀　　　　　　　　D. 使药品 pH 升高

13. 不容易被氧化的药品是（　　）

    A. 肾上腺素　　　　　　　　　　　B. 左旋多巴

    C. 水杨酸钠　　　　　　　　　　　D. 明矾

14. 目前,药品的外观质量主要是采用（　　）

    A. 感官试验　　　　B. 嗅觉试验　　　　C. 视觉试验　　　　D. 理化试验

15. 药品发生光化现象后,往往使药品（　　）

    A. 疗效增强,毒性增加　　　　　　　B. 疗效降低或失效,毒性降低

    C. 疗效降低或失效,毒性增加　　　　D. 疗效增强,毒性降低

16. 栓剂在储存过程中,一般要求其储存温度不超过（　　）

    A. 10℃　　　　　B. 20℃　　　　　C. 30℃　　　　　D. 2℃

17. 需要防潮的药品不包括（　　）

    A. 阿司匹林片　　　　B. 硫酸阿托品　　　　C. 含碘喉片

    D. 甘油栓　　　　　　E. 碳酸氢钠片

18. 散剂储存养护的重点应该是（　　）

    A. 防止吸潮而结块、霉变　　　　　　B. 防止风化而发硬

    C. 防止挥发而失效　　　　　　　　　D. 防止虫蛀

19. 片剂盛装时,在瓶口下和片子上的空隙部位填塞硅胶或棉花、吸水纸等,其作用是（　　）

    A. 吸水、防潮　　　　　　　　　　B. 排除空气

    C. 排除二氧化碳　　　　　　　　　D. 防止碰撞

20. 要注意防冻、防裂,在储存运输过程中,不可横卧倒置,不可扭动、挤压或碰撞瓶塞的药品制剂是（　　）

    A. 以水为溶剂的注射剂　　　　　　B. 以油为溶剂的注射剂

    C. 固体粉末的注射剂　　　　　　　D. 栓剂

（二）多项选择题

1. 药品发生的变异现象常见的有（　　）

    A. 酸败　　　　　　　B. 变色　　　　　　　C. 风化

    D. 吸潮　　　　　　　E. 软化

2. 生物制品储存的最佳温度是 2~10℃,是因为（　　）

    A. 21℃是一般生物制品所忍受的最高温度

    B. –1℃是一般生物制品所忍受的最低温度

    C. 微生物在 2~10℃不适应生长

    D. 此温度不易引起容器破裂

    E. 此温度是微生物生长的最适温度

3. 正确储存养护药品的意义是（　　）

    A. 根据药品的性质、剂型和包装储存养护药品

    B. 按不同的环境和条件因地制宜的储存养护药品

    C. 保证药品质量良好、数量准确、储存安全

    D. 同时兼顾节省财力、物力

E. 尽量提高工作效率和提高药品库房的有效利用率

4. 散剂储存养护的重点是（　　　）

A. 养护的重点是防止吸潮而结块　　　　B. 防止熔化

C. 防止霉变　　　　D. 防止氧化变色　　　　E. 防止出现斑点

5. 注射剂的储存养护应该做到（　　　）

A. 注射剂应置玻璃容器内,密封或熔封

B. 避光,在凉暗处保存

C. 冬季严防冻结

D. 橡胶塞小瓶粉针剂应防潮以免引起粘瓶结块

E. 大输液不得横置倒放,不要震动、挤压、碰撞瓶塞而漏气

6. 药品入库进行包装检查时包括（　　　）

A. 外包装的名称、批号、包装数量等是否与药品的内容物相符合

B. 包装封闭是否严密　　　　C. 有无破漏、破损现象

D. 印字应清晰、端正　　　　E. 装量差异限度是否符合要求

7. 易风化的药品是（　　　）

A. 硫酸阿托品　　　　B. 硫酸可待因　　　　C. 胃蛋白酶

D. 明胶　　　　E. 硫酸钠

8. 在储存养护中要重点排除二氧化碳影响的药品是（　　　）

A. 氨茶碱片　　　　B. 磺胺类钠粉针　　　　C. 巴比妥钠粉针

D. 苯妥英钠粉针　　　　D. 氨茶碱注射剂

9. 关于纸质包装的散剂叙述正确的是（　　　）

A. 纸质包装的散剂容易吸潮,应严格注意防潮储存

B. 纸质包装的散剂容易破裂,故应避免重压、撞击,以防破漏

C. 纸质包装的散剂要注意防止虫蛀、鼠咬

D. 纸质包装的散剂不必要外包装

E. 纸质包装的散剂在湿度大于 75% 时,其质量无影响

10. 片剂的储存养护正确的叙述是（　　　）

A. 除另有规定外,片剂都应置于密闭、干燥处储存,防止受潮、发霉、变质

B. 含有生药、动物脏器以及蛋白质类成分的片剂,在干燥阴凉处储存

C. 含有挥发性药品成分的片剂应注意防热,置于阴凉处储存

D. 主药对光敏感的片剂,必须盛装于遮光容器内,注意避光储存

E. 有少量霉点的光滑片剂可以供药用

二、简答题

1. 药品按经营习惯分为哪几类?

2. 散剂在储存过程中出现的变异现象有哪些? 怎样储存养护散剂?

3. 怎样正确储存养护胶囊剂、注射剂、栓剂、糖浆剂、软膏剂?

4. 片剂在储存过程中出现的变异现象有哪些? 怎样储存养护片剂?

5. 复方氨基酸螯合钙胶囊的批准文号如下:进口注册证号:BH20030216,批准文号:国药准字 J20030087。请解释进口注册证号和批准文号的字母和数字含义。

三、实例分析

1. 三硝酸甘油酯溶液（剧药）：成分为三硝酸甘油酯的醇溶液，含量为 0.9%~1.1%（g/g），密度为 0.814~0.820。小量贮存于密塞的棕色玻璃瓶中，避光保存于凉暗处，远离火源。请分析储存的原因。

2. 头孢哌酮钠储存条件的分析和设置。

3. 分别准备好以下药品将其分类储存养护：异烟肼片、过氧化氢溶液、注射用青霉素 G 钾、复方氯丙嗪注射液、维生素 AD 胶丸。

（徐世义）

第八章　中药的储存与养护

中药是指在我国传统医药理论指导下使用的药用物质及其制剂。它是祖国医学的重要组成部分,也是世界医药学中的瑰宝。是人类在长期的生产和与自然界作斗争中,为了生存和征服疾病不断寻求和发现的,也是伴随成方及其剂型逐渐演变和发展的。中药包括中药材、中药饮片和中成药三大类。

第一节　中药材的储存养护

中药材一般是指经过产地加工取得药用部位的生药材。其中包括植物药、动物药和矿物药。我们国家幅员辽阔,自然条件优越,蕴藏着丰富的天然药物资源。据统计,我国目前可供药用的品种达 12 000 多种,全国经营的中药材品种在 1000 种以上。

我国医药商业企业常按药用部位,将中药材分为根与根茎类,叶、花、全草类,果实与种子类,茎、皮类,菌类;树脂类,动物类,矿物类及其他类等。中药材可供切制饮片、制药和提取有效成分,近年来还用于开发保健品、调味品、食用天然色素、香料、化妆品等,为中药的综合利用开辟了新的领域。

一、中药材的质量变异现象及原因

中药材在运输、储存保管过程中,如果管理不当,会出现霉变、虫蛀、变色、泛油、散气变味、风化、潮解、溶化、升华、自燃等现象,这些现象称为中药材的质量变异。中药材在储存过程中的变异现象是很复杂的,不仅取决于药材本身的性质,而且与外界环境的影响密切相关。要保证用药安全有效,提高企业的经济效益和社会效益,就必须认真探讨各种变异现象及其原因,采取有效措施进行防治,以保证药材质量。

(一)常见中药材质量变异的现象

1. 霉变　霉变又称发霉。是指毛霉、黄曲霉、黑曲霉、灰绿青霉、黄绿青霉、念珠霉等在中药表面或内部滋生的现象。霉变可导致药材变质、失效,甚至产生毒素,引起肝、肾、神经系统等方面的损害,严重的黄曲霉毒素可致癌。因此对中药进行霉菌总数测定和黄曲霉毒素等的限量检查,是从卫生学角度评价中药材质量的内容之一。

2. 虫蛀　虫蛀是指仓虫如谷象、米象、大谷盗、药谷盗、烟草甲虫、粉螨等侵入中药内部所引起的破坏作用。药材被虫蛀后,往往被蛀成洞孔,严重的被蛀成粉末,使形态结构完全破坏。花类药材虫蛀后,可见散瓣;子粒类药材虫蛀后,常被虫丝缠绕成串、成饼;动物类药材的皮、肉会被虫蛀烂。虫蛀的药材,往往成分损失,药材损耗加大、药效降低,同时还被害虫的排泄物或脱皮污染或引起发酵,从而产生变色和变味,影响患者用药的安全和疗效。

3. 变色　中药材的变色是指因采收加工、储存保管不当而引起中药自身固有色泽发生改变的现象。颜色变化可由浅变深,如泽泻、山药等;或由深变浅,如黄柏、黄芪等;或由鲜艳变黯淡,如金银花、大青叶等。颜色的变化既可造成外观的混乱,也可导致药材质量下降。

 难 点 释 疑

黄芩储存不当变绿的原因

黄芩为唇形科植物黄芩的干燥根,其主要成分是黄芩苷,当储存或炮制不当时,黄芩苷易被共存的酶水解生成黄芩素,黄芩素分子中具有邻三酚羟基,性质不稳定,易被氧化成醌类化合物而显绿色,这是黄芩储存不当变绿的主要原因。

4. 泛油　泛油又称“走油”。是指药材中所含挥发油、油脂和糖类等成分,因受热或受潮而在其表面出现油状物质或返软、发黏、颜色加深,发出“哈喇”味或其他不正常的刺激性气味的现象。泛油是一种酸败变质现象,不仅影响疗效,甚至可产生不良反应。

某些含脂肪油、挥发油的药材受热可使内部油质溢于表面,如苦杏仁、柏子仁、当归;某些含糖、黏液质类的药材,可因受潮返软、外表发黏、色泽加深,如天冬、麦冬、枸杞子、党参、牛膝、黄精、熟地等。

5. 气味散失　气味散失是指一些含有易挥发成分(如挥发油)的中药,由于储存不当而造成固有气味变淡薄或散失的现象。如薄荷、细辛、白芷、荆芥、冰片等。中药的气味是其质量好坏的重要标志之一,如储存环境差,库内闷热,或储存过久,都可引起芳香性成分散失,以致疗效降低。

6. 风化　风化是指含有结晶水的无机盐矿物类药材,与干燥空气接触,逐渐失去结晶水而变成粉末状态的现象。风化既影响中药的外观性状又影响其内在质量。如中药芒硝($Na_2SO_4 \cdot 10H_2O$),明矾 $[KAl(SO_4)_2 \cdot 12H_2O]$ 等。

7. 潮解溶化　潮解溶化是指含可溶性糖或无机盐成分的固体中药,吸收潮湿空气中的水分,在湿热条件影响下,其表面慢慢溶化或成液体状态的现象。潮解溶化不仅影响药材的外观性状和内在质量,还易黏附包装。易潮解的中药如咸秋石、青盐、硇砂、硼砂等。

8. 粘连　粘连是指某些熔点较低的固体树脂类药材及一些动物胶类受热或受潮后粘连或结块的现象。如乳香、没药、阿胶、鹿角胶等。

9. 升华　升华是指在一定温度条件下,中药由固体直接变为气体的现象,如樟脑、冰片、薄荷脑等。

(二) 引起中药材质量变异的原因

中药材在储存过程中会发生多种质量变异现象,究其原因有两方面。一是药材本身的性质,二是外界环境因素。

1. 自身因素　影响药材变异的自身因素主要是药材的含水量以及药材所含化学成分的性质。

(1) 药材含水量:中药含水量是指中药中水分的重量,常以百分比表示。测定中药含水量,可按《中国药典》2010 年版取样法取样或测定,亦可用快速水分测定仪测定。含水量直接影响药材的质量与数量,含水量过高可导致发霉、虫蛀、潮解溶化、粘连、腐烂等现象发生;含水量过低又可出现风化、干裂等现象。因此必须将药材的含水量控制在安全范围内。

 知 识 链 接

水分与虫害的关系

药材在采收加工、储存、运输等过程中,不可避免受到虫害的侵袭和污染,在一般性害虫中,即使有适宜的繁殖条件,但没有害虫所需的水分,那么害虫也不易生存。如在气温 25℃,含水量 20% 以上的枸杞子发生虫害较严重,而同样温度,含水量在 16% 以内却不易生虫。在气温 20℃,含水量为 25% 以上的当归,虫害较重,而同样温度,含水量 15% 以下,没有虫害。在一定条件下,中药含水量愈高,虫害愈严重。

(2) 药材化学成分:药材所含化学成分复杂,性质各异,在加工、炮制和储存过程中可不断发生变化,以致影响疗效。因此储存过程中要在系统了解药材所含化学成分及其性质的基础上,创造良好的仓储条件,达到防止药材变质的目的。

2. 环境因素　引起中药变质的环境因素较多,如空气、温度、湿度、日光等。这些因素可以通过内因而起作用,引起药材含水量的改变及发生复杂的物理或化学变化,导致药材发生质量变异。

(1) 空气:空气中的氧和臭氧是氧化剂,对药材的变异起着重要的作用,能使某些药材中的挥发油、脂肪油、糖类等成分氧化、酸败、分解,引起"泛油";使某些含酚性物质的药材因氧化而变色。

(2) 温度:一般来说,药材中化学成分在常温(15~20℃)下是比较稳定的。当温度升高,不仅可使药材所含水分蒸发,重量减少;又可加速氧化、水解等化学反应,促使化学成分迅速变化;挥发油的挥发会加快,气味减弱或散失;含糖及黏液质的饮片易发霉、生虫、变质;含油脂的成分易酸败泛油;胶类及树脂类易变软、粘连;外表油润的炮制品易失润。但是温度过低,对某些新鲜的药材如鲜石斛、鲜芦根等,或某些含水量较多的药材也会发生有害的影响。

(3) 湿度:空气湿度是影响药材质量变异的重要因素。它不仅可引起药材的物理、化学变化,而且能导致微生物的繁殖及害虫的生长。药材的含水量与空气湿度有密切关系,当相对湿度超过 75% 时,药材会吸收空气中的水分,导致发霉、潮解溶化、粘连、腐烂等;当相对湿度低于 35% 时,药材的含水量又会逐渐下降,出现风化、干裂等现象。因此储存时一般要求空气的相对湿度在 60%~70% 之间。

(4) 日光:日光在药材储存过程中有利有弊。日光照射,可以使药材干燥,可杀死霉菌和害虫,防止药材霉变和虫蛀;但也可导致药材变色、气味散失、挥发、风化、泛油,从而影响药材的质量。如红花等花类药材,常经日光照射,不仅色泽渐渐变暗,而且变脆,散瓣。薄荷等芳香挥发性成分的药材,常经日光照射,不仅变色,而且使挥发油挥发,降低质量。

(5) 霉菌:霉菌的生长繁殖深受环境因素的影响,一般室温在 20~35℃ 之间,相对湿度在 75% 以上,大气中的霉菌孢子,如散落在药材表面,在足够的营养条件下,即萌发为菌丝,菌丝能分泌酵素,溶蚀药材及其内部组织,使药材腐败、变质而失去药效。尤以含淀粉、黏液质、糖类及蛋白质等营养物质的药材,如淡豆豉、瓜蒌等,极易感染霉菌而发霉,腐烂变质。

 课 堂 活 动

哪些药材容易霉变? 如何防止药材霉变?

(6) 虫害:一般来讲,温度在 18~35℃之间,药材含水量在 13% 以上,空气的相对湿度在 75% 以上,最适宜害虫的生长繁殖。所以药材入库储存,一定要充分干燥,密闭或密封保管。

另外,仓鼠在药材储存保管过程中,可盗食、污染药材,破坏包装,传播病毒和致病菌,也是导致药材质量变异的原因之一。

知 识 链 接

虫蛀药材及饮片的处理

蛀孔少、内部正常者为轻,蛀孔多、内部虚空甚至一捏即碎者为重。部分药材如海马、甘草等品种虫蛀后外表可无明显蛀孔,必须检查内部。虫蛀药材可按下列标准分级。一级:1kg 样品中螨类不超过 20 个,甲虫类、蛾类(包括成虫、幼虫,下同)1~5 个;允许处理后再供药用。二级:1kg 样品中螨类超过 20 个,但粉螨可在表面上自由移动,尚未形成团块;甲虫类、蛾类 6~10 个;可用于制剂生产。三级:1kg 样品中螨类很多,并已形成致密毡样的团块,移动困难;甲虫类、蛾类超过 10 个;仅可供提取化学成分之用,若无法利用时,应全部销毁。受害药材及饮片必须经过筛选,进行整理、干燥,并用药剂、紫外线等进行彻底的杀虫或消毒,然后根据上述感染级别采取不同的方法处理。

二、中药材的储存保管

中药材的储存保管是药材流通的重要环节之一。由于中药成分复杂,性质各异,储存要求也不同。因此必须采用针对性强的保管措施,以达到保证药材质量的目的。根据上述原则,企业通常把入库药材根据性质和药用部位不同进行分类储存保管。

(一)根及根茎类药材

根及根茎类药材个体肥大,干燥后多质地坚实,耐压性强。由于其来源不同,所含成分复杂,多易受外界因素影响而变异。因此对根及根茎类药材的储存,应根据储存性能,实行分类储存。

1. 储存条件

(1)库房选择:均须选择阴凉干燥库房,具备通风吸湿、熏蒸等设施。高温梅雨季节前要进行熏仓防霉、杀虫,有些品种可移至气调、密封库房或低温库房。

（2）温湿度管理:严格温湿度管理。对于易霉变、虫蛀、泛油的药材,库温应控制在25℃以下,相对湿度35%~75%。

（3）货垛管理:货垛应经常检查,防倾斜倒塌。易泛油药材的货垛,不宜过高过大,注意通风散潮;含淀粉、糖分和黏液质的药材,受潮受热易粘连结块甚至发酵,宜堆通风垛,保持空气流畅。如:地黄、天冬、黄精、玉竹、山药、天花粉等。

2. 储存实例

【党参】 本品为桔梗科植物党参、素花党参或川党参的干燥根。水分不得过16.0%,置通风干燥处,防蛀。

本品含党参皂苷,微量生物碱、蔗糖、菊糖、甾醇、挥发油等。易被虫蛀、发霉和泛油,各地产的党参虫蛀、发霉的程度不一,如四川、陕西等地所产含糖分较多,易虫蛀、发霉;贵州、新疆等地所产糖分较少,不易发霉、泛油。发现虫蛀可使用磷化铝熏蒸,熏后内部水分未能散发,应予摊晾。

【当归】 本品为伞形科植物当归的干燥根。水分不得过15.0%,置阴凉干燥处,防潮,防蛀。

本品含挥发油、藁本内酯、阿魏酸、多糖、当归酮等。易泛油、吸潮变色和虫蛀。其返潮往往从根梢潮软起始,虫蛀则在茎残基或叉枝部起始。在库发现虫蛀,可用磷化铝熏蒸。返潮宜日晒,应逐层取出,头尾顺次排列,便于日后装箱、压紧,不宜储存过久。

【白芷】 本品为伞形科植物白芷或杭白芷的干燥根。水分不得过14.0%,置阴凉干燥处,防蛀。

本品含挥发油及多种香豆素类化合物等。极易虫蛀,一旦生虫,很快会被蛀成空洞,不可入药;受潮易霉变甚至泛油。在库要勤检查,梅雨季节应每周检查1~2次,发现虫蛀可用磷化铝熏蒸,条件允许,可采用气调养护法储存。

【葛根】 本品为豆科植物野葛的干燥根。水分不得过14.0%,置通风干燥处,防蛀。

本品含大量淀粉、黄酮类物质,如大豆素、大豆苷、大豆苷元、葛根素等。在贮存过程中易吸潮生霉,引起总黄酮含量显著下降;因含大量淀粉,害虫危害也常有发生,虫害较轻时,外表面不能观察到虫迹用力敲震能见到虫粉;虫害严重时,不仅蛀成众多小孔,也能破坏纤维。如将其含水量控制在10%以下,储存于相对湿度70%以下的环境中,即能安全储存。

【三七】 本品为五加科植物三七的干燥根和根茎。水分不得过14.0%,置阴凉干燥处,防蛀。

本品含人参皂苷、三七皂苷以及黄酮类化合物。三七的干燥品置干燥通风处,每年夏季曝晒1~2次,较易保管。但受潮容易发霉,亦可生虫,故夏季最好贮于石灰密封箱或坛中,切忌受潮。

 知 识 链 接

小经验:将三七密封于箱内,每箱装20kg,内放木炭0.5kg、明矾1.5kg,另加1.5~2kg石灰,同时置于箱内,可安全度夏3年以上。少量药材防治害虫可直接喷洒酒精或高度白酒,然后将木箱密封,也很有效。

【北沙参】 本品为伞形科植物珊瑚菜的干燥根。置通风干燥处,防蛀。

本品粉质、色白、味甘、易虫蛀。大量贮藏时,在梅雨前选烈日,待晒场晒热后,将北沙参摊平于烈日下曝晒,下午干透可收于木箱,放晾 3~4 小时后装满成件,密封,置干燥通风处贮藏。

(二) 花类药材

花类药材多呈不同颜色,且色泽鲜艳,有芳香气味。若储存不当可吸湿返潮,变色,霉变,虫蛀,气味散失;质地疏松的花还易"散瓣"。鉴于上述情况,花类药材宜采用阴干或晾晒法干燥,避免火烤、曝晒。

1. 储存条件

(1) 库房选择:宜选用干燥阴凉的库房,既保持色香,又要防止串味。可设花类专用库房,用木箱或纸箱包装,分类储存,注意洁净,防止污染,避免硫黄熏仓。

(2) 温湿度管理:注意防潮,相对湿度控制在 70% 以下,温度不超过 25℃。

(3) 货垛管理:货垛不宜过高,应适当通风,避免重压,避免阳光直射,防止花朵受损,垛温升高,引起"冲烧"。一般垛温高于库温 4℃ 时即应倒垛降温散湿,防止引起"冲烧"。

2. 储存实例

【红花】 本品为菊科植物红花的干燥花。水分不得过 13.0%,置阴凉干燥处,防潮,防蛀。

本品含红花苷、新红花苷、色素等。易变色、生虫。受潮堆压易发热,甚至毁损变质。仓虫吐丝易使花被相互粘连结串。为了防止变质,多在雨季之前进行检查,如果受潮可开箱晾晒,热气凉透,装于木箱或铁桶内,梅雨季节不再开箱,免受湿气影响,发生变质现象。但应注意不宜曝晒,更不可用硫熏。

案例分析

案例

某药店的西红花置于柜台实物展示,夏季吸潮,店员将其晾晒,导致西红花干、碎。

分析

西红花为鸢尾科植物番红花 *Crocus sativus* L. 的干燥柱头。本品主要成分为藏红花素、藏红花苷、藏红花酸二甲酯、藏红花酸、藏红花苦素、挥发油等。晾晒可导致花内挥发油散失,宜取 1~2 张吸水性较好的纸巾包裹花体,并装于密封袋内或放入密封的小瓷缸内存于冰箱低温保存,不建议柜台存放实物。

【金银花】 本品为忍冬科植物忍冬的干燥花蕾或带初开的花。水分不得过 12.0%,置阴凉干燥处,防潮,防蛀。

本品含绿原酸、异绿原酸等,易虫蛀、霉变。害虫常从筒状花冠顶端开裂处蛀蚀雄蕊和雌蕊等部位,有时蛀蚀成粉或粘连成串。由于害虫发育繁殖,分泌排泄物不断增加,吸潮过多,又会引起霉变,严重时霉丝交织使金银花粘连成团。若有霉变,及时晾晒,但不可曝晒或硫熏,否则易变色或散瓣。储存方法一般应固封压实,置阴凉干燥处,以防受潮变色和走失香味。

【菊花】 本品为菊科植物菊的干燥头状花序。水分不得过 15.0%,置阴凉干燥处,密闭保存,防霉,防蛀。

本品含有挥发油等成分。受潮后极易生虫,梅雨季节更易霉烂、变色、变味;透风则易散瓣。宜贮藏于干燥、阴凉的库房中,相对湿度最好 70% 以下,可采用石灰干燥法保存。

(三)果实种子类药材

果实类药材组织结构变化大,成分复杂,性能各异,尤其浆果、核果等因富含糖分,故易黏结、泛油、霉变和虫蛀;果皮含挥发油,易散失香气、变色;种子类药材含淀粉、蛋白质和脂肪等营养物质,易酸败泛油、生虫。

1. 储存条件

(1)库房选择:本类药材宜根据性质不同,存放于干燥通风的库房。

(2)温湿度管理:库房温度不超过 30℃,相对湿度控制在 75% 以下。对易泛油品种,温湿度管理更应严格控制,库温不应超过 25℃。

(3)货垛管理:货垛不宜过高,不宜靠近门窗,避免日光直射。对枸杞子、桂圆肉、瓜蒌、大枣等质地软润、不耐重压的中药,宜用硬质材料包装盛放。

2. 储存实例

【枸杞子】 本品为茄科植物宁夏枸杞的干燥成熟果实。水分不得过 13.0%,置阴凉干燥处,防闷热,防潮,防蛀。

本品含枸杞子多糖、甜菜碱、氨基酸等成分。储存保管不当易泛油变色;返潮致水分析出外表或高温糖分外渗,出现黏结、霉蛀、泛油变黑。

【薏苡仁】 本品为禾本科植物薏苡的干燥成熟种仁。水分不得过 15.0%,置通风干燥处,防蛀。

本品含薏苡素、薏苡仁酯、甾醇、淀粉等。易虫蛀,仓虫蛀蚀部位大多在侧面一条棕色纵沟内,残存的粗糙糠成为仓虫繁殖的良好条件,应注意检查,经常翻晒。

【五味子】 本品为木兰科植物五味子的干燥成熟果实。水分不得过 16.0%,置通风干燥处,防霉。

本品含较多的糖分和树脂状物质,冬季不易干透,因此在春天仍易返潮、发热,如不及时通风摊晾,会发霉变质。夏季应特别注意保管,经常进行检查,若内部发热,必须立即倒出晾晒,以防生霉腐烂。

(四)全草类药材

全草类药材常呈绿色,储存期间受温湿度和日光等影响,可发生变色。含挥发油的药材如薄荷、紫苏等,久储挥发油挥发,香气变淡。

1. 储存条件 本类药材不宜曝晒或高温干燥,储存的库房应干燥通风,光照勿过强。堆垛注意垫底防潮,保持清洁,避免重压破碎,定期检查,倒垛,散潮,以减少变质和损耗。

2. 储存实例

【薄荷】 本品为唇形科植物薄荷的干燥地上部分。水分不得过 15.0%,置阴凉干燥处。

本品含挥发油,油中含薄荷脑 70%~90%,薄荷酮 10%~12%,此外,还含有乙酸薄荷酯等。受潮易霉变、变色、香气散失。受潮后可摊晾,忌曝晒,久晒则绿叶变黄,香气挥散,不宜久储。本品含挥发油不得少于 0.80%(ml/g)。

【麻黄】　本品为麻黄科植物草麻黄、中麻黄或木贼麻黄的干燥草质茎。水分不得过 9.0%,置通风干燥处,防潮。

本品含生物碱和挥发油,储存中应保持干燥通风,防受潮,以免变色、霉烂,避免阳光长期直接照射,否则引起褪色和有效成分减少。受潮后也会变色、发霉、含量降低。若发现发霉,只能摊晾,不宜曝晒,以免麻黄遇光褪色,有效成分降低。本品按干燥品计算,含盐酸麻黄碱和盐酸伪麻黄碱的总量不得少于 0.80%。

(五)树脂、干膏类药材

此类药材具有受热熔化、变软、黏结的特点,储存时不仅会使外观变形,而且易黏附包装或发生流失污染、生虫、发酵、变色等。

1. 储存条件　储存于干燥、阴凉、避光的库房。库温应控制在 30℃以下。储存芦荟、安息香等,垛底应垫衬纸,防止流失污染。储存阿魏等有浓烈气味的品种,宜单独存放或选防潮容器密封,避免与其他药材串味。定期检查包装,防止破损、受热外溢。

2. 储存实例

【阿魏】　本品为伞形科植物新疆阿魏或阜康阿魏的树脂。水分不得过 8.0%,密闭,置阴凉干燥处。

本品含挥发油,具有强烈而持久的蒜样特异臭气,宜密闭储存,避免与其他药材串味。

【乳香】　本品为橄榄科植物乳香树及同属植物树皮渗出的树脂。置阴凉干燥处。

本品含树脂 60%~70%,树胶 27%~35%,挥发油 3%~8%。本品性黏,宜密闭,防尘;遇热则软化变色,故宜贮藏于阴凉处。

(六)动物类药材

此类药材来源复杂,主要为皮、肉、甲、角和虫体等,如蛤蚧、刺猬皮、鳖甲、金钱白花蛇等,富含脂肪、蛋白质等营养物质。如果储存不当,极易滋生霉菌或出现虫蛀、泛油酸败、异臭、脱足断尾现象,导致药材品质降低。该类药材价格偏高,更应加强责任心和注重设施投入,宜少储勤进。

1. 储存条件　可采用带空调的专库存放,库房应具防潮、通风和熏仓防虫的条件。库温一般不超过 20℃,相对湿度控制在 70% 左右。储于专用容器中或拌花椒同贮,存放于小型密闭库房或分层存放于货架上,避免与其他药材串味。

2. 储存实例

【蜈蚣】　本品为蜈蚣科动物少棘巨蜈蚣的干燥体。水分不得过 15.0%,置干燥处,防霉,防蛀。

本品易发霉、虫蛀。梅雨季节吸潮后,头、足及环节部位常先霉变,后延散到背腹部,使虫体发软。虫蛀可使头足脱落,失去虫体的完整性。储存时需防霉,防蛀。

【蛤蚧】　本品为壁虎科动物蛤蚧的干燥体。

本品富含脂肪油、蛋白质等。温湿度过高、日光晒、库存过久接触空气,极易泛油出现酸败、异臭及虫蛀、霉变等现象。可用木箱严密封装,常用花椒拌存,置阴凉干燥处,防蛀、防泛油、防发霉等质量变异。

知 识 链 接

重点中药品种的储存

重点中药品种是指最容易发生虫蛀、霉变、泛油、变色等质量变异的品种,应当重点加强储存养护。如富含淀粉的中药材山药、薏苡仁、白芷等易虫蛀,应集中存放,便于有效防治虫害发生;含糖、黏液质较多的天冬、党参、牛膝等易霉变的中药材集中储存,便于通风去潮、防霉;含挥发油较多的药材如川芎、木香、肉桂、丁香等,易发生散气变味,宜集中储存,便于采取密封措施;富含脂肪、蛋白质的种仁、动物类药材,如杏仁、柏子仁、蛤蚧、刺猬皮等,易泛油酸败,应集中存放于易调控温湿度的阴凉库,置通风干燥的小库货架上;易变色的花类药材,如红花、玫瑰花等,宜集中存放于避光、阴凉、干燥处,防止花类药材褪色质变。

(七) 特殊中药储存

1. **细贵中药材**　这类药材如西洋参、番红花、冬虫夏草等价格较高,有的品种又易虫蛀霉变,所以应存放于专用库房和容器内,严格执行细贵药品储存保管制度,注意防变质、防盗以保证安全储存。

2. **易燃中药材**　易燃中药材多为遇火极易燃烧的品种,如硫黄、樟脑、海金沙、干漆等,必须按照消防管理要求,储存在阴凉、安全的专用库房,并配有专职消防安全员和消防设施,以防止火灾和其他事故的发生。

3. **毒性、麻醉类中药**　具有毒性或成瘾性的中药,如生半夏、生南星、生川乌、草乌、马钱子、雄黄等,根据国家《医疗用毒性药品管理办法》和《麻醉药品和精神药品管理条例》(国务院令第 442 号)对 27 种毒性中药及麻醉植物药罂粟壳严格进行管理。在储存保管中必须专库、专柜、专账、双人、双锁保管,严格记账、出入库、复核损耗各项手续。(详见第九章)

总之,中药的储存保管是一项比较复杂和技术性相当强的工作。只有在明确中药材的变异现象和原因的基础上,采取科学的储存方法,以保证药材质量,从而保证临床用药安全、有效,提高企业的社会效益和经济效益。

点 滴 积 累

1. 常见中药材的质量变异现象有霉变、虫蛀、变色、泛油、气味散失、风化、潮解溶化、粘连、升华。

2. 引起中药材质量变异的原因有中药材自身因素如:药材的含水量和药材所含化学成分;环境因素如:空气、温度、湿度、日光、霉菌、虫害等。

3. 中药材的储存保管通常根据入库药材的性质和药用部位不同进行分类储存保管。

第二节　中药饮片的储存养护

中药饮片是指在中医药理论的指导下,根据辨证施治和调剂、制剂的需要,对中药材进行特定加工炮制的制成品。其加工过程包括净制、切制和炮炙等。

1. 净制 即净选加工。净制可根据具体情况,分别采用挑选、风选、水选、筛选、剪、切、刮、削、剔除、剥离、刷、擦、碾串、火燎、烫、撞及泡洗等方法,以达到净度要求。

2. 切制 切制是将净选后的药材软化,再根据要求切成一定规格的片、段、块、丝等。其厚薄、长短、大小、宽窄通常为:极薄片 0.5mm 以下,薄片 1~2mm,厚片 2~4mm;短段 5~10mm,长段 10~15mm;方块 8~12mm;细丝 2~3mm,宽丝 5~10mm。其他不宜切制的药材,一般应捣碎或碾碎使用。

3. 炮炙 除另有规定外,常用的炮炙方法有炒(单炒、麸炒、砂炒、蛤粉炒、滑石粉炒)、炙(酒炙、醋炙、盐炙、姜炙、蜜炙、油炙)、制炭(炒炭、煅炭)、煅(明煅、煅淬)、蒸、煮、炖、煨、制霜、水飞、发芽、发酵等。

中药饮片品种繁多、规格复杂、形状各异,除了中药材本身的成分不同,还因采用了多种炮制方法,而增强了其复杂性,给储存保管增加了难度。因此把好中药饮片入库验收关,进行科学保管与养护,防止中药饮片在储存中发生质量变异,对于保证药品质量,保证用药安全,提高企业经济效益和社会效益具有重要意义。

一、中药饮片入库验收及质量检查

依据相关的标准,对企业所购中药饮片的包装、品种的真伪、质量的优劣进行全面检验,对符合要求的予以接收入库,对不符合的予以拒收,并建立相应的记录,这个过程称为中药饮片的验收。

中药饮片入库验收的目的是保证入库的中药饮片数量准确、质量完好,防止假冒、伪劣品入库。由于中药品种多、来源复杂,经营中常有以假充真,以次充好,掺假等现象的发生,加上各地用药习惯不同,有的同名异物,有的同物异名,这给入库验收工作带来许多困难。因此,要求验收员不仅要有高度的责任心,而且要有一定的中药知识并熟悉验收的相关程序,这些都是做好中药储存养护工作的关键环节。

(一) 验收人员、场所及设备要求

1. 验收人员 从事中药材、中药饮片验收工作的人员,应当具有中药学专业中专以上学历或者具有中药学中级以上专业技术职称,在职在岗,不得兼职其他业务工作。

2. 验收场所 企业应有与其经营规模相适应、光线充足、干燥、符合卫生要求的验收场地,其面积大型企业不少于 50m²;中型企业不少于 40m²;小型企业不少于 20m²。验收应在待验区进行。

3. 验收设备 验收养护室应有必要的防潮、防尘设备。如所在仓库未设置药品检验室或不能与检验室共用仪器设备的,应配置必备的水分测定仪、紫外线荧光灯、显微镜、澄明度检测仪、崩解仪、白瓷盘、剪刀、放大镜、检查细小的果实、种子类药材须备有冲筒(探子)、标本等。

(二) 验收依据

1. 验收依据有《中国药典》2010 年版(一部)及国家食品药品监督管理局规定的相关标准;《全国中药炮制规范》以及各地方炮制规范;《中药饮片质量标准通则(试行)》等。

2. 进口中药依照《进口药材管理办法》(试行)(国家食品药品监督管理局令第 22号)、《43 种进口药材质量标准》执行。

3. 进货合同和入库凭证上所要求的各项质量条款。

（三）取样原则

1. 抽取样品前，应核对品名、产地、规格等级及包件式样，检查包装的完整性、清洁程度以及有无水迹、霉变或其他物质污染等情况，详细记录。凡有异常情况的包件，应单独检验并拍照。

2. 取样数量：总包件数不足 5 件的要逐件取样；5~99 件，随机抽 5 件取样；100~1000 件，按 5% 比例取样；超过 1000 件的，超过部分按 1% 比例取样；贵重药材和饮片，不论包件多少均逐件取样。

每一包件至少在 2~3 个不同部位各取样品一份；包件大的应从 10cm 以下的深处在不同部位分别抽取；对破碎的、粉末状的或大小在 1cm 以下的药材和饮片，可用采样器（探子）抽取样品；对包件较大或个体较大的药材，可根据实际情况抽取有代表性的样品。

3. 取样量：每一包件的取样量，一般饮片抽取 100~500g，粉末状饮片抽取 25~50g，贵重饮片抽取 5~10g。将抽取的样品混匀，即为抽取样品总量，若超过检验用量数倍时，可按四分法再取样。最终抽取的供检验用样品量，一般不得少于检验所需用量的 3 倍，即 1/3 供检用，1/3 供复核用，1/3 留样保存。

4. 抽样要有代表性和均匀性。

 知 识 链 接

何为"四分法取样"

所谓"四分法取样"，即将所有样品摊成正方形，依对角线划"×"，使分为四等份，取用对角两份。

（四）验收方法和内容

1. 数量和外包装的验收　数量验收应根据入库通知单或相关凭证与实物核对。中药饮片应有外包装并附有质量合格标志，外包装应符合药用或食用标准，包装上应印有或贴有标签，标签上应注明品名、规格、产地、生产企业、产品批号、生产日期，实施批准文号管理的中药饮片包装上还必须注明批准文号。

2. 外观性状检查　主要通过眼看、手摸、鼻闻、口尝等方法，根据饮片的性状特征和炮制要求来鉴别真伪优劣以及片型是否符合规定，是否有该制不制或以生代炙等情况。若有性状异样，应参照药典进行显微和理化鉴别，以帮助确定真伪。

3. 纯度检查　根据药典附录所规定方法测定含水量、灰分含量（总灰分和酸不溶性灰分）和杂质含量等。切制饮片含水量符合要求，片形均匀、整齐、色泽鲜明，表面光洁，无污染，无泛油，无整体片、连刀片、斧头片、翘边等。异型片不得超过 10%，灰屑不超过 3%。若不符合规定，进行相应的加工符合规定后再入库。

 知 识 链 接

中药饮片炮制品的验收

中药饮片炮制品应色泽均匀，虽经切制或炮制，但应具有原有的气和味，不应带异味或气味消失。

(1) 炒制品:清炒或辅料炒均要求色泽均匀,略带焦斑;生片、糊片不得超过 2%。

(2) 烫制品:色泽均匀,质地酥脆;生片、糊片不得超过 2%。

(3) 煅制品:煅透、酥脆、易碎,研粉应颗粒均匀;未煅透者不得超过 3%。

(4) 蒸制品:蒸透、无生心。未蒸透者不得超过 3%。

(5) 煮制品:煮透、无生心。有毒饮片煮制后,应口尝无麻舌感。未煮透者不得超过 2%。

4. 内在质量验收　根据药典规定方法,对检品进行浸出物、物理常数、挥发油含量等方面的测定,运用高效液相、气相、薄层扫描等色谱法对其活性成分或特征成分、有毒成分、有害物质等进行含量测定以及卫生学检查,据此判断真伪优劣。

5. 毒性饮片的验收　包装符合规定;实行双人验收、双人签字的制度。

6. 验收记录

(1) 必须建立完善、真实的验收记录。(见表 8-1)

(2) 中药饮片验收记录应当包括品名、规格、批号、产地、生产日期、生产厂商、供货单位、到货数量、验收合格数量等内容,实施批准文号管理的中药饮片还应当记录批准文号。中药材验收记录应当包括品名、产地、供货单位、到货数量、验收合格数量等内容。验收不合格的还应当注明不合格事项及处置措施。

表 8-1　中药材 / 中药饮片购进质量验收记录

品名	规格	批号	产地	生产日期	生产厂商	供货单位	到货数量	验收合格数量	验收员签名	批准文号	备注

(3) 验收记录应保存至超过药品有效期 1 年,但不得少于 5 年。

课堂活动

验收过程中如发现货单不符、标识不清或手续不全的中药饮片,应如何处理?

(五) 对验收中发现问题的处理

验收人员对货单不符、质量异常、包装破损、标志不清或手续不全的中药饮片有权拒收,并拒填收单。对真伪优劣难确定或有质量疑问的中药饮片,应按规定取样,同时填写质量反馈单,送质量检验室进行鉴定或检测。经检验不合格者,应及时填写不合格药品记录,并存放于不合格药品区内,标识(红色)明显,并通知业务部门拒付货款并办理退货手续。

为了防止错检、漏检,质量管理部门应组织检验人员对一周内入库的所有饮片再检查一次。每月质量管理部门应组织有关人员对本月库存饮片进行一次重点检查。

二、中药饮片的储存

中药材经炮制加工制成饮片,改变了原药材的形状,增加了与空气和微生物的接触面积,因此更易发生泛油、霉变、虫蛀、变色等质量变异现象。仓储工作者应针对饮片质量变异的原因采取科学的防治措施。

(一) 切制类饮片

切制类中药饮片有薄片或厚片、丝、段、块等几类,由于饮片表面积增大,与空气接触面增大,更易吸收水分;与微生物接触增多更易污染,极易吸潮、霉变和虫蛀。

1. 含淀粉较多的饮片 如山药、葛根、白芍等。切片后要及时干燥,防止污染,宜置通风阴凉干燥处。防虫蛀、霉变。

2. 含糖分及黏液质较多的饮片 如熟地黄、天冬、党参等,切片后不易干燥,若储存温度高、湿度大均易吸潮变软发黏、霉变和虫蛀。故宜置通风干燥处。密封储存。防霉蛀。防堆垛过高。

3. 含挥发油较多的饮片 如当归、川芎、木香、薄荷、荆芥等切片后,一般在60℃以下干燥。储存温度亦不宜过高,防止香气散失或泛油。受潮则易霉变和虫蛀。故宜置阴凉干燥处,防蛀。

(二) 炮制类饮片

1. 炒制类饮片 炒黄、炒焦、麸炒、土炒等均可使饮片香气增加,如炒莱菔子、麸炒薏苡仁、土炒山药等,若包装不严,易被虫蛀或鼠咬。故宜贮干燥容器内,置通风干燥处。防蛀。

2. 酒、醋炙饮片 如酒大黄、酒黄芩、酒当归等酒炙饮片;醋香附、醋元胡、醋芫花等醋炙饮片,不仅表面积增大,且营养增加,易污染霉变或遭虫害。应贮于密闭容器中,置通风干燥处。防蛀。

3. 盐炙饮片 如盐知母、盐泽泻、盐黄柏、盐车前子等,空气相对湿度过高时,易吸湿受潮;库温过高或空气相对湿度过低时则盐分从表面析出。故应贮密闭容器内,置通风干燥处。防潮。

4. 蜜炙饮片 如蜜甘草、蜜黄芪、蜜冬花等。蜜炙后糖分大,较难干燥,易吸潮发黏;营养增加,易污染霉变或遭虫害或发霉变质。通常贮于缸、罐内,密闭,置通风干燥处。防霉、防蛀、防潮。蜜炙品每次制备不宜过多、储存时间不宜过长。

5. 蒸煮类饮片 常含有较多水分,如熟地、制黄精、制玉竹等。蒸煮后易受霉菌侵染,饮片表面附着霉菌菌丝体。宜贮干燥容器内,密闭,置通风干燥处。防霉、防蛀。

6. 矿物加工类饮片 如芒硝、硼砂、明矾等,在干燥空气中易失去结晶水而风化,在湿热条件下又易潮解。故宜贮缸、罐中,密闭。置阴凉处。防风化、潮解。

综上所述,储存中药饮片的库房应保持通风、阴凉、干燥,避免日光直射,库温30℃以下,相对湿度75%以下为宜,勤检查、勤翻晒,经常灭鼠。饮片储存容器必须合适,一般可储存于木箱、纤维纸箱中,尤以置密封的铁罐、铁桶为佳。亦可置瓷罐、缸或瓮中,并置石灰或硅胶等吸湿剂。中药房饮片柜,置药格斗要严密,对于流转缓慢的饮片,应经常检查,以防霉变、虫蛀。

三、中药饮片的养护技术

中药饮片养护技术是运用现代科学方法研究中药饮片的保管和影响中药储存质量的因素及其养护防患措施的一门综合性技术。仓储工作者应在继承祖国医药学遗产和前人长期积累的中药饮片储存经验的基础上,运用现代自然科学的知识和方法对中药饮片加以养护,以提高中药饮片的质量。常用养护方法主要有以下几类。

1. 清洁安全养护法　清洁卫生是饮片养护的基础,主要包括饮片加工各个环节注意卫生、仓库及其周围环境保持清洁、无尘,防止有害生物侵入(防虫、防鼠害),做好库房安全工作(防火,防盗),这是一项最基本的养护。

2. 除湿养护法　是利用通风、吸湿等方法来改变库房的湿度起到抑制霉菌和害虫活动的作用。通风是利用空气自然风或机械产生的风,把库房内潮湿的空气置换出来,达到除湿目的。吸湿是利用自然吸湿物或空气去湿机,来降低库内空气湿度,以保持仓库凉爽而干燥的环境。传统常用的吸湿物有生石灰、木炭、草木灰等,现在发展到采用氯化钙、硅胶等干燥剂除湿,也可用空调除湿吸潮。

3. 干燥养护法　干燥可以除去中药饮片中过多的水分,同时可杀死霉菌、害虫及虫卵,达到防虫、防霉,久储不变质的效果。常用的干燥方法有曝晒、烘干、摊晾、微波干燥法及远红外加热干燥法等。

其中曝晒是利用太阳热能和紫外线杀灭害虫和霉菌,此法在生产实践中应用甚广,适用于较难干燥,晒后对质量影响不大的饮片。高温烘干法适合大多数饮片。量大可用烘干机烘干,量少可在烘箱内烘烤。尤其是饮片入库前,或雨季前后均可采用此方法。摊晾法则适用于芳香性叶类、花类、果皮类等,如紫苏、红花、陈皮。对于颗粒较小的粉末状饮片,可采用微波干燥或远红外加热干燥。

4. 密封(包括密闭)养护法　该法是通过将饮片储于缸、坛、罐、瓶、箱等容器而与外界隔离,以尽量减少外界因素对其影响。适用于易泛油、溢糖、发霉、虫蛀,吸潮后不宜曝晒、烘干的品种,如人参、枸杞等。该法常与吸湿法相结合,效果更好。现常用密封性能更高的新材料,如塑料薄膜帐、袋真空密封,或用密封库等密封储存。

饮片品种单一而数量多,库房面积又小的,宜采用仓库密封法或小室密封法;饮片品种数量较多,而库房面积又大的,则宜采用薄膜塑料包装袋真空密封,分开堆垛的方法;若药房的库存量小,则宜采用缸、坛、罐、玻璃瓶、塑料箱等容器密闭贮存;细贵饮片除可采用容器密封贮存外,还可采用复合薄膜材料包装袋真空密封贮存。夏季气温升高,空气中相对湿度增大,各种霉菌、害虫生长繁殖旺季宜采用密封法或密闭法。

📖 **课堂活动**

如果饮片含水量超过安全标准能否采用密封养护法? 哪些品种需要用密封养护法? 药房和药店存货量少,是否需要密封储存?

5. 对抗同储养护法　是用两种以上的药物同储或采用一些有特殊气味的物品与药物同储而起到相互克制,抑制虫蛀、霉变、泛油的一种养护方法。此法仅适用于少数药物养护。如丹皮分别与泽泻、山药、白术、天花粉、冬虫夏草等同储;花椒分别与蕲蛇、白花蛇、蛤蚧、海马等同储;大蒜分别与薏苡仁、土鳖虫、蕲蛇、白花蛇等同储;胶类药物与滑石粉或米糠同储;三七与樟脑同储;荜澄茄、丁香与人参、党参、三七等同储,均可达到防虫蛀、霉变或泛油的目的。

另外,对于易虫蛀、霉变、泛油的饮片,可采用喷洒少量95%乙醇或高度白酒,密封储存,达到对抗同储的目的。

6. 冷藏养护法 冷藏养护法系指采用低温方法储存中药饮片,从而有效防止不宜烘、晾的中药饮片发生虫蛀、发霉、变色等变质现象。常用的方法如安装空调、使用冰箱、建冷库、阴凉库等。贵重中药饮片多采用冷藏法。例如:哈士蟆油、人参等。梅雨季节,可将价格偏高的中药如人参、西洋参、枸杞、蛤蚧等贮藏于阴凉库中以防蛀、防霉、保证质量。

7. 化学药剂养护法 化学药剂养护法是利用无机或有机的防霉、杀虫剂与仓虫接触,从而杀灭霉菌和害虫的方法。应用此法要求高效低毒、环保无污染、易推广使用。目前最常用的是磷化铝熏仓养护法。

磷化铝(AlP)是近年来应用较广泛的一种新型杀虫剂。它具有使用简便、用量少、渗透力强、杀虫效率高、排毒散发快、不易被药吸附而且可杀灭微生物等多种优点。

使用磷化铝应注意分散施药,专人保管。严禁遇水遇火、日光曝晒,以免引起火灾及对人员造成毒害。

8. 气调养护法 气调养护是一种新的养护技术。其原理是将饮片置于密闭的容器内,对影响其变质的空气中的氧的浓度进行有效控制,人为地造成低氧或高浓度二氧化碳状态,抑制害虫和微生物的生长繁殖及饮片自身的氧化反应,以保留中药品质的一种方法。该法具有无残毒、适用范围广、操作安全、无公害、成本低的优点,而且能保持饮片原有的气味和色泽,明显优于化学熏蒸法。

📖 课堂活动

气调养护法因为设备投资大,应用受到限制。请你根据日常生活经验,结合气调养护法的原理,能否将该法用于中药饮片小包装?

9. 无菌包装技术 首先将中药饮片灭菌,然后装入一个霉菌无法生长的容器内,避免了再次污染的机会,在常温条件下,不需任何防腐剂或冷冻设施,在规定的时间内不会发生霉变。

另外,气幕防潮养护法、气体灭菌养护法、蒸气加热养护法以及挥发油熏蒸防霉养护法都是实际生产中常用的养护技术。可以相信,随着科学技术的发展以及多学科协作,中药养护技术一定会进一步提高。

四、常见易变中药举例

【山药】 本品因含较丰富的淀粉、黏液质等,若储存不当,最易虫蛀、霉变、变色或断碎。水分不得过12.0%,注意防霉、防蛀,保持色泽洁白。储量大时,梅雨季节前开箱日晒后稍晾装箱;也可拌入少量牡丹皮。置通风干燥处,防蛀。

【黄芪】 本品主要含有皂苷类、黄酮类、多糖类等成分。易虫蛀、受潮发霉,储存过久会使色泽变深,水分不得过 10.0%,置通风干燥处,防潮,防蛀。麸炒黄芪、蜜炙黄芪不宜久储,以随用随炒为宜。

【大黄】 本品主要含有蒽醌类化合物和鞣质。饮片受潮易虫蛀、发霉、变色,质量好的易泛油。以生大黄、酒大黄、熟大黄变异明显。安全水分15.0%以下。置通风干燥处,防蛀。

【苦杏仁】 本品含苦杏仁苷及脂肪油。夏季遇热,极易泛油;受潮易发霉、酸败和变色;温湿度适宜亦会虫蛀。置阴凉干燥处,防蛀。

【紫苏叶】 本品含挥发油。受热挥发油挥发,气味散失;受潮易发霉、变色。水分不得过 12.0%,挥发油含量不得少于 0.40%(ml/g)。宜置阴凉干燥处。不宜久储,否则香气逐渐淡薄,影响质量。

【芒硝】 本品为含水硫酸钠($Na_2SO_4\cdot10H_2O$)。长期与空气接触易风化、潮解。含水量 51.0%~57.0%,宜置密闭容器内,30℃以下保存,防风化。

【阿胶珠】 本品含蛋白质、氨基酸等。受热或受潮易粘连、发霉。水分不得过 10.0%,宜置阴凉干燥处,密闭储存。

【冰片】 本品具有挥发性,易燃,能升华。宜密封,置凉处。

点 滴 积 累

1. 验收人员、验收场所及设备符合要求;根据药典及相关标准取样验收。

2. 中药饮片因与空气接触面积增大,更易发生泛油、霉变、虫蛀、变色等质量变异现象,应针对饮片质量变异的原因采取科学的储存方法。

3. 常用中药饮片养护技术有清洁养护法、除湿养护法、干燥养护法、密封养护法、对抗同储养护法、冷藏养护法、化学药剂养护法、气调养护法和无菌包装技术。

第三节　中成药的储存养护

中成药是指以中药材、饮片为原料,以中医药理论为指导,按照法定处方、工艺和标准,制成一定剂型的药物,是我国历代医药学家经过千百年医疗实践创造、总结的有效方剂的精华。包括用传统方法制作的各种蜜丸、水丸、颗粒剂、膏药等中成药;用现代制药方法制作的中药片剂、注射剂、胶囊剂、口服液等。《中国药典》2010 年版(一部)收载的剂型有 20 多种,常用的剂型有如下几种。

1. 丸剂　分为蜜丸、水蜜丸、水丸、糊丸、蜡丸和浓缩丸等类型。代表上述剂型的品种有牛黄上清丸、乌鸡白凤丸、龙胆泻肝丸、小金丸、安宫牛黄丸、逍遥丸等。

2. 散剂　分为内服散剂和外用散剂。如银翘散、七厘散。

3. 颗粒剂　分为可溶颗粒、混悬颗粒和泡腾颗粒。如板蓝根颗粒、龙牡壮骨颗粒、氨酚伪麻那敏泡腾颗粒等。

4. 片剂　有浸膏片、半浸膏片和全粉片。按用药途径可分口服普通片、含片、咀嚼片、泡腾片、阴道片和肠溶片等。如三七片、西瓜霜含片、小儿消食片、替硝唑阴道泡腾片、小柴胡片、牛黄解毒片等。

5. 糖浆剂　如急支糖浆、小儿止咳糖浆等。

6. 合剂　如复方大青叶合剂、柴胡口服液等。

7. 胶囊剂　可分为硬胶囊、软胶囊(胶丸)和肠溶胶囊等，主要供口服用。如金水宝胶囊、藿香正气软胶囊等。

8. 膏药　分为黑膏药和白膏药，如狗皮膏、伤湿止痛膏。

9. 注射剂　如清开灵注射液、注射用双黄连(冻干)。

10. 栓剂　如银翘双解栓、麝香痔疮栓等。

📖 课堂活动

你还知道哪些中成药剂型？请举例。

随着我国中医药事业的蓬勃发展，许多新剂型、新品种的中成药不断涌现，加之生产制备工艺技术的不断更新，产量大幅度上升，中成药的流通量也不断增加，如何根据中成药剂型的特性和储存条件，进行科学、合理地储存保管，保证其在流通中的质量成为首要问题。

一、中成药的分类储存

中成药的储存通常采用分类储存，即把储存地点划分为若干区，每个区又划分为若干货位，依次编号，设立货位卡，保证卡、货、账相符。按剂型和药物自身特性要求，根据内服、外用的原则，尽可能将性质相同的药物储存在一起，然后根据具体储存条件，选择每一类中成药最适宜的货位。

1. 一般固体中成药　如丸剂、散剂、颗粒剂、片剂等易受潮、散气、泛油、结块、发霉、虫蛀等，其中丸剂、片剂久储易失润、干枯、开裂。宜储存于密封库房，防止吸潮霉变，并控制库温25℃以下，相对湿度75%以下。

2. 注射剂　如复方丹参注射液、脉络宁等大小容量的注射剂，怕热、怕光，易产生沉淀、变色等澄明度不合格现象。宜储存于20℃以下的阴凉库，避光、避热、防冻保存。货件堆垛不宜过高，避免重压。

3. 其他液体及半固体制剂　如糖浆剂、口服液、合剂、酒剂、酊剂、露剂、煎膏剂、流浸膏剂及浸膏剂等，其性质怕热、怕光、易酸败、发酵。宜储存于阴凉干燥库房，避热、避光、防冻。另外，这类成药包装体积大、分量重，宜储存于仓库的低层库房以便于进出库。

4. 胶剂、膏药等中成药　如阿胶、鹿角胶、麝香壮骨膏等，前者受热易变软、黏结；后者易挥发散气，失去黏附力。储存时宜将内服、外用及不同性质的中成药分别储存于阴凉、密封较好的小库房或容器内，防热、防潮。

二、中成药易变品种的养护

中成药品种繁多，组方复杂，制备工艺烦琐，有效成分又多为混合物。因而出厂后，容易发生质量变化。为了减少或避免这些问题的发生，现将常见中成药易变品种的养护技术介绍如下。

课堂活动

　　根据影响药品稳定性的因素和常见中成药剂型的特点,谈谈中成药在储存过程中容易发生哪些质量变异现象? 如何防止?

　　1. 丸剂　蜜丸是较易变异的一种剂型,如健脾丸、六味地黄丸等。在天气湿热时,易吸收空气中的水分而发生霉变、虫蛀;储存过久或库房干燥,蜜丸又易干枯、变硬、失润、开裂。水丸因颗粒比较疏松与空气接触面比较大,极易吸收空气中的水分,造成霉变、虫蛀或松碎等,如龙胆泻肝丸。糊丸、浓缩丸、蜡丸除易吸潮霉变外,又有变软、性脆、易碎等特点。

　　储存时应注意储存于阴凉干燥处,防潮、防霉、防蛀,密闭储存,还应防止重压。尤其在夏末秋初梅雨季节,空气相对湿度大,温度高,应经常检查包装是否完整和库房的温湿度,库温28℃以下,相对湿度70%以下;少量丸剂可贮存于装有生石灰等干燥剂的缸内,量大的包装宜存于阴凉库内,注意防潮、防蛀,保持库房清洁卫生。

　　2. 片剂　片剂除含有主药外,还含有淀粉等赋形剂,如健胃消食片。湿度大时,易吸潮而出现松片、裂片、变色、霉变等现象。

　　储存时宜储于密闭干燥处,遮光、避热、防潮。库温30℃以下,空气相对湿度60%~70%为宜。采用无色或棕色玻璃瓶或塑料瓶加盖密封,瓶内可加吸湿剂,也可用塑料袋或铝塑包装密封。不宜久贮,严格效期管理,先产先出,避免过期失效。

　　3. 散剂　散剂因与空气的接触面比较大,极易吸潮、结块。尤其是富含淀粉或挥发性成分的散剂,还易虫蛀、霉变或成分挥发。如参苓白术散。

　　储存时注意防潮、防结块、防霉蛀,避免重压、撞击。注意检查包装是否完整,有无破漏、湿润的痕迹;同时要检查是否有结块、生霉、虫蛀现象,检查库房温湿度。对含挥发性药物或吸潮性较强的散剂,要注意密封并置阴凉干燥处。

　　4. 胶囊剂　胶囊容易吸收水分出现膨胀变形、表面失去光泽,甚至霉变、软化、粘连、破裂;库温过低或过于干燥,胶囊易破壳、漏油、漏粉;温度过高,胶囊又易熔化、黏结。如牛黄降压胶囊。

　　储存时注意密封防潮、防冻、防热。储存温度应控制在10~20℃,相对湿度控制在35%~75%。密封储存于库内阴凉干燥处。

　　5. 糖浆剂　糖浆剂主要含有中药浓缩提取液和浓蔗糖水溶液,易被霉菌等污染,出现霉变、分解酸败、混浊等现象。如急支糖浆。

　　储存时首先应符合《中国药典》2010年版(一部)要求,含蔗糖量应不低于45%(g/ml)。盛装容器宜用清洁、干燥的棕色瓶,灌装后密封。储存于库内阴凉干燥处,应避光、防潮、防热。堆码时注意不要倒置,重压。经常检查封口是否严密。

　　6. 煎膏剂　煎膏剂除含有中药浓缩膏外,还加有蜂蜜、蔗糖等营养性物质,如枇杷膏、益母草膏等。药液浓度过稀或库温过高、储存时间过长,极易发霉、发酵、变酸或析出糖的结晶,从而造成质量不合格。

　　储存时应保证容器洁净符合卫生标准。密封置阴凉处储存,防日光直射和库房温湿度过高。

7. 注射剂　注射剂又称针剂。若储存保管不当,极易受光、热等因素影响,发生变色、沉淀;温度过低又易"破瓶"或结冰,如清开灵注射液。冻干粉针又易吸潮、变色或结块,如注射用双黄连(冻干)。

储存时应密封于中性硬质玻璃安瓿中,置库房内阴凉干燥处,以库温 10~20℃ 为宜,避光、防沉淀、防冻结、防吸潮、结块,防高热等。

中成药的储存与养护工作应贯彻预防为主的原则,在质量管理部门的技术指导下,依照分类储存的要求合理存放药品,实行色标管理。做好库内温、湿度监测、记录工作,当温湿度超出规定范围时,应采取降温、保温、除湿、增湿等措施。每年对库房内中成药进行 1~2 次全面质量检查。平时应定期进行循环质量检查;一般品种每季检查一次,有效期、易变品种酌情增加检查次数。认真填写库存药品养护记录,建立药品养护档案。

点 滴 积 累

1. 中成药的储存通常采用分类储存,按剂型和药物自身特性要求,选择适宜的货位。

2. 中成药易变品种如丸剂、片剂、散剂、胶囊剂、糖浆剂、煎膏剂、注射剂等需根据各自特点,合理储存,定期养护。

目 标 检 测

一、选择题

(一)单项选择题

1. 下列药材容易风化的是(　　)
   A. 冰片　　　　B. 龙骨　　　　C. 芒硝　　　　D. 乳香

2. 下列药材易泛油的是(　　)
   A. 苦杏仁　　　B. 山药　　　　C. 芒硝　　　　D. 大黄

3. 下列中药具有升华性的是(　　)
   A. 山药　　　　B. 樟脑　　　　C. 芒硝　　　　D. 黄芩

4. 引起中药发生质量变异的内因之一是(　　)
   A. 空气　　　　B. 湿度　　　　C. 中药含水量　　D. 高温

5. 乳香受热后易(　　)
   A. 泛油　　　　B. 风化　　　　C. 潮解　　　　D. 粘连

6. 要对一批 300 件的中药饮片进行验收,其取样量是(　　)
   A. 取样 5 件　　　　　B. 按 5% 取样
   C. 按 10% 取样　　　　D. 100 件之内按 5% 取样,超过 100 件部分按 1% 取样

7. 常用中药饮片的养护技术中不包括(　　)
   A. 气调养护法　　B. 密封养护法　　C. 冷藏养护法　　D. 高温养护法

8. 宜与泽泻同储的是(　　)
   A. 丹皮　　　　B. 细辛　　　　C. 花椒　　　　D. 冰片

9. 糖浆剂保管养护的关键在于（　　　）
A. 防霉败　　　　B. 防沉淀　　　　C. 防变色　　　　D. 防潮

10. 中药注射剂最易发生的变质现象是（　　　）
A. 霉变　　　　B. 沉淀　　　　C. 潮解　　　　D. 挥发

11. 药物受潮后,在适宜温度下造成霉菌滋生和繁殖,在药物表面布满菌丝的现象为（　　　）
A. 发霉　　　　B. 虫蛀　　　　C. 潮解　　　　D. 风化

12. 某些含结晶水的矿物药,经风吹日晒或过分干燥逐渐失去结晶水成为粉末的现象为（　　　）
A. 发霉　　　　B. 潮解　　　　C. 变色　　　　D. 风化

13. 某些盐类固体药物容易吸收潮湿空气中的水分,表面慢慢溶化成液体状态为（　　　）
A. 潮解　　　　B. 虫蛀　　　　C. 变色　　　　D. 风化

14. 某些熔点比较低的固体树脂类或动物胶类药物,受潮、受热后黏结成块的现象为（　　　）
A. 发霉　　　　B. 粘连　　　　C. 变色　　　　D. 风化

15. 一般炮制品的含水量宜控制在（　　　）
A. 2%~5%　　　　B. 3%~7%　　　　C. 7%~13%　　　　D. 15%~17%

16. 当气温较高时,含脂肪油多的饮片就易出现（　　　）
A. 挥发　　　　B. 泛油　　　　C. 潮解　　　　D. 粘连

17. 不适合花类药材储存的措施（　　　）
A. 阴干　　　　B. 避免重压　　　　C. 避免火烤或曝晒　　　　D. 硫黄熏仓

18. "哈喇"属于那种变异现象（　　　）
A. 潮解　　　　B. 粘连　　　　C. 腐烂　　　　D. 泛油

19. 中药饮片片型的验收,异型片不得超过（　　　）
A. 10%　　　　B. 5%　　　　C. 15%　　　　D. 20%

20. 凡含挥发油多的药材,切成饮片后干燥温度不能过高,一般应在60℃以下以免损伤有效成分,应置阴凉、干燥处储存。下列不属于这类药材的是（　　　）
A. 薄荷　　　　B. 当归　　　　C. 知母　　　　D. 川芎

（二）多项选择题

1. 下列属于中药材常见的质量变异现象（　　　）
A. 霉变　　　　B. 虫蛀　　　　C. 泛油
D. 粘连　　　　E. 变色

2. 影响饮片变质的环境因素是（　　　）
A. 水分　　　　B. 空气　　　　C. 温度
D. 日光　　　　E. 湿度

3. 水丸易发生的变异现象有（　　　）
A. 霉变　　　　B. 挥发　　　　C. 虫蛀
D. 松碎　　　　E. 结皮

4. 中药饮片验收的依据包括（　　）

    A.《中国药典》2010 年版（一部）

    B. 验收人员的经验

    C.《全国中药炮制规范》

    D. 进货合同

    E. 入库凭证上所要求的各项质量条款

5. 中药饮片的入库验收内容包括（　　）

    A. 包装检查　　　　B. 标签标识检查　　　　C. 显微鉴别

    D. 理化鉴别　　　　E. 含水量测定

6. 中药饮片在储存过程中发生虫蛀、发霉、泛油、变色、变味等变异现象，主要与哪些自然因素有关（　　）

    A. 空气　　　　B. 日光　　　　C. 温度

    D. 湿度　　　　E. 微生物

7. 胶囊剂的保管养护方法（　　）

    A. 密封　　　　B. 防潮　　　　C. 防热

    D. 冷处　　　　E. 防重压

8. 易泛油的药材基本的养护措施是（　　）

    A. 低温法　　　　B. 吸潮法　　　　C. 气调法

    D. 化学防治法　　　　E. 高温法

9. 预防中药材发霉的方法有（　　）

    A. 低温法　　　　B. 吸潮法　　　　C. 气调法

    D. 化学防治法　　　　E. 密封法

10. 注射剂的储存方法有（　　）

    A. 避光　　　　B. 防沉淀　　　　C. 防冻结

    D. 防吸潮　　　　E. 防高热

二、简答题

1. 简述中药材、中药饮片、中成药的定义。

2. 简述中药饮片的验收要求。

3. 简述各种养护技术的具体应用。

4. 简述常见中成药易变品种的养护。

三、分析题

分析中药质量变异现象及原因。

（宫淑秋）

第九章 特殊管理药品的储存养护

第一节 特殊管理药品的概念和分类

一、特殊管理药品的概念

根据《药品管理法》的相关规定,国家对麻醉药品、精神药品、医疗用毒性药品、放射性药品,实行特殊管理。国务院发布并实施了《麻醉药品和精神药品管理条例》、《医疗用毒性药品管理办法》、《放射性药品管理办法》。因此,麻醉药品、精神药品、医疗用毒性药品、放射性药品是法律规定的特殊管理药品,简称为"麻、精、毒、放"。

1. **麻醉药品(narcotics)** 是指具有依赖性潜力,不合理使用或者滥用可以产生身体依赖性和精神依赖性(即成瘾性)的药品、药用原植物或者物质,包括天然、半合成、合成的阿片类、可卡因、大麻类等。如临床上使用的止痛药吗啡哌替啶(杜冷丁)、枸橼酸芬太尼等;止咳药阿桔片、磷酸可待因糖浆等。

2. **精神药品(psychotropic substances)** 是指作用于中枢神经系统使之兴奋或者抑制,具有依赖性潜力,不合理使用或者滥用可以产生药物依赖性的药品或者物质,包括兴奋剂、致幻剂、镇静催眠剂等。如去氧麻黄碱、三唑仑、地西泮(安定)、咖啡因等。

> **知 识 链 接**
>
> 麻醉药品和精神药品目录:由原国家食品药品监督管理局会同国务院公安部、原卫生部制定、调整并公布。目前我国(2007年版)规定管制的麻醉药品有123种,精神药品有132种。国际药物管制公约列入管理的麻醉药品118种,精神药品有116种。

3. **毒性药品(toxic drug)** 是医疗用毒性药品的简称,系指毒性剧烈,治疗剂量与中毒剂量相近,使用不当致人中毒或死亡的药品。如毒性西药品种:阿托品、洋地黄毒苷、三氧化二砷等;毒性中药品种:生附毒性药品生附子、生巴豆、生马钱子、砒霜、水银、雄黄等。

知识链接

国务院 1988 年发布并实施《医疗用毒性药品管理办法》中的毒性药品管理品种有:毒性中药品种(27 种):砒石(红、白)、砒霜、水银、生马钱子、生川乌、生草乌、生白附子、生附子、生半夏、生南星、生巴豆、斑蝥、青娘子、红娘子、生甘遂、生狼毒、生藤黄、生千金子、生天仙子、闹羊花、雪上一枝蒿、白降丹、蟾酥、洋金花、红粉、轻粉、雄黄。

毒性西药品种(11 种):去乙酰毛花苷丙、阿托品、洋地黄毒苷、氢溴酸后马托品、三氧化二砷、毛果芸香碱、升汞、水杨酸毒扁豆碱、亚砷酸钾、氢溴酸东莨菪碱、士的宁。

知识链接

毒品:是指某些被国家管制的、被滥用的、有依赖性或成瘾性的物质或药物,如鸦片、海洛因、吗啡、摇头丸等麻醉药品和精神药品,其使用与医疗目的无关,而是为了使滥用者对该物质产生依赖,迫使他们无止境地追求用药(即强制性觅药行为),由此造成健康损害,并带来严重的社会、经济、甚至政治问题。可见,毒品必须具备依赖性、危害性和非法性三要素。毒性药品虽毒性剧烈,但不产生依赖性,不属于毒品。

毒品分类:联合国麻醉药品委员会将毒品分为六大类 :①吗啡型药物,包括鸦片、吗啡、可卡因、海洛因和罂粟植物等最危险的毒品;②可卡因和可卡叶;③大麻;④安非他明等人工合成兴奋剂;⑤安眠镇静剂,包括巴比妥药物和安眠酮;⑥精神药物,即安定类药物。从毒品对人中枢神经的作用看,可分为抑制剂、兴奋剂和致幻剂等。

4. 放射性药品(radiopharmaceuticals) 是指用于临床诊断或治疗疾病的放射性核素制剂或者其标记药物。按医疗用途分为裂变制品、推照制品、加速器制品、放射性同位素发生器及其配套药盒、放射性免疫分析药盒等。常用品种如疝 [^{133}Xe] 注射液、枸橼酸镓 [^{67}Ga] 注射液、氯化铟 [^{133m}In] 注射液、磷 [^{32}P] 酸钠口服液等。

放射性药品与其他特殊管理药品的不同之处就在于其含有的放射性核素能放射出 α、β 和 γ 射线,射线具有穿透性,当其通过人体时,可与组织发生电离作用。

知识链接

常见治疗用放射性药物有 $Na^{131}I$ [碘化钠],$^{89}SrCl_2$[氯化锶],^{32}P 磷胶体,$^{153}Sm-EDTMP$[乙二胺四甲基膦酸],$Na_2H^{32}PO_4$[磷酸氢二钠]。

中国药典 2010 版(二部)收载的放射性药物都是由 14 种放射性核素制备的,分别是 ^{32}磷、^{51}铬、^{67}镓、^{123}碘、^{125}碘、^{131}碘、^{132}碘、^{131}铯、^{133}氙、^{169}镱、^{198}金、^{203}汞、^{99m}碍、^{133m}铟。

上述四大类药品均具有两重性,合理使用是医疗必需品,可以解除患者病痛;然而使用不当或滥用会影响到公众身心健康和生命安全。因此,必须对其生产、供应和使用等环节实施特殊管理。

二、特殊管理药品的分类方法

(一) 麻醉药品分类

1. 按来源及化学成分分类

(1) 阿片类:如阿片粉、阿片酊、阿桔片。

(2) 可卡因类:如辛可卡因注射剂。

(3) 吗啡类:吗啡阿托品注射液、吗啡片剂。

(4) 大麻类:大麻与大麻树脂。

(5) 合成麻醉药类:杜冷丁(哌替啶)。

2. 按剂型分类　注射剂(美沙酮注射剂)、片剂(阿法罗定片)、糖浆剂(磷酸可待因糖浆)、散剂(如阿片粉)、透皮贴剂(芬太尼透皮贴剂)、栓剂(阿片全碱栓剂)等。

3. 按临床应用分类　麻醉用的(辅助麻醉和麻醉诱导与维持用)如"舒芬太尼"、"瑞芬太尼";镇痛用的如"双氢可待因"、"芬太尼"、"哌替啶";镇咳用的如"阿桔片"等。

(二) 精神药品分类

按使人体产生的依赖性和危害人体健康的程度分为第一类与第二类精神药品。

第一类精神药品:如氯胺酮、去氧麻黄碱、三甲氧基安非他明、苯丙胺、三唑仑。

第二类精神药品:如地西泮、咖啡因、去甲伪麻黄碱、异戊巴比妥、阿普唑仑等。

第一类精神药品的管理同麻醉药品管理一样,不能零售,只能在具有麻醉药品和第一类精神药品购用印鉴卡的医疗机构,由具有处方权的执业医师开具处方后方可使用。第二类精神药品可以由具有销售资格的药店,凭执业医师出具的处方,按规定计量销售,处方保存2年备查;一般医疗机构也可以凭处方使用。

(三) 医疗用毒性药品分类

按毒性药品来源分为毒性中药和毒性化学药:

1. 毒性中药(27 种)　常见毒性中药品种有:砒石(红砒、白砒)、砒霜、水银、生马钱子、生川乌、生草乌、生白附子、生附子、生半夏、生南星、生巴豆、斑蝥、青娘子、红娘子、生甘遂、生狼毒、生藤黄、生千金子、生天仙子、闹羊花、雪上一枝蒿、白降丹、蟾酥、洋金花、红粉、轻粉、雄黄。

2. 毒性化学药

(1) 毒性化学药原料药品种(11 种)　去乙酰毛花苷丙、阿托品、洋地黄毒苷、氢溴酸后马托品、三氧化二砷、毛果芸香碱、升汞、水杨酸毒扁豆碱、亚砷酸钾、氢溴酸东莨菪碱、士的宁。

注:士的宁、阿托品、毛果芸香碱等包括其盐类化合物。

(2) 毒药化学药制剂品种　亚砷酸注射液(主要成分为三氧化二砷)。

 知 识 链 接

原卫生部 2010 年发布并实施《药品类易制毒化学品管理办法》,适用于药品类易制毒化学品的生产、经营、购买以及监督管理。药品类易制毒化学药品品种目录:

①麦角酸;②麦角胺;③麦角新碱;④麻黄素、伪麻黄素、消旋麻黄素、去甲麻黄素、甲基麻黄素、麻黄浸膏、麻黄浸膏粉等麻黄素类物质。

以上所列物质包括可能存在的盐类;药品类易制毒化学品包括原料药及其单方制剂。

(四) 放射性药品分类

1. 按核素分类

(1) 放射性核素本身即是药物的主要组成部分,如 ^{131}I、^{125}I 等,是利用其本身的理化特性和对人体产生的生理、生化作用以达到诊断或治疗目的。

(2) 利用放射性核素标记的药物如 ^{131}I – 邻碘马尿酸钠,其示踪作用是通过被标记物本身的代谢过程来体现的。

2. 按医疗用途分类

(1) 用于诊断,即利用放射性药品对人体各脏器进行功能、代谢的检查以及动态或静态的体外显像,如甲状腺吸 ^{131}I 功能试验、^{131}I – 邻碘马尿酸钠肾图及甲状腺、脑、肝、肾显像等。这类用途的放射性药品较多。

(2) 用于治疗,如治疗甲亢,^{32}P、^{90}Sr 敷贴治疗皮肤病等。这类用途的放射性药品较少。

课堂活动

1. 分发给学生四类药品的外包装或标签,让学生观察找出它们之间在标识内容上的区别,老师展示各类药品的特殊标志图(图9-1,见彩插2),让学生明确四种特殊管理药品类型的标识图标,并初步了解特殊管理药品的品名与用途。

2. 讨论特殊管理药品监管不当会有什么后果。

图 9-1　特殊管理药品外包装和标签规定印刷图标

```
点 滴 积 累
```

1. 国家对麻醉药品、精神药品、医疗用毒性药品、放射性药品,实行特殊管理。特殊管理药品简称为"麻、精、毒、放"。

2. 麻醉药品、精神药品、医疗用毒性药品、放射性药品的概念。

3. 特殊管理药品的分类方法和代表药品举例。

第二节　特殊管理药品的储存要求和保管

国家对麻醉药品、精神药品、医疗用毒性药品和放射性药品实行特殊管理。发布《麻醉药品和精神药品管理条例》(以下简称条例):具体规定麻醉药品药用原植物的种植,麻醉药品和精神药品的实验研究、生产、经营、使用、储存、运输等活动以及监督管理;《医疗用毒性药品管理办法》具体规定毒性药品的生产、收购、经营、供应、调配和违反的处罚并列出毒性药品品种;《放射性药品管理办法》具体规定放射性药品的研究、生产、经营、运输、使用、检验、监督管理。

《药品管理法》、《药品经营质量管理规范》(GSP)要求药品经营企业要建立特殊管理药品的管理制度。对特殊管理药品的验收要实行双人验收制度;特殊管理药品包装的标签或说明书上必须印有规定的标识和警示说明;特殊管理药品的储存要专库或专柜存放,双人双锁保管,专账记录,账物相符;储存麻醉药品、一类精神药品、医疗用毒性药品、放射性药品的专用仓库应具有相应的安全保卫措施。特殊管理药品的购进、销售、运输、使用按国家对特殊药品管理的有关规定办理。

一、麻醉药品、精神药品的储存和保管要求

麻醉药品、精神药品的储存保管流程: 入库验收 → 储存养护 → 出库复核

(一)麻醉药品、精神药品的储存养护要求

1. **购销管理要求**　国家对麻醉药品和精神药品实行定点经营制度。医疗机构应当根据医疗需要,在麻醉药品和精神药品定点批发企业采购此类药品。麻醉药品和第一类精神药品,不得零售,并且由全国性批发企业和区域性批发企业将药品送至医疗机构,医疗机构不得自行提货。第二类精神药品定点批发企业可以向医疗机构或者经市级药监部门批准实行统一进货、统一配送、统一管理的药品零售连锁企业销售第二类精神药品。

2. **入库验收管理要求**　麻醉药品、第一类精神药品入库验收必须货到即验;至少双人开箱验收;数量验收清点到最小包装;入库验收应当采用专用账册记录,记录的内容包括:日期、凭证号、品名、剂型、规格、单位、数量、批号、有效期、生产单位、供货单位、质量情况、验收结论、验收人员双人签字;在验收中发现缺少、缺损的麻醉药品、第一类精神药品应当双人清点登记,报医疗机构负责人批准并加盖公章后向供货单位查询、处理。专用账册的保存期限应当自药品有效期期满之日起不少于 5 年。

3. **储存养护管理要求**

(1) 麻醉药品药用原植物种植企业、定点生产企业、全国性批发企业和区域性批发企业以及国家设立的麻醉药品储存单位,应当设置储存麻醉药品和第一类精神药品的

专库,专库应当符合以下要求:安装专用防盗门,实行双人双锁管理;具有相应的防火设施;具有监控设施和报警装置,报警装置应当与公安机关报警系统联网。麻醉药品定点生产企业应当将麻醉药品原料药和制剂分别存放。

(2) 麻醉药品和第一类精神药品的使用单位应当设立专库或者专柜储存麻醉药品和第一类精神药品。专库应当设有防盗设施并安装报警装置;专柜应当使用保险柜。专库和专柜应当实行双人双锁管理。

(3) 第二类精神药品经营企业应当在药品库房中设立独立的专库或者专柜储存第二类精神药品。

(4) 以上单位,应当配备专人负责储存养护管理工作,并建立储存麻醉药品、第一类精神药品、第二类精神药品的专用账册。专用账册的保存期限应当自药品有效期期满之日起不少于 5 年。

4. 出库管理要求　药品出库双人复核,对进出专库(柜)的麻醉药品、第一类精神药品建立专用账册,出库逐笔记录,记录的内容包括:日期、凭证号、领用部门、品名、剂型、规格、单位、数量、批号、有效期、生产单位、发药人、复核人和领用人签字,做到账、物、卡相符。

5. 过期、损坏药品的处理要求　生产、经营企业及医疗机构对过期、损坏的麻醉药品、第一类精神药品应当登记造册,并向所在地县级药品监督管理部门及卫生主管部门申请销毁。管理部门应到场监督销毁。

 知 识 链 接

原国家食品药品监督管理局 2007 年公布的我国麻醉药品和精神药品生产、经营和使用状况。

目前我国有麻醉药品生产企业 13 家,第一类精神药品生产企业 13 家,第二类精神药品原料药生产企业 36 家,第二类精神药品制剂生产企业 144 家。在我国生产上市的麻醉药品批准文号共 89 个,生产上市的精神药品批准文号 491 个。

我国现有麻醉药品和第一类精神药品全国性批发企业 3 家,区域性批发企业 571 家,专门从事第二类精神药品批发企业 2279 家,第二类精神药品零售连锁企业 447 家。

(二) 麻醉药品储存养护实例分析

磷酸可待因糖浆　除遵循一般药品的入库验收、储存、保管、养护程序与工作要求外,根据特殊管理药品的要求,各环节的特殊操作如下:

(1) 入库验收:货到即验;双人验收;数量点收时,要双人验收并清点到最小包装。外包装标识检查:要有麻醉药品标志;验收记录,使用特殊管理药品入库验收记录单,记录内容:日期、凭证号、品名、剂型、规格、单位、数量、批号、有效期、生产单位、供货单位、质量情况、验收结论、验收和保管人员签字。

(2) 分类存储:按药品特性、剂型、仓储管理要求进行入库分类,在仓库→特殊管理药品区域选择→麻醉药品→糖浆剂区域,再根据入库药品数量、包装(如形状、体积、重量、内外包装材料特性)、包装标识(如可堆层数、贮藏项下要求:遮光,密封,置阴凉处保存等)选择存储位置→阴凉库,结合储位条件(地面荷重定额及库房高度)确定→堆码层数、堆码方式,进行→堆码操作(注意符合"五距"要求,底座要稳固,避免过密、过高)或选择货架进行→上架操作(注意安全操作)。然后设置→货位卡,对货垛或货架堆放药品进行→标识、记录入库信息。专人保管→库房加锁。

(3)在库保管与养护:根据磷酸可待因的理化特性(光照易变质)及糖浆剂的质量特性(高温易发酵酸败等),确定储存条件为:避光、密闭、阴凉处保管。在库检查时注意糖浆有无渗漏、受微生物污染、发酵酸败或光解等;检查储存条件是否符合该药品贮藏项下要求,否则调控库房温、湿度等使之符合储存要求;检查在库糖浆品种、数量是否与账、卡相符等。

(4)出库复核:按出库单证进行拣单操作,所拣出磷酸可待因糖浆实行双人复核,复核记录内容包括:日期、凭证号、收货单位或部门、品名、剂型、规格、单位、数量、批号、有效期、生产单位(或供货单位)、拣单人、复核人等,做到账、物、卡相符。专用账册的保存期限应当自药品有效期期满之日起不少于 5 年。

 知 识 链 接

我国麻醉药品和精神药品管理的基本制度

《药品管理法》规定:对麻醉药品和精神药品实行特殊管理,进出口实行准许证制度。

《麻醉药品和精神药品管理条例》规定:

1. 种植、生产实行总量控制;并进行定点生产和计划管理。

2. 开展实验研究应当具备相应条件,并经药品监督管理部门批准。

3. 实行定点经营制度,并规定经营企业布局和销售渠道。

4. 医疗机构使用麻醉药品和第一类精神药品实行购用印鉴卡管理。

5. 执业医师使用专用处方,单张处方有最大剂量要求。

6. 运输或邮寄实行运输证明或邮寄证明管理。

7. 对已经发生滥用且造成严重社会危害的麻醉药品和精神药品要采取一规定期限内中止生产、经营、使用,或者限定其使用范围和用途等措施。对不再作为药品使用的,应当撤销其药品批准文号和药品标准。对上市销售但尚未列入管制的药品发生滥用,已经造成或可能造成严重社会危害的,要及及时将其列入管制或调整管制类别。

8. 建立监控信息网络,对麻醉药品和精神药品生产、进货、销售、库存、使用数量和流向实行实时监控。

二、毒性药品的储存保管要求

毒性药品的储存保管流程: 入库验收 → 储存养护 → 出库复核

(一)毒性药品的储存养护要求

《医疗用毒性药品管理办法》中的相关要求:

(1)收购、经营、加工、使用毒性药品的单位必须建立健全保管、验收、领发、核对等制度。

（2）严防收假、发错，严禁与其他药品混杂，做到划定仓间或仓位，专柜加锁并由专人保管。

（3）毒性药品的包装容器上必须印有毒药标志，在运输毒性药品的过程中，应当采取有效措施，防止发生事故。

（二）毒性药品储存养护实例分析

洋地黄毒苷片　除遵循一般药品的入库验收、储存、保管、养护程序与工作要求外，根据特殊管理药品的要求，各环节的特殊操作如下：

（1）入库验收：数量点收时，要双人验收并清点验收到最小包装；外包装标识检查：外包装要有毒性药品标志。验收记录双人签字；使用特殊管理药品入库验收记录单，记录日期、凭证号、品名、剂型、规格、单位、数量、批号、有效期、生产单位、供货单位、质量情况、验收结论、验收和保管人员签字。

（2）分类存储：按药品特性进行入库分类，在仓库→特殊管理药品区域选择→毒性药品→片剂储存区域，再根据入库药品数量、包装与包装标识，选择存储位置→阴凉库，结合储位条件确定→堆码层数、堆码方式，进行→堆码操作或选择货架进行→上架操作。设置货位卡→对货垛或货架堆放药品进行→标识、记录入库信息、记保管账。专人保管→库房加锁。

（3）在库保管与养护：根据洋地黄毒苷的理化特性及片剂的质量特性，确定储存条件：避光、密闭保管。因其有效期短（只有一年），故在库检查时注意药品的有效期，及时填写近效期药品催销表，催促销售业务部门及时销售，避免过期失效。检查储存条件是否符合药品贮藏项下要求，调控库房温、湿度等储存条件使之符合储存要求；药品质量是否稳定；药品品种、数量是否与账、卡相符等。

（4）出库复核：按出库单证进行拣单操作，所拣出洋地黄毒苷片实行双人复核，复核记录内容包括：日期、凭证号、收货单位或部门、品名、剂型、规格、单位、数量、批号、有效期、生产单位（或供货单位）、拣单人、复核人等，做到账、物、卡相符。专用账册的保存期限应当自药品有效期期满之日起不少于 5 年。

三、放射性药品的储存和保管要求

放射性药品的储存保管流程：入库验收 → 储存养护 → 出库复核

放射性药品应严格实行专库（柜）、双人双锁保管，专账记录。放射性药品的储存应有与放射剂量相适应的防护装置；放射性药品置放的铅容器应避免拖拉或撞击。

1. 入库验收　收到放射性药品时，应认真核对名称、出厂日期、放射性浓度、总体积、总强度、容器号、溶液的酸碱度与物理性状等，注意液体放射性药品有无破损、渗漏，注意发生器是否已作细菌培养、热原检查。注意放射性药品的包装是否安全实用，是否符合放射性药品质量要求，是否具有与放射性剂量相适应的防护装置。包装是否分内包装和外包装两部分，外包装是否贴有商标、标签、说明书和放射性药品标志，内包装是否贴有标签。查看标签上的药品品名、放射性比活度、装量。查看说明书上的生产单位、批准文号、批号、主要成分、出厂日期、放射性核素半衰期、适应症、用法、用量、禁忌症、有效期和注意事项等。做好放射性药品入库登记。

2. 储存养护管理要求　放射性药品应由专人负责保管；建立放射性药品登记

表册,在记录时认真按账册项目要求逐项填写,并做永久性保存。放射性药品应放在铅罐内,置于贮源室的贮源柜内保管,严防丢失。贮存放射性药品容器应贴好标签,常用放射药品应按不同品种分类放置在通风橱贮源槽内,标志要鲜明,以防发生差错。

3. 出库管理要求　要有专人对品种、数量进行复查、出库复核记录双人签名确认。

4. 特殊情况处理　发现放射性药品丢失时,应立即追查去向,并报告上级机关。过期失效而不可供药用的药品,必须按国家有关规定妥善处置。

点 滴 积 累

1. 特殊管理药品的储存保管流程:入库验收→分类储存→保管养护→出库复核。

2. 特殊管理药品的验收:要实行双人验收制度;包装的标签或说明书上必须印有规定的标识和警示说明。

3. 按药品特性、剂型、仓储管理要求进行入库分类储存。

4. 特殊管理药品的储存;要专库或专柜存放,双人双锁保管,专账记录,账物相符。

5. 出库时要有专人对品种、数量进行复查、出库复核记录双人签名确认。

6. 麻、精、毒、放四类特殊管理药品在储存养护管理中规定与要求有相同之处,也有各自的特殊性。

目 标 检 测

一、选择题

(一) 单项选择题

1. 下列属于特殊管理药品的是(　　)
   A. 丹参片　　　　　B. 吗啡　　　　　C. VC 片　　　　　D. 葡萄糖注射液

2. 下列属于麻醉药品的是(　　)
   A. 保济丸　　　　　B. VE 胶囊　　　　C. 阿片　　　　　D. 氯化钠注射液

3. 下列属于精神药品的是(　　)
   A. 安定　　　　　　　　　　　　　B. 氯霉素滴眼液
   C. VC 片　　　　　　　　　　　　D. 复方氨基酸注射液

4. 下列属于毒性药品的是(　　)
   A. 碘酊　　　　　　B. 生马钱子　　　C. 硼酸软膏　　　D. 大黄流浸膏

5. 下列属于放射性药品的是(　　)
   A. 甲硝唑栓　　　　B. 冰硼散　　　　C. 益母草膏　　　D. ^{32}P

6. 原料药盐酸吗啡是白色、有丝光的针状结晶或结晶性粉末,在库储存采用遮光措施维护药品质量,说明药品质量变化的主要影响因素是(　　)
   A. 光　　　　　　　B. 温度　　　　　C. 湿度　　　　　D. 空气

7. 洋地黄毒苷片在储存期间采取防潮措施,说明此药品质量变化易受影响的因素

是（　　）

    A. 光　　　　　　　B. 温度　　　　　　C. 湿度　　　　　　D. 空气

8. 下列不属于毒性中药的是（　　）

    A. 全蝎　　　　　　B. 生天仙子　　　　C. 雪上一枝蒿　　　D. 姜半夏

9. 毒性药品的外包装和标签规定印刷图标为（　　）

    A. 红底白字　　　　B. 黑底白字　　　　C. 蓝底白字　　　　D. 黄底白字

10. 精神类药品按使人体产生的依赖性和危害人体健康的程度分类为（　　）

    A. 两类　　　　　　B. 三类　　　　　　C. 四类　　　　　　D. 五类

11. 杜冷丁属于（　　）

    A. 毒性药品　　　　B. 精神药品　　　　C. 放射药品　　　　D. 麻醉药品

12. 咖啡因属于（　　）

    A. 第一类精神药品　　　　　　　　　B. 第二类精神药品

    C. 麻醉药品　　　　　　　　　　　　D. 毒性药品

13. 下列是放射药品的是（　　）

    A. ^{131}I　　　　　　B. 士的宁　　　　　C. 三唑仑　　　　　D. 阿桔片

14. 致幻剂属于（　　）

    A. 放射性药品　　　B. 毒性药品　　　　C. 麻醉药品　　　　D. 精神药品

15. 毒性中药品种有（　　）

    A. 21 种　　　　　　B. 11 种　　　　　　C. 17 种　　　　　　D. 27 种

16. 储存养护专用账册要永久保存的是（　　）

    A. 麻醉药品　　　　B. 毒性药品　　　　C. 放射性药品　　　D. 精神药品

17. 特殊管理药品入库验收的人员要求（　　）

    A. 2 人以上　　　　B. 2 人　　　　　　C. 3 人以上　　　　D. 3 人

18. 第一类精神药品和麻醉药品与第二类精神药品不同的是（　　）

    A. 可以零售　　　　　　　　　　　　B. 不能零售

    C. 凭执业医师处方销售　　　　　　　D. 可以批发销售

19. 第二类精神药品处方保存（　　）

    A. 2 年以上　　　　B. 3 年以上　　　　C. 4 年以上　　　　D. 5 年以上

20. 下列属于毒性中药的是（　　）

    A. 升汞　　　　　　B. 白砒　　　　　　C. 三氧化二砷　　　D. 雌黄

21. 放射性药品储存时应放在（　　）

    A. 铁盒　　　　　　B. 铅罐　　　　　　C. 玻璃瓶　　　　　D. 塑料瓶

22. 麻醉药品入库验收时应该双人清点到（　　）

    A. 最大包装　　　　B. 外包装　　　　　C. 内包装　　　　　D. 最小包装

23. 毒性药品专用账册的保存期限应当自药品有效期期满之日起不少于（　　）

    A. 3 年　　　　　　B. 4 年　　　　　　C. 5 年　　　　　　D. 6 年

（二）多项选择题

1. 下列药品属于特殊管理药品的是（　　）

    A. 丹参片　　　　　　B. 磷酸可待因糖浆　　　　C. VC 片

    D. 葡萄糖注射液　　　E. ^{131}I

2. 下列药品属于麻醉药品的是（　　　）

    A. 异烟肼片　　　　　　B. 大麻　　　　　　　C. VC 片

    D. 可卡因　　　　　　　E. 葡萄糖注射液

3. 下列药品属于精神药品的是（　　　）

    A. 单糖浆　　　　　　　B. 碘酊　　　　　　　C. 强痛定

    D. 清凉油　　　　　　　E. 苯巴比妥

4. 下列药品属于毒性药品的是（　　　）

    A. 生半夏　　　　　　　B. 磷酸可待因糖浆　　C. 阿托品

    D. VE 胶丸　　　　　　E. 水银

5. 下列药品属于毒品的是（　　　）

    A. 摇头丸　　　　　　　B. 海洛因　　　　　　C. 鸦片

    D. 葡萄糖注射液　　　　E. 吗啡

6. 磷酸可待因糖浆遇光易变质,含糖量为 65%,在库储存养护应采取的措施有（　　　）

    A. 遮光　　　　　　　　B. 阴凉处保存　　　　C. 密封

    D. 冷库保存　　　　　　E. 常温库保存

7. 阿片酊是棕色液体,其主成分生物碱吗啡易氧化变质,在库储存养护应采取的措施（　　　）

    A. 避光　　　　　　　　B. 阴凉处保存　　　　C. 冷库保存

    D. 密封　　　　　　　　E. 常温库保存

8. 放射药品的医疗用途分类有（　　　）

    A. 诊断　　　　　　　　B. 保健　　　　　　　C. 核素分类

    D. 预防　　　　　　　　E. 治疗

9. 可以产生依赖性的药品有（　　　）

    A. 放射性药品　　　　　B. 第二类精神药品　　C. 麻醉药品

    D. 毒性药品　　　　　　E. 第一类精神药品

10. 以下属于毒性西药品种的有（　　　）

    A. 三氧化二砷　　　　　B. 轻粉　　　　　　　C. 水银

    D. 升汞　　　　　　　　E. 阿托品

11. 特殊管理的药品需要实施管理的方面有（　　　）

    A. 生产　　　　　　　　B. 经营　　　　　　　C. 储运

    D. 调配　　　　　　　　E. 实验研究

12. 实行专库专柜储存,专库应当设有防盗设施并安装报警装置,专柜应当使用保险柜的是（　　　）

    A. 毒性药品　　　　　　B. 第一类精神药品　　C. 放射性药品

    D. 麻醉药品　　　　　　E. 第二类精神药品

13. 储存养护专用账册的保存期限应当自药品有效期期满之日起不少于 5 年的是（　　　）

    A. 放射性药品　　　　　B. 第一类精神药品　　C. 毒性药品

    D. 麻醉药品　　　　　　E. 第二类精神药品

14. 特殊管理药品的储存保管流程包括（　　　）
    A. 生产　　　　　　　　B. 入库验收　　　　　　C. 出库复核
    D. 调配　　　　　　　　E. 储存养护

15. 属于国家管理的药品类易制毒化学品的是（　　　）
    A. 麻黄素　　　　　　　B. 麻黄浸膏粉　　　　　C. 去氧麻黄碱
    D. 去甲麻黄素　　　　　E. 伪麻黄素

16. 麻醉药品和第一类精神药品储存时应当（　　　）
    A. 设立专库　　　　　　B. 设立专柜　　　　　　C. 双人管理
    D. 双锁管理　　　　　　E. 开放陈列

17. 在储存中应该严格实行专库专柜、双人双锁、转账记录的药品有（　　　）
    A. 放射性药品　　　　　B. 麻醉药品　　　　　　C. 精神药品
    D. 急救药品　　　　　　E. 毒性药品

二、简答题

1. 简述特殊管理药品的分类类型。
2. 简述特殊管理药品入库验收与一般药品有何不同。
3. 特殊管理药品入库储存与一般药品有何区别？

（蒋桂华）

第十章　药品储存与养护实训

实训是掌握职业技能实际训练的简称，是指在学校控制状态下，按照技能人才培养方案与目标，对学生进行职业技术应用能力训练的教学过程。从时空上分，有校内实训和校外实训，包括教学见习、教学实训和生产实训；从形式上分，有技能鉴定达标实训和岗位素质达标实训，包括通用技能实训和专项技能实训；从内容上分，有动手操作技能实训和心智技能实训；包括综合素质要求（创业和就业能力统称跨岗位能力）实训。实训的最终目的是全面提高学生的职业素质，最终达到学生满意就业、企业满意用人的目的。

实训项目一　药品的入库验收、出库验发技术

【实训目的】

通过实训使学生能熟练地进行药品的入库验收和出库验发工作，熟练掌握药品的出、入库验收手续及要求。

【实训内容】

1. 药品的入库验收；
2. 药品的出库验发。

【实训步骤】

1. 药品的入库验收　验收药品应根据有关法律、法规规定，对药品的外观形状、内外包装、标签、说明书及标识逐一进行检查。保管人员依据"药品购进记录"和"随货同行单"对照实物核对无误后收货，并在"药品购进记录"和供货单位收货单上签章。

（1）数量验收：应检查来货与单据上所列的药品名称、规格、批号及数量是否相符，如有短缺、破损应查明原因。

（2）包装、标识检查：药品包装必须印有或者贴有标签并附说明书，每个整件包装中，应有产品合格证。药品包装、标签或说明书应符合 SFDA 规定。验收首营品种应有生产企业出具的该批号的药品出厂检验合格报告书。特殊管理的药品、外用药品和非处方药包装的标签或说明书上必须印有符合规定的标识。进口药品的标签应以中文注明药品的名称、主要成分、进口药品注册证号、药品生产企业名称等，并有中文说明书。中药饮片及中药材应有包装，并附有质量合格的标志，每件包装上，中药材应标明品名、

产地、日期、调出单位；中药饮片外包装应印有或贴有标签，标明品名、规格、产地、生产企业、生产批号、生产日期等。

（3）质量检验：药品质量的验收方法，包括外观性状检查和抽样送检两种。外观性状检查由验收人员按照一般的业务知识进行感官检查，观察各种药品的外观性状是否符合规定标准；抽样送检由药检部门利用各种化学试剂、仪器等设备，对药品的成分、杂质、含量、效价等内在质量和微生物限度进行物理的、化学的和生物学方面的分析检验。要全面确定药品的质量情况，必须根据具体情况进行抽样送检。

抽样必须具有代表性和均匀性。抽取的数量，每批在50件以下（含50件）抽2件，50件以上的，每增加50件多抽1件，不足50件以50件计。在每件中以上、中、下三个不同部位进行抽样检查，如发现异常现象需复验时，应加倍抽样复查。

（4）填写验收记录：药品验收人员应认真填写药品验收记录，并按日或月顺序装订，保存至超过药品有效期1年，但不得少于3年。

2. 药品的出库验发

（1）核单：审核出库凭证所列药品名称、剂型、规格、件数。目的在于审核凭证的真实性；出库品种的属性，特殊管理药品应双人操作。

（2）配货：按凭证所列药品名称、剂型、规格、件数从货位上检出，在发货单上记录凭证所列内容，记录批号，若批号不同，应分别记录每一批号多少件，结码，签章，核销保管卡片。出库药品堆放于发货区，标写收发货单位，调出日期和品名件数，填写好出库凭证，转保管复核。

（3）发货：将药品交付客户的过程。交付形式可以由仓库运输部门统一配送，客户也可以带业务部门开具的出库凭证自行到库提货，还可以通过交款方式提货，出库凭证上都应有规定的印鉴。

【实训提示】

1. 所收药品为进口药品时，应同时对照实物收取加盖有供货单位质量管理部门原印章的该批号药品的《进口药品检验报告书》、《进口药品注册证》（或《生物制品进口批件》、《进口药材批件》）的复印件和《进口药品通关单》复印件。

2. 特殊管理药品的验收必须由两位验收员在场进行验收，并验收至每一最小销售包装。

3. 对购进药品进行逐批验收；待验收的药品应放在待验区，并在当日内验收完毕。验收合格的药品方可入柜台（货架），并在验收单上签字或盖章，并注明验收合格字样，对货单不符、质量异常、包装不牢固或破损、标志模糊或有其他问题的药品，应不得入柜台（货架）。不合格药品应按规定进行报损和销毁。发现过期失效、裂片、破损、霉变，药品所含成分及药品成分含量、药品包装标识等不符合国家规定的不合格药品，应集中存放于不合格区，做好记录，完善相关手续。由医疗机构负责人负责，填写不合格药品报损销毁记录。

4. 药品出库原则"四先出"：先产先出、先进先出、易变先出、近期先出。

【实训思考】

1. 对销后退回的药品应如何进行验收？

2. 特殊管理的药品验收和发货应注意哪些问题?

【实训体会】

【实训报告】

1. 编制、填写药品的入库验收记录

到货日期:

序号	名称	剂型	规格	批号	有效期	批准文号	生产厂家	生产日期	单位	应收数量	实收数量	供货单位	质量状况	验收结论

验收员:　　　　　制单人:　　　　　保管员:　　　　　　总页码

2. 编制、填写药品的出库验发记录

日期	收货单位	品名规格	批号	数量	单位	复核情况	发票张数	发货人	复核人	备注

【实训联系岗位】

1. 适用于药品入库验收员、出库复核员岗位。

2. 加强药品的入库验收和出库复核工作,保证药品质量,减少差错,防止假、劣药进入流通领域,保证临床用药安全。

实训项目二　库房温湿度管理技术

【实训目的】

1. 掌握常用温湿度计使用方法,熟悉注意事项,为温湿度管理建立良好的基础。
2. 掌握温湿度计的设置,温湿度观测方法以及温湿度超标采取的措施。

【实训内容】

1. 正确使用温湿度计;
2. 正常管理库房温湿度。

【实训步骤】

1. 温湿度计使用

（1）了解和熟悉药品仓储与养护工作中常用的温湿度计的类型：

温度计：通风干湿表用温度计（图 10-1）、地面温度计（图 10-2）、最高温度计（图 10-3）、最低温度计（图 10-4）。

图 10-1 通风干湿表用温度计

图 10-2 地面温度计

图 10-3 最高温度计

图 10-4 最低温度计

湿度计：干湿球温湿度计（图 10-5）、毛发温湿度计（图 10-6）、通风温湿度计（图 10-7）、自记温湿度计（图 10-8）。

图 10-5 干湿球温湿度计

图 10-6 毛发温湿度计

图 10-7 通风温湿度计 　　　　图 10-8 自记温湿度计

（2）分组学习使用温湿度计，每组学生轮流查看和自行讨论，要求每个同学都能读出准确数值，并熟知每种类型的温湿度计的测量范围及使用要求。

（3）各组学生轮流使用不同类型的温湿度计，要求每个同学对每种类型的仪器都学会使用。

2. 库房温湿度管理

（1）库房温湿度计的设置：应在每个库内的中部、距地面 1.5m 处设置干湿球温度表。设置地点应避开电灯、吸湿剂等。干湿表应安置在空气流通、不受阳光照射的地方，不要挂在墙上，每日必须定时对库内的温湿度进行观测记录，一般在上午 8~10 时，下午 2~4 时各观测一次。记录资料要妥善保存，定期分析，摸出规律，以便掌握药品保管的主动权。

（2）正确观测库房温湿度并填写库房温湿度记录表。

【实训提示】

（1）正确读数：读数时先读小数，后读整数，精确到小数点后一位数字，如零上 20.8 度，记录为 20.8℃，零下 10.5 度，记录为 -10.5℃，因我国使用摄氏温标，记录时也可省略"℃"。

（2）避免视差和外界影响：观测时，视线应和温度表毛细管水银液面持平，头和手不要接触表的感应球部，用一个温度表测量多个位置的温度时，每换一个位置，要等 15~30 分钟后再测量新地点的温度。

（3）温度表的订正、校正：温度表在使用时要根据出厂检定证上的订正值进行订正。

$$正确值 = 观测值 + 订正值（\pm）$$

温度表使用 2 年后，为避免在使用时出现新的误差，应将温度表送专门机构（如质量技术监督部门）进行校正。

（4）干湿球温度计：纱布应洁净，水盂上沿应离湿球 2~3cm，水盂应盛蒸馏水（或过滤过的河水、雨水）保持经常有水，避免干枯。

（5）毛发湿度计：禁止用手触摸毛发，避免振动或撞击，毛发上沾有水滴，轻敲架子使其脱落或自行干燥，不可用火烘烤。

（6）教师强调做好库房温湿度记录的重要性和必要性，并复习温湿度的记录时间和温湿度超标应采取的控制措施有哪些。

【实训思考】

1. 比较同一时间、同一空间不同小组观测的温湿度数据,分析误差产生的原因。
2. 如何更好地避免温湿度观测误差?

【实训体会】

【实训报告】

正确填写《库房温湿度记录表》

库房温湿度记录表

仓库号及类型: ＿＿＿＿＿＿＿　　适宜温度范围:　　℃ ~ 　　℃　适宜相对湿度范围:35%~75%

年 月 日期	上午						下午					
	记录时间	气候	温度/℃	湿度/%	超标采取的控制措施	采取措施后		记录时间	气候	温度/℃	湿度/%	超标采取的控制措施	采取措施后
						温度	湿度						温度	湿度
1													
2													
3													
4													
5													
6													
7 | 25													
26													
27													
28													
29													
30													
31													
说明	1. 每日记录时间范围为上午 9:00~10:00,下午 3:00~4:00 2. 每日具体记录时间要填在记录时间栏内 3. 气候栏内可填入相应符号:晴○ 阴⊙ 雨∷ 雪※ 大风△ 4. 此表从开始第一日起,记录人就应签名,如多人轮换记录应在表中设计记录人栏,每日均由实际记录人签名												

记录人: ＿＿＿＿＿＿

1. 要求学生能识别出所用仪器的类型,对着相应的温湿度计能说出正确的名称。

2. 实验小组组长检查每个组员的填写结果(注意记录时间、温湿度超标与否和控制的措施及采取措施后的温湿度是否回到要求范围)并记录成绩,不合格者退回重新填写。

3. 组长把成绩交到学习委员处登记作为实验成绩,教师随机抽查部分表格的填写情况并讲评结果。

【实训测试】

【实训联系岗位】

1. 适用于药品保管员岗位。

2. 根据药品性质及贮藏要求分区管理:常温、阴凉、冷藏区。设置与其相适应的药库,并根据药品储存要求逐步做到设置常温库(0~30℃)、阴凉库(不高于20℃)、冷库(柜台)(2~10℃);药库相对湿度应保持在35%~75%之间,药库应配备温湿度检测设备。并认真做好温、湿度记录。发现温、湿度异常,应立即采取措施进行调节。

3. 为达到安全储存商品的目的,必须掌握温湿度的测量方法。

实训项目三 常见易变中药的养护技术

【实训目的】

使学生初步掌握中药储存与养护的基础知识,熟练掌握中药常用养护技术。

【实训内容】

砂糖包埋法储存人参;对抗储存法储存蛤蚧;除湿养护法储存白术。

【实训步骤】

1. 砂糖包埋法储存人参 人参在贮存过程中容易受潮、发霉、生虫及返糖,必须保持干燥。此法可选用洁净、干燥密封的玻璃、搪瓷容器,将干燥、无结块的白砂糖铺于容器底部约2~3cm厚,上面平列一层人参,用白糖覆盖使超过参面约1~2cm,糖面又置一层人参,再覆以白砂糖。如此一层层排列,最后用白砂糖铺面,加盖密封,置阴凉处。使用时可按需要量取用,然后加盖密封置阴凉干燥处储存。此法储存小批量人参,能确保此类药物固有的色泽和气味,为理想简便有效的方法。主要适用于新开河参、高丽参、普通红参、西洋参、一般生晒参及糖参。

2. 对抗储存法储存蛤蚧 极易受潮发霉虫蛀,蛤蚧尾部是药用的主要部分,尤其要特别注意保护。

选用可密封的玻璃、搪瓷容器洗净、干燥,将生石灰用透气性较好的纸包裹好放在容器的四角上面用草纸覆盖,然后在容器的底部撒一层花椒或吴茱萸也可用毕澄茄,但花椒的效果较好。然后将干燥的蛤蚧均匀的摆放在上面,如果蛤蚧较多,可摆放几层蛤蚧后在撒一层花椒,摆放完后密封容器,置阴凉干燥处储存。

3. 除湿养护法存白术　白术容易生虫、发霉和走油,故应贮存于干燥、阴凉之处,防潮、防热和防风。

用麻袋和竹篓包装,每件重 50~70kg,内衬防潮纸,再外套麻袋,置于阴凉干燥处。切制的饮片必须晒干、放冷,装入坛内闷紧,梅雨季节宜入石灰缸存放。白术含挥发油,不宜多年久贮,否则易走油或变黑。

【实训提示】

1. 人参夏季最好贮存于冷藏库中,能防虫防霉,并保持色泽不变,但必须注意容器的严密,避免潮气浸入。

2. 人参可贮于石灰缸中保存,石灰约占容器的 1/4 。该法干燥效果较好,但石灰为强碱性干燥剂,贮存时间长则易导致人参碎裂,色泽改变,失去香气,使外观和内在质量均受到影响。

3. 蛤蚧除对抗储存外,也可采用密封储存。选用密封塑料袋放入蛤蚧然后放入小袋包装的吸潮剂和除氧剂进行密封即可。

4. 白术因含挥发油,在高温高湿下易泛油,影响药材质量,贮藏期间应保持环境凉爽、干燥。

【实训思考】

1. 当人参储存量较大时采用什么方法储存才能较好的保证人参的质量?
2. 人参储存时应注意什么问题?
3. 举出一些常见的中药易变品种并简述储存方法。

【实训体会】

【实训报告】

1. 砂糖包埋法储存人参

商品规格	数量	质量状况	盛装容器	砂糖用量	养护结论

2. 对抗储存法储存蛤蚧

商品规格	数量	质量状况	盛装容器	花椒用量	养护结论

【实训测试】

【实训联系岗位】

1. 适用于中药养护员岗位。

2. 中药的贮藏技术很多,通过合理的贮藏方法,可以减少工作量,防止药品在储存过程中变质,保证药品质量,确保用药安全。

实训项目四 特殊管理药品的储存技术

【实训目的】

熟悉特殊管理药品入库分类储存操作,训练按要求及药品特性、包装、仓库条件、进出库规律进行特殊管理药品入库分类储存操作的能力。

【实训内容】

按特殊管理药品要求,药品入库分类储存操作程序、针对入库特殊管理药品类型进行入库储存操作。

【实训步骤】

1. 由教师自定入库特殊管理药品的品种、入库数量、包装规格,库房条件(库房高度、面积、地面荷重定额),学生进行入库验收、分类储存、在库保管与养护、出库复核等模拟操作训练。

学生分组演练入库验收员、保管员、养护员、复核员等角色,并模拟操作。岗位工作的角色扮演及模拟操作演练。

2. 特殊管理药品的外包装和标签规定印刷图标的各种图案和颜色的组合训练。

具体步骤:货单核对→药品分类→按药品类型、包装、仓库条件、进出库规律确定储存区域及货位(或货架)→收货入库→堆码或上架→检查堆码或上架工作是否符合要求→设置货位卡及标识→记录存储信息(货位卡及保管账)→进入日常保管养护工作。

【实训提示】

先熟悉一般药品入库分类储存程序与要求,各环节工作内容;依所学特殊管理药品分类知识对入库药品进行分类;明确我国药品管理法规对该类药品的储存管理要求;熟悉库房区域划分与货位规划及货位编码标识方法;熟悉储存条件与药品出入库规律;熟悉药品堆码要求及堆码方法与技术;熟悉货位卡及标识规范;熟悉货位卡与保管账的记录方法与要求。

1. 麻醉药品入库前,应坚持双人开箱验收、清点、双人签字入库制度。麻醉药品的管理按"五专"要求管理,"五专"即专人、专柜加锁、专账、专用处方及专册登记。麻醉药品处方保存三年。注射剂除医师处方外,要交回空安瓿换药。大多数麻醉药品特别是针剂遇光易变质,故应避光保存。严格执行出库制度,出库时要有专人对品名、数量、质量进行核查,并有第二人复核,发货人、复核人共同在单据上盖章签字。

2. 一类精神药品必须严格实行专柜、双人双锁保管制度。(可和麻醉药品存放在同一专柜内)。建立一类精神药品专用账目、专人登记、定期盘点,做到账物相符,发现问题立即报告药品主管部门。一类精神药品出入库时应坚持双人验收、签字制度。对于破损、变质、过期、失效而不可供药用的品种,应按麻醉药品和精神药品管理条例执行。二类精神药品可储存于普通药库内,但必须设有专柜。

3. 毒性药品须设毒剧药柜。实行专人、专柜、专账,贴明显标签加锁保管的方法。毒性药品应该设立专账卡,每日盘点一次,日清月结。管理人员交接时,应在科主任监督下进行交接,并在账卡上签字,严格交接,做到账物相符。

4. 严格执行国务院有关麻醉药品和精神药品、医疗用毒性药品的管理条例,对各种品种按有关储存条件进行储存保管,防止由于储存保管不当而变质或损坏。由于破损、变质、过期、失效而不可供药用的品种,应清点登记,单独妥善保管,列表上报单位领导审核批准,并上报上级药品监督管理部门,听后处理。如销毁,必须由药监部门批准、在其监督下销毁,并由监销人员签字存档备查,不能随便处理。

【实训思考】

1. 一般药品入库储存程序是怎样的? 各环节工作内容与要求有哪些?
2. 不同类型特殊管理药品储存保管有哪些管理规定? 在入库分类储存各环节要注意什么?

【实训体会】

【实训报告】

按分类储存程序说明各环节工作内容、要求、注意事项与操作结果,最后按要求填写货位卡并记保管账。

1. 能对入库储存药品进行正确分类,明确其贮藏项下要求及相关法规的管理规定及要求;
2. 熟悉仓库条件(储存条件是否符合管理规定与要求;库房高度、可用存储容量、地面荷重、货架存储容量等),药品特性与包装规格、包装材料性能并据此确定合理的存储区域及货位或货架、堆码层数与形式;
3. 能按外包装标识进行搬运与堆码操作,符合"五距"要求;
4. 能按要求在货位卡与保管账上准确、规范记录相关信息。

【实训测试】

【实训联系岗位】

1. 适用于特殊管理药品储存和养护岗位。

2. 麻醉药品、精神药品、医疗用毒性药品、放射性药品绝不能与其他药品混合存放,应专库或专柜集中存放,各品种之间要有适当距离,设立专职人员保管、专用账卡登记管理制度。特殊药品的合理堆放:保证特殊药品的储存质量;充分利用空间,保证仓库安全;有利收发,防止工作差错。

3. 毒性药品须由具有责任心强,业务熟练的主管药师以上的药剂人员负责管理。

4. 为了防止药品失盗而流于社会,危害人民健康,扰乱社会秩序,必须制定特殊管理药品安全制度。严格按照特殊管理药品制度进行采购,一般规定按每季度的所供量进行采购,每季度采购一次。严格执行特殊管理药品出入库制度,实行双人双锁,专柜保管,入库前坚持双人开箱验收,清点,双人签字入库,出库时,发货要有专人对品名、数量、质量进行核查,并由第二人复核,发货人、复核人共同在单据上盖章签字。建立专用账目,专人登记,定期盘点,做到账物相符,发现问题,及时报告当地药品主管部门。仓库内要有安全措施,安装防盗门、防护栏、报警器、灭火器等,严防失火、失盗。

(陈晓芳)

参 考 文 献

1. 阎平、彭卫华.物流成本管理.北京:中国商业出版社,2007 年 7 月
2. 徐良.中药养护学.北京:科学出版社,2006 年 1 月
3. 国家药典委员会.中华人民共和国药典.一部. 2010 年版.北京:中国医药科技出版社,2010
4. 国家药典委员会.中华人民共和国药典.二部. 2010 年版.北京:中国医药科技出版社,2010
5. 国家药典委员会.中华人民共和国药典.三部. 2010 年版.北京:中国医药科技出版社,2010

目标检测参考答案

第一章 绪 论

一、选择题

（一）单项选择题

1. C 2. C 3. C 4. A 5. A 6. C 7. B 8. D 9. C 10. B

（二）多项选择题

1. BCD 2. ABCDE 3. ABCDE 4. ABCDE 5. ABCDE

二、简答题（略）

第二章 药品的仓储管理

一、选择题

（一）单项选择题

1. B 2. B 3. A 4. B 5. C 6. D 7. B 8. A 9. B 10. C

（二）多项选择题

1. CE 2. ABCE 3. ACD 4. ABCE 5. ABE

二、简答题（略）

三、实地调研（略）

第三章 药品养护基础知识

一、选择题

（一）单项选择题

1. B 2. C 3. D 4. B 5. D 6. C 7. A 8. A 9. D 10. C 11. C 12. C
13. D 14. B 15. D 16. D 17. B 18. D 19. A 20. B

（二）多项选择题

1. ABCDE 2. ABCDE 3. ABDE 4. ABCDE 5. BDE 6. ACE 7. ABCDE
8. ACDE 9. ABCDE 10. ACE

二、简答题（略）

第四章 仓库的温湿度管理

一、选择题

（一）单项选择题

1. A 2. D 3. B 4. D 5. D 6. D 7. B 8. B 9. A 10. B 11. B 12. B
13. A 14. D 15. C

（二）多项选择题

1. CD 2. BD 3. ABCDE 4. BC 5. ABCD

二、简答题（略）

三、实例分析

实例1：这主要取决于库外与库内绝对湿度大小的对比分析，若库外绝对湿度大于库内，表示库外相对湿度必然大于库内，通风后库内温度无明显变化，但绝对湿度增加，相对湿度升高，因此不可通风，反之则可以通风。

实例2：这主要取决于库内外温度高低的对比分析，若库外温度高于库内，则表示相对湿度小于库内，通风后，库内混合空气的温度有所上升，绝对湿度无明显变化，相对湿度下降。反之，则不可以通风。

第五章 仓库害虫的防治

一、选择题

（一）单项选择题

1. A 2. C 3. D 4. B 5. C 6. B 7. A 8. C 9. D 10. A 11. B 12. D
13. A 14. C 15. A 16. B 17. D 18. C

（二）多项选择题

1. BCD 2. ABCDE 3. ABDE 4. ABCDE 5. BCDE 6. ABCDE 7. ABCD
8. BCE 9. ABCD 10. AB

二、简答题（略）

三、实例分析

仓库害虫同自然界的生命有机体一样，其生长、发育、繁殖的全过程都离不开氧。空气是由多种气态物质组成的混合物，其中氧占空气组成的21%。害虫在低氧的环境中呼吸加快，对有机物分解不完全，正常的生理活动受到抑制。低氧程度严重，害虫死亡。气调养护还要求控制低氧环境的时间，只有达到一定的低氧时间要求才能达到杀虫的目的。由于害虫对环境有非常强的适应性，在低氧环境中可自行关闭气门停止取食，最大限度地降低耗氧量，所以只有当密闭环境下氧的浓度在2%以下时才能有效地杀灭害虫。

第六章 药品的霉变与防治

一、选择题

（一）单项选择题

1. B 2. B 3. A 4. B 5. C 6. C 7. D 8. A 9. B

（二）多项选择题

1. ABCD 2. ABCD 3. BC

二、简答题（略）

第七章　药品的储存与养护

一、选择题

（一）单项选择题

1. D 2. B 3. C 4. B 5. A 6. B 7. C 8. D 9. A 10. B 11. C 12. D
13. D 14. A 15. C 16. C 17. B 18. A 19. A 20. A

（二）多项选择题

1. ABCDE 2. AB 3. ABCDE 4. AC 5. ABCDE 6. ABCD 7. ABE
8. ABCDE 9. ABC 10. ABCD

二、简答题（略）

三、实例分析

1. 答案要点　本品容易爆炸，极危险，在制备、运输、包装或储存中均应特别小心。倾出或溢漏的溶液由于酒精的全部或部分蒸发均可引起危险的爆炸。因此必须用强碱溶液使三硝酸甘油酯分解，以消除其危害性。光线加速其分解变质，温度加速其分解爆炸。所以本品贮存于密塞的棕色玻璃瓶中，避光保存于凉暗处，远离火源。

2. 答案要点　头孢哌酮钠应密封、避光、置于2~10℃的冷处。

3. 答案要点　异烟肼片——避光密闭干燥处储存；过氧化氢溶液——密封凉处储存；注射用青霉素G钾——避光严封或熔封干燥凉暗处储存；复方氯丙嗪注射液——避光常温处储存；维生素AD胶丸——避光密封，在阴凉干燥处储存。

第八章　中药的储存与养护

一、选择题

（一）单项选择题

1. C 2. A 3. B 4. C 5. D 6. B 7. D 8. A 9. A 10. B 11. A 12. D
13. A 14. B 15. C 16. B 17. D 18. D 19. A 20. C

（二）多项选择题

1. ABCDE 2. BCDE 3. ACD 4. ACDE 5. ABCDE 6. ABCDE 7. ABCE
8. ABC 9. BCD 10. ABCDE

二、简答题（略）

三、分析题（略）

第九章　特殊管理药品的储存养护

一、选择题

（一）单项选择题

1. B 2. C 3. A 4. B 5. D 6. A 7. C 8. E 9. B 10. A 11. D 12. B
13. A 14. D 15. D 16. C 17. B 18. B 19. A 20. B 21. B 22. D 23. C

（二）多项选择题

1. BE　2. BD　3. CE　4. ACE　5. ABCE　6. ABC　7. ABD　8. AE　9. BCE
10. ADE　11. ABCDE　12. BD　13. BCDE　14. BCE　15. ABDE　16. ABCD　17. ABCE

二、简答题（略）

附　　录

附录一　中华人民共和国药品管理法

(1984年9月20日第六届全国人民代表大会常务委员会第七次会议通过 2001年2月28日第九届全国人民代表大会常务委员会第二十次会议修订)

第一章　总　　则

第一条　为加强药品监督管理,保证药品质量,保障人体用药安全,维护人民身体健康和用药的合法权益,特制定本法。

第二条　在中华人民共和国境内从事药品的研制、生产、经营、使用和监督管理的单位或者个人,必须遵守本法。

第三条　国家发展现代药和传统药,充分发挥其在预防、医疗和保健中的作用。国家保护野生药材资源,鼓励培育中药材。

第四条　国家鼓励研究和创制新药,保护公民、法人和其他组织研究、开发新药的合法权益。

第五条　国务院药品监督管理部门主管全国药品监督管理工作。国务院有关部门在各自的职责范围内负责与药品有关的监督管理工作。

省、自治区、直辖市人民政府药品监督管理部门负责本行政区域内的药品监督管理工作。省、自治区、直辖市人民政府有关部门在各自的职责范围内负责与药品有关的监督管理工作。

国务院药品监督管理部门应当配合国务院经济综合主管部门,执行国家制定的药品行业发展规划和产业政策。

第六条　药品监督管理部门设置或者确定的药品检验机构,承担依法实施药品审批和药品质量监督检查所需的药品检验工作。

第二章　药品生产企业管理

第七条　开办药品生产企业,须经企业所在地省、自治区、直辖市人民政府药品监督管理部门批准并发给《药品生产许可证》,凭《药品生产许可证》到工商行政管理部门办理登记注册。无《药品生产许可证》的,不得生产药品。

《药品生产许可证》应当标明有效期和生产范围,到期重新审查发证。

药品监督管理部门批准开办药品生产企业,除依据本法第八条规定的条件外,还应当符合国家制定的药品行业发展规划和产业政策,防止重复建设。

第八条　开办药品生产企业,必须具备以下条件:

(一) 具有依法经过资格认定的药学技术人员、工程技术人员及相应的技术工人;

(二) 具有与其药品生产相适应的厂房、设施和卫生环境;

(三) 具有能对所生产药品进行质量管理和质量检验的机构、人员以及必要的仪器设备;

(四) 具有保证药品质量的规章制度。

第九条　药品生产企业必须按照国务院药品监督管理部门依据本法制定的《药品生产质量管理规范》组织生产。药品监督管理部门按照规定对药品生产企业是否符合《药品生产质量管理规范》的要求进行认证;对认证合格的,发给认证证书。

《药品生产质量管理规范》的具体实施办法、实施步骤由国务院药品监督管理部门规定。

第十条　除中药饮片的炮制外,药品必须按照国家药品标准和国务院药品监督管理部门批准的生产工艺进行生产,生产记录必须完整准确。药品生产企业改变影响药品质量的生产工艺的,必须报原批准部门审核批准。

中药饮片必须按照国家药品标准炮制;国家药品标准没有规定的,必须按照省、自治区、直辖市人民政府药品监督管理部门制定的炮制规范炮制。省、自治区、直辖市人民政府药品监督管理部门制定的炮制规范应当报国务院药品监督管理部门备案。

第十一条　生产药品所需的原料、辅料,必须符合药用要求。

第十二条　药品生产企业必须对其生产的药品进行质量检验;不符合国家药品标准或者不按照省、自治区、直辖市人民政府药品监督管理部门制定的中药饮片炮制规范炮制的,不得出厂。

第十三条　经国务院药品监督管理部门或者国务院药品监督管理部门授权的省、自治区、直辖市人民政府药品监督管理部门批准,药品生产企业可以接受委托生产药品。

第三章　药品经营企业管理

第十四条　开办药品批发企业,须经企业所在地省、自治区、直辖市人民政府药品监督管理部门批准并发给《药品经营许可证》;开办药品零售企业,须经企业所在地县级以上地方药品监督管理部门批准并发给《药品经营许可证》,凭《药品经营许可证》到工商行政管理部门办理登记注册。无《药品经营许可证》的,不得经营药品。

《药品经营许可证》应当标明有效期和经营范围,到期重新审查发证。

药品监督管理部门批准开办药品经营企业,除依据本法第十五条规定的条件外,还应当遵循合理布局和方便群众购药的原则。

第十五条　开办药品经营企业必须具备以下条件:

(一) 具有依法经过资格认定的药学技术人员;

(二) 具有与所经营药品相适应的营业场所、设备、仓储设施、卫生环境;

(三) 具有与所经营药品相适应的质量管理机构或者人员;

(四) 具有保证所经营药品质量的规章制度。

第十六条　药品经营企业必须按照国务院药品监督管理部门依据本法制定的《药品经营质量管理规范》经营药品。药品监督管理部门按照规定对药品经营企业是否符合《药品经营质量管理规范》的要求进行认证;对认证合格的,发给认证证书。《药品经营质量管理规范》的具体实施办法、实施步骤由国务院药品监督管理部门规定。

第十七条　药品经营企业购进药品,必须建立并执行进货检查验收制度,验明药品合格证明和其他标识;不符合规定要求的,不得购进。

第十八条　药品经营企业购销药品,必须有真实完整的购销记录。购销记录必须注明药品的通用名称、剂型、规格、批号、有效期、生产厂商、购(销)货单位、购(销)货数量、购销价格、购(销)货日期及国务院药品监督管理部门规定的其他内容。

第十九条　药品经营企业销售药品必须准确无误,并正确说明用法、用量和注意事项;调配处方必须经过核对,对处方所列药品不得擅自更改或者代用。对有配伍禁忌或者超剂量的处方,应当拒绝调配;必要时,经处方医师更正或者重新签字,方可调配。药品经营企业销售中药材,必须标明产地。

第二十条　药品经营企业必须制定和执行药品保管制度,采取必要的冷藏、防冻、防潮、防虫、防鼠等措施,保证药品质量。

药品入库和出库必须执行检查制度。

第二十一条　城乡集市贸易市场可以出售中药材,国务院另有规定的除外。

城乡集市贸易市场不得出售中药材以外的药品,但持有《药品经营许可证》的药品零售企业在规定的范围内可以在城乡集市贸易市场设点出售中药材以外的药品。具体办法由国务院规定。

第四章　医疗机构的药剂管理

第二十二条　医疗机构必须配备依法经过资格认定的药学技术人员。非药学技术人员不得直接从事药剂技术工作。

第二十三条　医疗机构配制制剂,须经所在地省、自治区、直辖市人民政府卫生行政部门审核同意,由省、自治区、直辖市人民政府药品监督管理部门批准,发给《医疗机构制剂许可证》。无《医疗机构制剂许可证》的,不得配制制剂。

《医疗机构制剂许可证》应当标明有效期,到期重新审查发证。

第二十四条　医疗机构配制制剂,必须具有能够保证制剂质量的设施、管理制度、检验仪器和卫生条件。

第二十五条　医疗机构配制的制剂,应当是本单位临床需要而市场上没有供应的品种,并须经所在地省、自治区、直辖市人民政府药品监督管理部门批准后方可配制。配制的制剂必须按照规定进行质量检验;合格的,凭医师处方在本医疗机构使用。特殊情况下,经国务院或者省、自治区、直辖市人民政府的药品监督管理部门批准,医疗机构配制的制剂可以在指定的医疗机构之间调剂使用。

医疗机构配制的制剂,不得在市场销售。

第二十六条　医疗机构购进药品,必须建立并执行进货检查验收制度,验明药品合格证明和其他标识;不符合规定要求的,不得购进和使用。

第二十七条　医疗机构的药剂人员调配处方,必须经过核对,对处方所列药品不得擅自更改或者代用。对有配伍禁忌或者超剂量的处方,应当拒绝调配;必要时,经处方医师更正或者重新签字,方可调配。

第二十八条　医疗机构必须制定和执行药品保管制度,采取必要的冷藏、防冻、防潮、防虫、防鼠等措施,保证药品质量。

第五章　药品管理

第二十九条　研制新药,必须按照国务院药品监督管理部门的规定如实报送研制方法、质量指标、药理及毒理试验结果等有关资料和样品,经国务院药品监督管理部门批准后,方可进行临床试验。药物临床试验机构资格的认定办法,由国务院药品监督管理部门、国务院卫生行政部门共同制定。

完成临床试验并通过审批的新药,由国务院药品监督管理部门批准,发给新药证书。

第三十条　药物的非临床安全性评价研究机构和临床试验机构必须分别执行药物非临床研究质量管理规范、药物临床试验质量管理规范。

药物非临床研究质量管理规范、药物临床试验质量管理规范由国务院确定的部门制定。

第三十一条　生产新药或者已有国家标准的药品的,须经国务院药品监督管理部门批准,并发给药品批准文号;但是,生产没有实施批准文号管理的中药材和中药饮片除外。实施批准文号管理的中药材、中药饮片品种目录由国务院药品监督管理部门会同国务院中医药管理部门制定。

药品生产企业在取得药品批准文号后,方可生产该药品。

第三十二条　药品必须符合国家药品标准。中药饮片依照本法第十条第二款的规定执行。

国务院药品监督管理部门颁布的《中华人民共和国药典》和药品标准为国家药品标准。

国务院药品监督管理部门组织药典委员会,负责国家药品标准的制定和修订。

国务院药品监督管理部门的药品检验机构负责标定国家药品标准品、对照品。

第三十三条　国务院药品监督管理部门组织药学、医学和其他技术人员,对新药进行审评,对已经批准生产的药品进行再评价。

第三十四条　药品生产企业、药品经营企业、医疗机构必须从具有药品生产、经营资格的企业购进药品;但是,购进没有实施批准文号管理的中药材除外。

第三十五条　国家对麻醉药品、精神药品、医疗用毒性药品、放射性药品,实行特殊管理。管理办法由国务院制定。

第三十六条　国家实行中药品种保护制度。具体办法由国务院制定。

第三十七条　国家对药品实行处方药与非处方药分类管理制度。具体办法由国务院制定。

第三十八条　禁止进口疗效不确、不良反应大或者其他原因危害人体健康的药品。

第三十九条　药品进口,须经国务院药品监督管理部门组织审查,经审查确认符合质量标准、安全有效的,方可批准进口,并发给进口药品注册证书。

医疗单位临床急需或者个人自用进口的少量药品,按照国家有关规定办理进口手续。

第四十条　药品必须从允许药品进口的口岸进口,并由进口药品的企业向口岸所在地药品监督管理部门登记备案。海关凭药品监督管理部门出具的《进口药品通关单》

放行。无《进口药品通关单》的，海关不得放行。

口岸所在地药品监督管理部门应当通知药品检验机构按照国务院药品监督管理部门的规定对进口药品进行抽查检验，并依照本法第四十一条第二款的规定收取检验费。

允许药品进口的口岸由国务院药品监督管理部门会同海关总署提出，报国务院批准。

第四十一条　国务院药品监督管理部门对下列药品在销售前或者进口时，指定药品检验机构进行检验；检验不合格的，不得销售或者进口：

（一）国务院药品监督管理部门规定的生物制品；

（二）首次在中国销售的药品；

（三）国务院规定的其他药品。

前款所列药品的检验费项目和收费标准由国务院财政部门会同国务院价格主管部门核定并公告。检验费收缴办法由国务院财政部门会同国务院药品监督管理部门制定。

第四十二条　国务院药品监督管理部门对已经批准生产或者进口的药品，应当组织调查；对疗效不确、不良反应大或者其他原因危害人体健康的药品，应当撤销批准文号或者进口药品注册证书。

已被撤销批准文号或者进口药品注册证书的药品，不得生产或者进口、销售和使用；已经生产或者进口的，由当地药品监督管理部门监督销毁或者处理。

第四十三条　国家实行药品储备制度。

国内发生重大灾情、疫情及其他突发事件时，国务院规定的部门可以紧急调用企业药品。

第四十四条　对国内供应不足的药品，国务院有权限制或者禁止出口。

第四十五条　进口、出口麻醉药品和国家规定范围内的精神药品，必须持有国务院药品监督管理部门发给的《进口准许证》、《出口准许证》。

第四十六条　新发现和从国外引种的药材，经国务院药品监督管理部门审核批准后，方可销售。

第四十七条　地区性民间习用药材的管理办法，由国务院药品监督管理部门会同国务院中医药管理部门制定。

第四十八条　禁止生产（包括配制，下同）、销售假药。

有下列情形之一的，为假药：

（一）药品所含成分与国家药品标准规定的成分不符的；

（二）以非药品冒充药品或者以他种药品冒充此种药品的。

有下列情形之一的药品，按假药论处：

（一）国务院药品监督管理部门规定禁止使用的；

（二）依照本法必须批准而未经批准生产、进口，或者依照本法必须检验而未经检验即销售的；

（三）变质的；

（四）被污染的；

（五）使用依照本法必须取得批准文号而未取得批准文号的原料药生产的；

（六）所标明的适应症或者功能主治超出规定范围的。

第四十九条　禁止生产、销售劣药。

药品成分的含量不符合国家药品标准的,为劣药。

有下列情形之一的药品,按劣药论处:

(一) 未标明有效期或者更改有效期的;

(二) 不注明或者更改生产批号的;

(三) 超过有效期的;

(四) 直接接触药品的包装材料和容器未经批准的;

(五) 擅自添加着色剂、防腐剂、香料、矫味剂及辅料的;

(六) 其他不符合药品标准规定的。

第五十条　列入国家药品标准的药品名称为药品通用名称。已经作为药品通用名称的,该名称不得作为药品商标使用。

第五十一条　药品生产企业、药品经营企业和医疗机构直接接触药品的工作人员,必须每年进行健康检查。患有传染病或者其他可能污染药品的疾病的,不得从事直接接触药品的工作。

第六章　药品包装的管理

第五十二条　直接接触药品的包装材料和容器,必须符合药用要求,符合保障人体健康、安全的标准,并由药品监督管理部门在审批药品时一并审批。

药品生产企业不得使用未经批准的直接接触药品的包装材料和容器。

对不合格的直接接触药品的包装材料和容器,由药品监督管理部门责令停止使用。

第五十三条　药品包装必须适合药品质量的要求,方便储存、运输和医疗使用。

发运中药材必须有包装。在每件包装上,必须注明品名、产地、日期、调出单位,并附有质量合格的标志。

第五十四条　药品包装必须按照规定印有或者贴有标签并附有说明书。标签或者说明书上必须注明药品的通用名称、成分、规格、生产企业、批准文号、产品批号、生产日期、有效期、适应症或者功能主治、用法、用量、禁忌、不良反应和注意事项。

麻醉药品、精神药品、医疗用毒性药品、放射性药品、外用药品和非处方药的标签,必须印有规定的标志。

第七章　药品价格和广告的管理

第五十五条　依法实行政府定价、政府指导价的药品,政府价格主管部门应当依照《中华人民共和国价格法》规定的定价原则,依据社会平均成本、市场供求状况和社会承受能力合理制定和调整价格,做到质价相符,消除虚高价格,保护用药者的正当利益。

药品的生产企业、经营企业和医疗机构必须执行政府定价、政府指导价,不得以任何形式擅自提高价格。

药品生产企业应当依法向政府价格主管部门如实提供药品的生产经营成本,不得拒报、虚报、瞒报。

第五十六条　依法实行市场调节价的药品,药品的生产企业、经营企业和医疗机构应当按照公平、合理和诚实信用、质价相符的原则制定价格,为用药者提供价格合理的药品。

药品的生产企业、经营企业和医疗机构应当遵守国务院价格主管部门关于药价管理的规定,制定和标明药品零售价格,禁止暴利和损害用药者利益的价格欺诈行为。

第五十七条　药品的生产企业、经营企业、医疗机构应当依法向政府价格主管部门提供其药品的实际购销价格和购销数量等资料。

第五十八条　医疗机构应当向患者提供所用药品的价格清单;医疗保险定点医疗机构还应当按照规定的办法如实公布其常用药品的价格,加强合理用药的管理。具体办法由国务院卫生行政部门规定。

第五十九条　禁止药品的生产企业、经营企业和医疗机构在药品购销中账外暗中给予、收受回扣或者其他利益。

禁止药品的生产企业、经营企业或者其代理人以任何名义给予使用其药品的医疗机构的负责人、药品采购人员、医师等有关人员以财物或者其他利益。禁止医疗机构的负责人、药品采购人员、医师等有关人员以任何名义收受药品的生产企业、经营企业或者其代理人给予的财物或者其他利益。

第六十条　药品广告须经企业所在地省、自治区、直辖市人民政府药品监督管理部门批准,并发给药品广告批准文号;未取得药品广告批准文号的,不得发布。

处方药可以在国务院卫生行政部门和国务院药品监督管理部门共同指定的医学、药学专业刊物上介绍,但不得在大众传播媒介发布广告或者以其他方式进行以公众为对象的广告宣传。

第六十一条　药品广告的内容必须真实、合法,以国务院药品监督管理部门批准的说明书为准,不得含有虚假的内容。

药品广告不得含有不科学的表示功效的断言或者保证;不得利用国家机关、医药科研单位、学术机构或者专家、学者、医师、患者的名义和形象作证明。

非药品广告不得有涉及药品的宣传。

第六十二条　省、自治区、直辖市人民政府药品监督管理部门应当对其批准的药品广告进行检查,对于违反本法和《中华人民共和国广告法》的广告,应当向广告监督管理机关通报并提出处理建议,广告监督管理机关应当依法作出处理。

第六十三条　药品价格和广告,本法未规定的,适用《中华人民共和国价格法》《中华人民共和国广告法》的规定。

第八章　药品监督

第六十四条　药品监督管理部门有权按照法律、行政法规的规定对报经其审批的药品研制和药品的生产、经营以及医疗机构使用药品的事项进行监督检查,有关单位和个人不得拒绝和隐瞒。

药品监督管理部门进行监督检查时,必须出示证明文件,对监督检查中知悉的被检查人的技术秘密和业务秘密应当保密。

第六十五条　药品监督管理部门根据监督检查的需要,可以对药品质量进行抽查检验。抽查检验应当按照规定抽样,并不得收取任何费用。所需费用按照国务院规定列支。

　　药品监督管理部门对有证据证明可能危害人体健康的药品及其有关材料可以采取查封、扣押的行政强制措施，并在七日内作出行政处理决定；药品需要检验的，必须自检验报告书发出之日起十五日内作出行政处理决定。

　　第六十六条　国务院和省、自治区、直辖市人民政府的药品监督管理部门应当定期公告药品质量抽查检验的结果；公告不当的，必须在原公告范围内予以更正。

　　第六十七条　当事人对药品检验机构的检验结果有异议的，可以自收到药品检验结果之日起七日内向原药品检验机构或者上一级药品监督管理部门设置或者确定的药品检验机构申请复验，也可以直接向国务院药品监督管理部门设置或者确定的药品检验机构申请复验。受理复验的药品检验机构必须在国务院药品监督管理部门规定的时间内作出复验结论。

　　第六十八条　药品监督管理部门应当按照规定，依据《药品生产质量管理规范》、《药品经营质量管理规范》，对经其认证合格的药品生产企业、药品经营企业进行认证后的跟踪检查。

　　第六十九条　地方人民政府和药品监督管理部门不得以要求实施药品检验、审批等手段限制或者排斥非本地区药品生产企业依照本法规定生产的药品进入本地区。

　　第七十条　药品监督管理部门及其设置的药品检验机构和确定的专业从事药品检验的机构不得参与药品生产经营活动，不得以其名义推荐或者监制、监销药品。

　　药品监督管理部门及其设置的药品检验机构和确定的专业从事药品检验的机构的工作人员不得参与药品生产经营活动。

　　第七十一条　国家实行药品不良反应报告制度。药品生产企业、药品经营企业和医疗机构必须经常考察本单位所生产、经营、使用的药品质量、疗效和反应。发现可能与用药有关的严重不良反应，必须及时向当地省、自治区、直辖市人民政府药品监督管理部门和卫生行政部门报告。具体办法由国务院药品监督管理部门会同国务院卫生行政部门制定。

　　对已确认发生严重不良反应的药品，国务院或者省、自治区、直辖市人民政府的药品监督管理部门可以采取停止生产、销售、使用的紧急控制措施，并应当在五日内组织鉴定，自鉴定结论作出之日起十五日内依法作出行政处理决定。

　　第七十二条　药品生产企业、药品经营企业和医疗机构的药品检验机构或者人员，应当接受当地药品监督管理部门设置的药品检验机构的业务指导。

第九章　法　律　责　任

　　第七十三条　未取得《药品生产许可证》、《药品经营许可证》或者《医疗机构制剂许可证》生产药品、经营药品的，依法予以取缔，没收违法生产、销售的药品和违法所得，并处违法生产、销售的药品（包括已售出的和未售出的药品，下同）货值金额二倍以上五倍以下的罚款；构成犯罪的，依法追究刑事责任。

　　第七十四条　生产、销售假药的，没收违法生产、销售的药品和违法所得，并处违法生产、销售药品货值金额二倍以上五倍以下的罚款；有药品批准证明文件的予以撤销，并责令停产、停业整顿；情节严重的，吊销《药品生产许可证》、《药品经营许可证》或者《医疗机构制剂许可证》；构成犯罪的，依法追究刑事责任。

　　第七十五条　生产、销售劣药的，没收违法生产、销售的药品和违法所得，并处违法生产、销售药品货值金额一倍以上三倍以下的罚款；情节严重的，责令停产、停业整顿或者撤销药品批准证明文件、吊销《药品生产许可证》、《药品经营许可证》或者《医疗机构制剂许可证》；构成犯罪的，依法追究刑事责任。

　　第七十六条　从事生产、销售假药及生产、销售劣药情节严重的企业或者其他单位，其直接负责的主管人员和其他直接责任人员十年内不得从事药品生产、经营活动。对生产者专门用于生产假药、劣药的原辅材料、包装材料、生产设备，予以没收。

　　第七十七条　知道或者应当知道属于假劣药品而为其提供运输、保管、仓储等便利条件的，没收全部运输、保管、仓储的收入，并处违法收入百分之五十以上三倍以下的罚款；构成犯罪的，依法追究刑事责任。

　　第七十八条　对假药、劣药的处罚通知，必须载明药品检验机构的质量检验结果；但是，本法第四十八条第三款第（一）、（二）、（五）、（六）项和第四十九条第三款规定的情形除外。

　　第七十九条　药品的生产企业、经营企业、药物非临床安全性评价研究机构、药物临床试验机构未按照规定实施《药品生产质量管理规范》、《药品经营质量管理规范》、药物非临床研究质量管理规范、药物临床试验质量管理规范的，给予警告，责令限期改正；逾期不改正的，责令停产、停业整顿，并处五千元以上二万元以下的罚款；情节严重的，吊销《药品生产许可证》、《药品经营许可证》和药物临床试验机构的资格。

　　第八十条　药品的生产企业、经营企业或者医疗机构违反本法第三十四条的规定，从无《药品生产许可证》、《药品经营许可证》的企业购进药品的，责令改正，没收违法购进的药品，并处违法购进药品货值金额二倍以上五倍以下的罚款；有违法所得的，没收违法所得；情节严重的，吊销《药品生产许可证》、《药品经营许可证》或者医疗机构执业许可证书。

　　第八十一条　进口已获得药品进口注册证书的药品，未按照本法规定向允许药品进口的口岸所在地的药品监督管理部门登记备案的，给予警告，责令限期改正；逾期不改正的，撤销进口药品注册证书。

　　第八十二条　伪造、变造、买卖、出租、出借许可证或者药品批准证明文件的，没收违法所得，并处违法所得一倍以上三倍以下的罚款；没有违法所得的，处二万元以上十万元以下的罚款；情节严重的，并吊销卖方、出租方、出借方的《药品生产许可证》、《药品经营许可证》、《医疗机构制剂许可证》或者撤销药品批准证明文件；构成犯罪的，依法追究刑事责任。

　　第八十三条　违反本法规定，提供虚假的证明、文件资料样品或者采取其他欺骗手段取得《药品生产许可证》、《药品经营许可证》、《医疗机构制剂许可证》或者药品批准证明文件的，吊销《药品生产许可证》、《药品经营许可证》、《医疗机构制剂许可证》或者撤销药品批准证明文件，五年内不受理其申请，并处一万元以上三万元以下的罚款。

　　第八十四条　医疗机构将其配制的制剂在市场销售的，责令改正，没收违法销售的制剂，并处违法销售制剂货值金额一倍以上三倍以下的罚款；有违法所得的，没收违法所得。

第八十五条　药品经营企业违反本法第十八条、第十九条规定的,责令改正,给予警告;情节严重的,吊销《药品经营许可证》。

第八十六条　药品标识不符合本法第五十四条规定的,除依法应当按照假药、劣药论处的外,责令改正,给予警告;情节严重的,撤销该药品的批准证明文件。

第八十七条　药品检验机构出具虚假检验报告,构成犯罪的,依法追究刑事责任;不构成犯罪的,责令改正,给予警告,对单位并处三万元以上五万元以下的罚款;对直接负责的主管人员和其他直接责任人员依法给予降级、撤职、开除的处分,并处三万元以下的罚款;有违法所得的,没收违法所得;情节严重的,撤销其检验资格。药品检验机构出具的检验结果不实,造成损失的,应当承担相应的赔偿责任。

第八十八条　本法第七十三条至第八十七条规定的行政处罚,由县级以上药品监督管理部门按照国务院药品监督管理部门规定的职责分工决定;吊销《药品生产许可证》、《药品经营许可证》、《医疗机构制剂许可证》、医疗机构执业许可证书或者撤销药品批准证明文件的,由原发证、批准的部门决定。

第八十九条　违反本法第五十五条、第五十六条、第五十七条关于药品价格管理的规定的,依照《中华人民共和国价格法》的规定处罚。

第九十条　药品的生产企业、经营企业、医疗机构在药品购销中暗中给予、收受回扣或者其他利益的,药品的生产企业、经营企业或者其代理人给予使用其药品的医疗机构的负责人、药品采购人员、医师等有关人员以财物或者其他利益的,由工商行政管理部门处一万元以上二十万元以下的罚款,有违法所得的,予以没收;情节严重的,由工商行政管理部门吊销药品生产企业、药品经营企业的营业执照,并通知药品监督管理部门,由药品监督管理部门吊销其《药品生产许可证》、《药品经营许可证》;构成犯罪的,依法追究刑事责任。

第九十一条　药品的生产企业、经营企业的负责人、采购人员等有关人员在药品购销中收受其他生产企业、经营企业或者其代理人给予的财物或者其他利益的,依法给予处分,没收违法所得;构成犯罪的,依法追究刑事责任。

医疗机构的负责人、药品采购人员、医师等有关人员收受药品生产企业、药品经营企业或者其代理人给予的财物或者其他利益的,由卫生行政部门或者本单位给予处分,没收违法所得;对违法行为情节严重的执业医师,由卫生行政部门吊销其执业证书;构成犯罪的,依法追究刑事责任。

第九十二条　违反本法有关药品广告的管理规定的,依照《中华人民共和国广告法》的规定处罚,并由发给广告批准文号的药品监督管理部门撤销广告批准文号,一年内不受理该品种的广告审批申请;构成犯罪的,依法追究刑事责任。

药品监督管理部门对药品广告不依法履行审查职责,批准发布的广告有虚假或者其他违反法律、行政法规的内容的,对直接负责的主管人员和其他直接责任人员依法给予行政处分;构成犯罪的,依法追究刑事责任。

第九十三条　药品的生产企业、经营企业、医疗机构违反本法规定,给药品使用者造成损害的,依法承担赔偿责任。

第九十四条　药品监督管理部门违反本法规定,有下列行为之一的,由其上级主管机关或者监察机关责令收回违法发给的证书、撤销药品批准证明文件,对直接负责的主管人员和其他直接责任人员依法给予行政处分;构成犯罪的,依法追究刑事责任:

（一）对不符合《药品生产质量管理规范》、《药品经营质量管理规范》的企业发给符合有关规范的认证证书的，或者对取得认证证书的企业未按照规定履行跟踪检查的职责，对不符合认证条件的企业未依法责令其改正或者撤销其认证证书的；

（二）对不符合法定条件的单位发给《药品生产许可证》、《药品经营许可证》或者《医疗机构制剂许可证》的；

（三）对不符合进口条件的药品发给进口药品注册证书的；

（四）对不具备临床试验条件或者生产条件而批准进行临床试验、发给新药证书、发给药品批准文号的。

第九十五条　药品监督管理部门或者其设置的药品检验机构或者其确定的专业从事药品检验的机构参与药品生产经营活动的，由其上级机关或者监察机关责令改正，有违法收入的予以没收；情节严重的，对直接负责的主管人员和其他直接责任人员依法给予行政处分。

药品监督管理部门或者其设置的药品检验机构或者其确定的专业从事药品检验的机构的工作人员参与药品生产经营活动的，依法给予行政处分。

第九十六条　药品监督管理部门或者其设置、确定的药品检验机构在药品监督检验中违法收取检验费用的，由政府有关部门责令退还，对直接负责的主管人员和其他直接责任人员依法给予行政处分。对违法收取检验费用情节严重的药品检验机构，撤销其检验资格。

第九十七条　药品监督管理部门应当依法履行监督检查职责，监督已取得《药品生产许可证》、《药品经营许可证》的企业依照本法规定从事药品生产、经营活动。

已取得《药品生产许可证》、《药品经营许可证》的企业生产、销售假药、劣药的，除依法追究该企业的法律责任外，对有失职、渎职行为的药品监督管理部门直接负责的主管人员和其他直接责任人员依法给予行政处分；构成犯罪的，依法追究刑事责任。

第九十八条　药品监督管理部门对下级药品监督管理部门违反本法的行政行为，责令限期改正；逾期不改正的，有权予以改变或者撤销。

第九十九条　药品监督管理人员滥用职权、徇私舞弊、玩忽职守，构成犯罪的，依法追究刑事责任；尚不构成犯罪的，依法给予行政处分。

第一百条　依照本法被吊销《药品生产许可证》、《药品经营许可证》的，由药品监督管理部门通知工商行政管理部门办理变更或者注销登记。

第一百零一条　本章规定的货值金额以违法生产、销售药品的标价计算；没有标价的，按照同类药品的市场价格计算。

第十章　附　　则

第一百零二条　本法下列用语的含义是：

药品，是指用于预防、治疗、诊断人的疾病，有目的地调节人的生理功能并规定有适应症或者功能主治、用法和用量的物质，包括中药材、中药饮片、中成药、化学原料药及其制剂、抗生素、生化药品、放射性药品、血清、疫苗、血液制品和诊断药品等。

辅料，是指生产药品和调配处方时所用的赋形剂和附加剂。

药品生产企业，是指生产药品的专营企业或者兼营企业。

药品经营企业,是指经营药品的专营企业或者兼营企业。

第一百零三条　中药材的种植、采集和饲养的管理办法,由国务院另行制定。

第一百零四条　国家对预防性生物制品的流通实行特殊管理。具体办法由国务院制定。

第一百零五条　中国人民解放军执行本法的具体办法,由国务院、中央军事委员会依据本法制定。

第一百零六条　本法自 2001 年 12 月 1 日起施行。

附录二　药品经营质量管理规范

《药品经营质量管理规范》已于 2012 年 11 月 6 日经卫生部部务会审议通过,现予公布,自 2013 年 6 月 1 日起施行。

第一章　总　　则

第一条　为加强药品经营质量管理,规范药品经营行为,保障人体用药安全、有效,根据《中华人民共和国药品管理法》、《中华人民共和国药品管理法实施条例》,制定本规范。

第二条　本规范是药品经营管理和质量控制的基本准则,企业应当在药品采购、储存、销售、运输等环节采取有效的质量控制措施,确保药品质量。

第三条　药品经营企业应当严格执行本规范。

药品生产企业销售药品、药品流通过程中其他涉及储存与运输药品的,也应当符合本规范相关要求。

第四条　药品经营企业应当坚持诚实守信,依法经营。禁止任何虚假、欺骗行为。

第二章　药品批发的质量管理

第一节　质量管理体系

第五条　企业应当依据有关法律法规及本规范的要求建立质量管理体系,确定质量方针,制定质量管理体系文件,开展质量策划、质量控制、质量保证、质量改进和质量风险管理等活动。

第六条　企业制定的质量方针文件应当明确企业总的质量目标和要求,并贯彻到药品经营活动的全过程。

第七条　企业质量管理体系应当与其经营范围和规模相适应,包括组织机构、人员、设施设备、质量管理体系文件及相应的计算机系统等。

第八条　企业应当定期以及在质量管理体系关键要素发生重大变化时,组织开展内审。

第九条　企业应当对内审的情况进行分析,依据分析结论制定相应的质量管理体系改进措施,不断提高质量控制水平,保证质量管理体系持续有效运行。

第十条　企业应当采用前瞻或者回顾的方式,对药品流通过程中的质量风险进行评估、控制、沟通和审核。

第十一条　企业应当对药品供货单位、购货单位的质量管理体系进行评价,确认其质量保证能力和质量信誉,必要时进行实地考察。

第十二条　企业应当全员参与质量管理。各部门、岗位人员应当正确理解并履行职责,承担相应质量责任。

第二节　组织机构与质量管理职责

第十三条　企业应当设立与其经营活动和质量管理相适应的组织机构或者岗位,明确规定其职责、权限及相互关系。

第十四条　企业负责人是药品质量的主要责任人,全面负责企业日常管理,负责提供必要的条件,保证质量管理部门和质量管理人员有效履行职责,确保企业实现质量目标并按照本规范要求经营药品。

第十五条　企业质量负责人应当由高层管理人员担任,全面负责药品质量管理工作,独立履行职责,在企业内部对药品质量管理具有裁决权。

第十六条　企业应当设立质量管理部门,有效开展质量管理工作。质量管理部门的职责不得由其他部门及人员履行。

第十七条　质量管理部门应当履行以下职责:

(一)督促相关部门和岗位人员执行药品管理的法律法规及本规范;

(二)组织制订质量管理体系文件,并指导、监督文件的执行;

(三)负责对供货单位和购货单位的合法性、购进药品的合法性以及供货单位销售人员、购货单位采购人员的合法资格进行审核,并根据审核内容的变化进行动态管理;

(四)负责质量信息的收集和管理,并建立药品质量档案;

(五)负责药品的验收,指导并监督药品采购、储存、养护、销售、退货、运输等环节的质量管理工作;

(六)负责不合格药品的确认,对不合格药品的处理过程实施监督;

(七)负责药品质量投诉和质量事故的调查、处理及报告;

(八)负责假劣药品的报告;

(九)负责药品质量查询;

(十)负责指导设定计算机系统质量控制功能;

(十一)负责计算机系统操作权限的审核和质量管理基础数据的建立及更新;

(十二)组织验证、校准相关设施设备;

(十三)负责药品召回的管理;

(十四)负责药品不良反应的报告;

(十五)组织质量管理体系的内审和风险评估;

(十六)组织对药品供货单位及购货单位质量管理体系和服务质量的考察和评价;

(十七)组织对被委托运输的承运方运输条件和质量保障能力的审查;

(十八)协助开展质量管理教育和培训;

(十九)其他应当由质量管理部门履行的职责。

第三节　人员与培训

第十八条　企业从事药品经营和质量管理工作的人员,应当符合有关法律法规及本规范规定的资格要求,不得有相关法律法规禁止从业的情形。

第十九条　企业负责人应当具有大学专科以上学历或者中级以上专业技术职称，经过基本的药学专业知识培训，熟悉有关药品管理的法律法规及本规范。

第二十条　企业质量负责人应当具有大学本科以上学历、执业药师资格和3年以上药品经营质量管理工作经历，在质量管理工作中具备正确判断和保障实施的能力。

第二十一条　企业质量管理部门负责人应当具有执业药师资格和3年以上药品经营质量管理工作经历，能独立解决经营过程中的质量问题。

第二十二条　企业应当配备符合以下资格要求的质量管理、验收及养护等岗位人员：

（一）从事质量管理工作的，应当具有药学中专或者医学、生物、化学等相关专业大学专科以上学历或者具有药学初级以上专业技术职称。

（二）从事验收、养护工作的，应当具有药学或者医学、生物、化学等相关专业中专以上学历或者具有药学初级以上专业技术职称。

（三）从事中药材、中药饮片验收工作的，应当具有中药学专业中专以上学历或者具有中药学中级以上专业技术职称；从事中药材、中药饮片养护工作的，应当具有中药学专业中专以上学历或者具有中药学初级以上专业技术职称；直接收购地产中药材的，验收人员应当具有中药学中级以上专业技术职称。

经营疫苗的企业还应当配备2名以上专业技术人员专门负责疫苗质量管理和验收工作，专业技术人员应当具有预防医学、药学、微生物学或者医学等专业本科以上学历及中级以上专业技术职称，并有3年以上从事疫苗管理或者技术工作经历。

第二十三条　从事质量管理、验收工作的人员应当在职在岗，不得兼职其他业务工作。

第二十四条　从事采购工作的人员应当具有药学或者医学、生物、化学等相关专业中专以上学历，从事销售、储存等工作的人员应当具有高中以上文化程度。

第二十五条　企业应当对各岗位人员进行与其职责和工作内容相关的岗前培训和继续培训，以符合本规范要求。

第二十六条　培训内容应当包括相关法律法规、药品专业知识及技能、质量管理制度、职责及岗位操作规程等。

第二十七条　企业应当按照培训管理制度制定年度培训计划并开展培训，使相关人员能正确理解并履行职责。培训工作应当做好记录并建立档案。

第二十八条　从事特殊管理的药品和冷藏冷冻药品的储存、运输等工作的人员，应当接受相关法律法规和专业知识培训并经考核合格后方可上岗。

第二十九条　企业应当制定员工个人卫生管理制度，储存、运输等岗位人员的着装应当符合劳动保护和产品防护的要求。

第三十条　质量管理、验收、养护、储存等直接接触药品岗位的人员应当进行岗前及年度健康检查，并建立健康档案。患有传染病或者其他可能污染药品的疾病的，不得从事直接接触药品的工作。身体条件不符合相应岗位特定要求的，不得从事相关工作。

第四节　质量管理体系文件

第三十一条　企业制定质量管理体系文件应当符合企业实际。文件包括质量管理制度、部门及岗位职责、操作规程、档案、报告、记录和凭证等。

第三十二条　文件的起草、修订、审核、批准、分发、保管，以及修改、撤销、替换、销毁等应当按照文件管理操作规程进行，并保存相关记录。

第三十三条　文件应当标明题目、种类、目的以及文件编号和版本号。文字应当准确、清晰、易懂。

文件应当分类存放，便于查阅。

第三十四条　企业应当定期审核、修订文件，使用的文件应当为现行有效的文本，已废止或者失效的文件除留档备查外，不得在工作现场出现。

第三十五条　企业应当保证各岗位获得与其工作内容相对应的必要文件，并严格按照规定开展工作。

第三十六条　质量管理制度应当包括以下内容：

（一）质量管理体系内审的规定；

（二）质量否决权的规定；

（三）质量管理文件的管理；

（四）质量信息的管理；

（五）供货单位、购货单位、供货单位销售人员及购货单位采购人员等资格审核的规定；

（六）药品采购、收货、验收、储存、养护、销售、出库、运输的管理；

（七）特殊管理的药品的规定；

（八）药品有效期的管理；

（九）不合格药品、药品销毁的管理；

（十）药品退货的管理；

（十一）药品召回的管理；

（十二）质量查询的管理；

（十三）质量事故、质量投诉的管理；

（十四）药品不良反应报告的规定；

（十五）环境卫生、人员健康的规定；

（十六）质量方面的教育、培训及考核的规定；

（十七）设施设备保管和维护的管理；

（十八）设施设备验证和校准的管理；

（十九）记录和凭证的管理；

（二十）计算机系统的管理；

（二十一）执行药品电子监管的规定；

（二十二）其他应当规定的内容。

第三十七条　部门及岗位职责应当包括：

（一）质量管理、采购、储存、销售、运输、财务和信息管理等部门职责；

（二）企业负责人、质量负责人及质量管理、采购、储存、销售、运输、财务和信息管理等部门负责人的岗位职责；

（三）质量管理、采购、收货、验收、储存、养护、销售、出库复核、运输、财务、信息管理等岗位职责；

（四）与药品经营相关的其他岗位职责。

第三十八条　企业应当制定药品采购、收货、验收、储存、养护、销售、出库复核、运输等环节及计算机系统的操作规程。

第三十九条　企业应当建立药品采购、验收、养护、销售、出库复核、销后退回和购进退出、运输、储运温湿度监测、不合格药品处理等相关记录，做到真实、完整、准确、有效和可追溯。

第四十条　通过计算机系统记录数据时，有关人员应当按照操作规程，通过授权及密码登录后方可进行数据的录入或者复核；数据的更改应当经质量管理部门审核并在其监督下进行，更改过程应当留有记录。

第四十一条　书面记录及凭证应当及时填写，并做到字迹清晰，不得随意涂改，不得撕毁。更改记录的，应当注明理由、日期并签名，保持原有信息清晰可辨。

第四十二条　记录及凭证应当至少保存5年。疫苗、特殊管理的药品的记录及凭证按相关规定保存。

第五节　设施与设备

第四十三条　企业应当具有与其药品经营范围、经营规模相适应的经营场所和库房。

第四十四条　库房的选址、设计、布局、建造、改造和维护应当符合药品储存的要求，防止药品的污染、交叉污染、混淆和差错。

第四十五条　药品储存作业区、辅助作业区应当与办公区和生活区分开一定距离或者有隔离措施。

第四十六条　库房的规模及条件应当满足药品的合理、安全储存，并达到以下要求，便于开展储存作业：

（一）库房内外环境整洁，无污染源，库区地面硬化或者绿化；

（二）库房内墙、顶光洁，地面平整，门窗结构严密；

（三）库房有可靠的安全防护措施，能够对无关人员进入实行可控管理，防止药品被盗、替换或者混入假药；

（四）有防止室外装卸、搬运、接收、发运等作业受异常天气影响的措施。

第四十七条　库房应当配备以下设施设备：

（一）药品与地面之间有效隔离的设备；

（二）避光、通风、防潮、防虫、防鼠等设备；

（三）有效调控温湿度及室内外空气交换的设备；

（四）自动监测、记录库房温湿度的设备；

（五）符合储存作业要求的照明设备；

（六）用于零货拣选、拼箱发货操作及复核的作业区域和设备；

（七）包装物料的存放场所；

（八）验收、发货、退货的专用场所；

（九）不合格药品专用存放场所；

（十）经营特殊管理的药品有符合国家规定的储存设施。

第四十八条　经营中药材、中药饮片的，应当有专用的库房和养护工作场所，直接收购地产中药材的应当设置中药样品室（柜）。

第四十九条　经营冷藏、冷冻药品的,应当配备以下设施设备:

(一) 与其经营规模和品种相适应的冷库,经营疫苗的应当配备两个以上独立冷库;

(二) 用于冷库温度自动监测、显示、记录、调控、报警的设备;

(三) 冷库制冷设备的备用发电机组或者双回路供电系统;

(四) 对有特殊低温要求的药品,应当配备符合其储存要求的设施设备;

(五) 冷藏车及车载冷藏箱或者保温箱等设备。

第五十条　运输药品应当使用封闭式货物运输工具。

第五十一条　运输冷藏、冷冻药品的冷藏车及车载冷藏箱、保温箱应当符合药品运输过程中对温度控制的要求。冷藏车具有自动调控温度、显示温度、存储和读取温度监测数据的功能;冷藏箱及保温箱具有外部显示和采集箱体内温度数据的功能。

第五十二条　储存、运输设施设备的定期检查、清洁和维护应当由专人负责,并建立记录和档案。

第六节　校准与验证

第五十三条　企业应当按照国家有关规定,对计量器具、温湿度监测设备等定期进行校准或者检定。

企业应当对冷库、储运温湿度监测系统以及冷藏运输等设施设备进行使用前验证、定期验证及停用时间超过规定时限的验证。

第五十四条　企业应当根据相关验证管理制度,形成验证控制文件,包括验证方案、报告、评价、偏差处理和预防措施等。

第五十五条　验证应当按照预先确定和批准的方案实施,验证报告应当经过审核和批准,验证文件应当存档。

第五十六条　企业应当根据验证确定的参数及条件,正确、合理使用相关设施设备。

第七节　计算机系统

第五十七条　企业应当建立能够符合经营全过程管理及质量控制要求的计算机系统,实现药品质量可追溯,并满足药品电子监管的实施条件。

第五十八条　企业计算机系统应当符合以下要求:

(一) 有支持系统正常运行的服务器和终端机;

(二) 有安全、稳定的网络环境,有固定接入互联网的方式和安全可靠的信息平台;

(三) 有实现部门之间、岗位之间信息传输和数据共享的局域网;

(四) 有药品经营业务票据生成、打印和管理功能;

(五) 有符合本规范要求及企业管理实际需要的应用软件和相关数据库。

第五十九条　各类数据的录入、修改、保存等操作应当符合授权范围、操作规程和管理制度的要求,保证数据原始、真实、准确、安全和可追溯。

第六十条　计算机系统运行中涉及企业经营和管理的数据应当采用安全、可靠的方式储存并按日备份,备份数据应当存放在安全场所,记录类数据的保存时限应当符合本规范第四十二条的要求。

第八节　采　购

第六十一条　企业的采购活动应当符合以下要求:

(一) 确定供货单位的合法资格;

（二）确定所购入药品的合法性；

（三）核实供货单位销售人员的合法资格；

（四）与供货单位签订质量保证协议。

采购中涉及的首营企业、首营品种，采购部门应当填写相关申请表格，经过质量管理部门和企业质量负责人的审核批准。必要时应当组织实地考察，对供货单位质量管理体系进行评价。

第六十二条 对首营企业的审核，应当查验加盖其公章原印章的以下资料，确认真实、有效：

（一）《药品生产许可证》或者《药品经营许可证》复印件；

（二）营业执照及其年检证明复印件；

（三）《药品生产质量管理规范》认证证书或者《药品经营质量管理规范》认证证书复印件；

（四）相关印章、随货同行单（票）样式；

（五）开户户名、开户银行及账号；

（六）《税务登记证》和《组织机构代码证》复印件。

第六十三条 采购首营品种应当审核药品的合法性，索取加盖供货单位公章原印章的药品生产或者进口批准证明文件复印件并予以审核，审核无误的方可采购。

以上资料应当归入药品质量档案。

第六十四条 企业应当核实、留存供货单位销售人员以下资料：

（一）加盖供货单位公章原印章的销售人员身份证复印件；

（二）加盖供货单位公章原印章和法定代表人印章或者签名的授权书，授权书应当载明被授权人姓名、身份证号码，以及授权销售的品种、地域、期限；

（三）供货单位及供货品种相关资料。

第六十五条 企业与供货单位签订的质量保证协议至少包括以下内容：

（一）明确双方质量责任；

（二）供货单位应当提供符合规定的资料且对其真实性、有效性负责；

（三）供货单位应当按照国家规定开具发票；

（四）药品质量符合药品标准等有关要求；

（五）药品包装、标签、说明书符合有关规定；

（六）药品运输的质量保证及责任；

（七）质量保证协议的有效期限。

第六十六条 采购药品时，企业应当向供货单位索取发票。发票应当列明药品的通用名称、规格、单位、数量、单价、金额等；不能全部列明的，应当附《销售货物或者提供应税劳务清单》，并加盖供货单位发票专用章原印章、注明税票号码。

第六十七条 发票上的购、销单位名称及金额、品名应当与付款流向及金额、品名一致，并与财务账目内容相对应。发票按有关规定保存。

第六十八条 采购药品应当建立采购记录。采购记录应当有药品的通用名称、剂型、规格、生产厂商、供货单位、数量、价格、购货日期等内容，采购中药材、中药饮片的还应当标明产地。

第六十九条 发生灾情、疫情、突发事件或者临床紧急救治等特殊情况，以及其他符合国家有关规定的情形,企业可采用直调方式购销药品,将已采购的药品不入本企业仓库,直接从供货单位发送到购货单位,并建立专门的采购记录,保证有效的质量跟踪和追溯。

第七十条　采购特殊管理的药品,应当严格按照国家有关规定进行。

第七十一条　企业应当定期对药品采购的整体情况进行综合质量评审,建立药品质量评审和供货单位质量档案,并进行动态跟踪管理。

第九节　收货与验收

第七十二条　企业应当按照规定的程序和要求对到货药品逐批进行收货、验收,防止不合格药品入库。

第七十三条　药品到货时,收货人员应当核实运输方式是否符合要求,并对照随货同行单(票)和采购记录核对药品,做到票、账、货相符。

随货同行单(票)应当包括供货单位、生产厂商、药品的通用名称、剂型、规格、批号、数量、收货单位、收货地址、发货日期等内容,并加盖供货单位药品出库专用章原印章。

第七十四条　冷藏、冷冻药品到货时,应当对其运输方式及运输过程的温度记录、运输时间等质量控制状况进行重点检查并记录。不符合温度要求的应当拒收。

第七十五条　收货人员对符合收货要求的药品,应当按品种特性要求放于相应待验区域,或者设置状态标志,通知验收。冷藏、冷冻药品应当在冷库内待验。

第七十六条　验收药品应当按照药品批号查验同批号的检验报告书。供货单位为批发企业的,检验报告书应当加盖其质量管理专用章原印章。检验报告书的传递和保存可以采用电子数据形式,但应当保证其合法性和有效性。

第七十七条　企业应当按照验收规定,对每次到货药品进行逐批抽样验收,抽取的样品应当具有代表性。

(一)同一批号的药品应当至少检查一个最小包装,但生产企业有特殊质量控制要求或者打开最小包装可能影响药品质量的,可不打开最小包装;

(二)破损、污染、渗液、封条损坏等包装异常以及零货、拼箱的,应当开箱检查至最小包装;

(三)外包装及封签完整的原料药、实施批签发管理的生物制品,可不开箱检查。

第七十八条　验收人员应当对抽样药品的外观、包装、标签、说明书以及相关的证明文件等逐一进行检查、核对;验收结束后,应当将抽取的完好样品放回原包装箱,加封并标示。

第七十九条　特殊管理的药品应当按照相关规定在专库或者专区内验收。

第八十条　验收药品应当做好验收记录,包括药品的通用名称、剂型、规格、批准文号、批号、生产日期、有效期、生产厂商、供货单位、到货数量、到货日期、验收合格数量、验收结果等内容。验收人员应当在验收记录上签署姓名和验收日期。

中药材验收记录应当包括品名、产地、供货单位、到货数量、验收合格数量等内容。中药饮片验收记录应当包括品名、规格、批号、产地、生产日期、生产厂商、供货单位、到货数量、验收合格数量等内容,实施批准文号管理的中药饮片还应当记录批准文号。

验收不合格的还应当注明不合格事项及处置措施。

第八十一条　对实施电子监管的药品,企业应当按规定进行药品电子监管码扫码,并及时将数据上传至中国药品电子监管网系统平台。

第八十二条　企业对未按规定加印或者加贴中国药品电子监管码,或者监管码的印刷不符合规定要求的,应当拒收。监管码信息与药品包装信息不符的,应当及时向供货单位查询,未得到确认之前不得入库,必要时向当地药品监督管理部门报告。

第八十三条　企业应当建立库存记录,验收合格的药品应当及时入库登记;验收不合格的,不得入库,并由质量管理部门处理。

第八十四条　企业按本规范第六十九条规定进行药品直调的,可委托购货单位进行药品验收。购货单位应当严格按照本规范的要求验收药品和进行药品电子监管码的扫码与数据上传,并建立专门的直调药品验收记录。验收当日应当将验收记录相关信息传递给直调企业。

第十节　储存与养护

第八十五条　企业应当根据药品的质量特性对药品进行合理储存,并符合以下要求:

(一) 按包装标示的温度要求储存药品,包装上没有标示具体温度的,按照《中华人民共和国药典》规定的贮藏要求进行储存;

(二) 储存药品相对湿度为 35%~75%;

(三) 在人工作业的库房储存药品,按质量状态实行色标管理:合格药品为绿色,不合格药品为红色,待确定药品为黄色;

(四) 储存药品应当按照要求采取避光、遮光、通风、防潮、防虫、防鼠等措施;

(五) 搬运和堆码药品应当严格按照外包装标示要求规范操作,堆码高度符合包装图示要求,避免损坏药品包装;

(六) 药品按批号堆码,不同批号的药品不得混垛,垛间距不小于 5 厘米,与库房内墙、顶、温度调控设备及管道等设施间距不小于 30 厘米,与地面间距不小于 10 厘米;

(七) 药品与非药品、外用药与其他药品分开存放,中药材和中药饮片分库存放;

(八) 特殊管理的药品应当按照国家有关规定储存;

(九) 拆除外包装的零货药品应当集中存放;

(十) 储存药品的货架、托盘等设施设备应当保持清洁,无破损和杂物堆放;

(十一) 未经批准的人员不得进入储存作业区,储存作业区内的人员不得有影响药品质量和安全的行为;

(十二) 药品储存作业区内不得存放与储存管理无关的物品。

第八十六条　养护人员应当根据库房条件、外部环境、药品质量特性等对药品进行养护,主要内容是:

(一) 指导和督促储存人员对药品进行合理储存与作业;

(二) 检查并改善储存条件、防护措施、卫生环境;

(三) 对库房温湿度进行有效监测、调控;

(四) 按照养护计划对库存药品的外观、包装等质量状况进行检查,并建立养护记录;对储存条件有特殊要求的或者有效期较短的品种应当进行重点养护;

（五）发现有问题的药品应当及时在计算机系统中锁定和记录，并通知质量管理部门处理；

（六）对中药材和中药饮片应当按其特性采取有效方法进行养护并记录，所采取的养护方法不得对药品造成污染；

（七）定期汇总、分析养护信息。

第八十七条　企业应当采用计算机系统对库存药品的有效期进行自动跟踪和控制，采取近效期预警及超过有效期自动锁定等措施，防止过期药品销售。

第八十八条　药品因破损而导致液体、气体、粉末泄漏时，应当迅速采取安全处理措施，防止对储存环境和其他药品造成污染。

第八十九条　对质量可疑的药品应当立即采取停售措施，并在计算机系统中锁定，同时报告质量管理部门确认。对存在质量问题的药品应当采取以下措施：

（一）存放于标志明显的专用场所，并有效隔离，不得销售；

（二）怀疑为假药的，及时报告药品监督管理部门；

（三）属于特殊管理的药品，按照国家有关规定处理；

（四）不合格药品的处理过程应当有完整的手续和记录；

（五）对不合格药品应当查明并分析原因，及时采取预防措施。

第九十条　企业应当对库存药品定期盘点，做到账、货相符。

第十一节　销　售

第九十一条　企业应当将药品销售给合法的购货单位，并对购货单位的证明文件、采购人员及提货人员的身份证明进行核实，保证药品销售流向真实、合法。

第九十二条　企业应当严格审核购货单位的生产范围、经营范围或者诊疗范围，并按照相应的范围销售药品。

第九十三条　企业销售药品，应当如实开具发票，做到票、账、货、款一致。

第九十四条　企业应当做好药品销售记录。销售记录应当包括药品的通用名称、规格、剂型、批号、有效期、生产厂商、购货单位、销售数量、单价、金额、销售日期等内容。按照本规范第六十九条规定进行药品直调的，应当建立专门的销售记录。

中药材销售记录应当包括品名、规格、产地、购货单位、销售数量、单价、金额、销售日期等内容；中药饮片销售记录应当包括品名、规格、批号、产地、生产厂商、购货单位、销售数量、单价、金额、销售日期等内容。

第九十五条　销售特殊管理的药品以及国家有专门管理要求的药品，应当严格按照国家有关规定执行。

第十二节　出　库

第九十六条　出库时应当对照销售记录进行复核。发现以下情况不得出库，并报告质量管理部门处理：

（一）药品包装出现破损、污染、封口不牢、衬垫不实、封条损坏等问题；

（二）包装内有异常响动或者液体渗漏；

（三）标签脱落、字迹模糊不清或者标识内容与实物不符；

（四）药品已超过有效期；

（五）其他异常情况的药品。

第九十七条　药品出库复核应当建立记录，包括购货单位、药品的通用名称、剂型、规格、数量、批号、有效期、生产厂商、出库日期、质量状况和复核人员等内容。

第九十八条　特殊管理的药品出库应当按照有关规定进行复核。

第九十九条　药品拼箱发货的代用包装箱应当有醒目的拼箱标志。

第一百条　药品出库时，应当附加盖企业药品出库专用章原印章的随货同行单（票）。

企业按照本规范第六十九条规定直调药品的，直调药品出库时，由供货单位开具两份随货同行单（票），分别发往直调企业和购货单位。随货同行单（票）的内容应当符合本规范第七十三条第二款的要求，还应当标明直调企业名称。

第一百零一条　冷藏、冷冻药品的装箱、装车等项作业，应当由专人负责并符合以下要求：

（一）车载冷藏箱或者保温箱在使用前应当达到相应的温度要求；

（二）应当在冷藏环境下完成冷藏、冷冻药品的装箱、封箱工作；

（三）装车前应当检查冷藏车辆的启动、运行状态，达到规定温度后方可装车；

（四）启运时应当做好运输记录，内容包括运输工具和启运时间等。

第一百零二条　对实施电子监管的药品，应当在出库时进行扫码和数据上传。

第十三节　运输与配送

第一百零三条　企业应当按照质量管理制度的要求，严格执行运输操作规程，并采取有效措施保证运输过程中的药品质量与安全。

第一百零四条　运输药品，应当根据药品的包装、质量特性并针对车况、道路、天气等因素，选用适宜的运输工具，采取相应措施防止出现破损、污染等问题。

第一百零五条　发运药品时，应当检查运输工具，发现运输条件不符合规定的，不得发运。运输药品过程中，运载工具应当保持密闭。

第一百零六条　企业应当严格按照外包装标示的要求搬运、装卸药品。

第一百零七条　企业应当根据药品的温度控制要求，在运输过程中采取必要的保温或者冷藏、冷冻措施。

运输过程中，药品不得直接接触冰袋、冰排等蓄冷剂，防止对药品质量造成影响。

第一百零八条　在冷藏、冷冻药品运输途中，应当实时监测并记录冷藏车、冷藏箱或者保温箱内的温度数据。

第一百零九条　企业应当制定冷藏、冷冻药品运输应急预案，对运输途中可能发生的设备故障、异常天气影响、交通拥堵等突发事件，能够采取相应的应对措施。

第一百一十条　企业委托其他单位运输药品的，应当对承运方运输药品的质量保障能力进行审计，索取运输车辆的相关资料，符合本规范运输设施设备条件和要求的方可委托。

第一百一十一条　企业委托运输药品应当与承运方签订运输协议，明确药品质量责任、遵守运输操作规程和在途时限等内容。

第一百一十二条　企业委托运输药品应当有记录，实现运输过程的质量追溯。记录至少包括发货时间、发货地址、收货单位、收货地址、货单号、药品件数、运输方式、委托经办人、承运单位，采用车辆运输的还应当载明车牌号，并留存驾驶人员的驾驶证复印件。记录应当至少保存5年。

第一百一十三条　已装车的药品应当及时发运并尽快送达。委托运输的，企业应当要求并监督承运方严格履行委托运输协议,防止因在途时间过长影响药品质量。

第一百一十四条　企业应当采取运输安全管理措施,防止在运输过程中发生药品盗抢、遗失、调换等事故。

第一百一十五条　特殊管理的药品的运输应当符合国家有关规定。

第十四节　售后管理

第一百一十六条　企业应当加强对退货的管理,保证退货环节药品的质量和安全,防止混入假冒药品。

第一百一十七条　企业应当按照质量管理制度的要求,制定投诉管理操作规程,内容包括投诉渠道及方式、档案记录、调查与评估、处理措施、反馈和事后跟踪等。

第一百一十八条　企业应当配备专职或者兼职人员负责售后投诉管理,对投诉的质量问题查明原因,采取有效措施及时处理和反馈,并做好记录,必要时应当通知供货单位及药品生产企业。

第一百一十九条　企业应当及时将投诉及处理结果等信息记入档案,以便查询和跟踪。

第一百二十条　企业发现已售出药品有严重质量问题,应当立即通知购货单位停售、追回并做好记录,同时向药品监督管理部门报告。

第一百二十一条　企业应当协助药品生产企业履行召回义务,按照召回计划的要求及时传达、反馈药品召回信息,控制和收回存在安全隐患的药品,并建立药品召回记录。

第一百二十二条　企业质量管理部门应当配备专职或者兼职人员,按照国家有关规定承担药品不良反应监测和报告工作。

第三章　药品零售的质量管理

第一节　质量管理与职责

第一百二十三条　企业应当按照有关法律法规及本规范的要求制定质量管理文件,开展质量管理活动,确保药品质量。

第一百二十四条　企业应当具有与其经营范围和规模相适应的经营条件,包括组织机构、人员、设施设备、质量管理文件,并按照规定设置计算机系统。

第一百二十五条　企业负责人是药品质量的主要责任人,负责企业日常管理,负责提供必要的条件,保证质量管理部门和质量管理人员有效履行职责,确保企业按照本规范要求经营药品。

第一百二十六条　企业应当设置质量管理部门或者配备质量管理人员,履行以下职责:

(一)督促相关部门和岗位人员执行药品管理的法律法规及本规范;

(二)组织制订质量管理文件,并指导、监督文件的执行;

(三)负责对供货单位及其销售人员资格证明的审核;

(四)负责对所采购药品合法性的审核;

(五)负责药品的验收,指导并监督药品采购、储存、陈列、销售等环节的质量管理工作;

（六）负责药品质量查询及质量信息管理；

（七）负责药品质量投诉和质量事故的调查、处理及报告；

（八）负责对不合格药品的确认及处理；

（九）负责假劣药品的报告；

（十）负责药品不良反应的报告；

（十一）开展药品质量管理教育和培训；

（十二）负责计算机系统操作权限的审核、控制及质量管理基础数据的维护；

（十三）负责组织计量器具的校准及检定工作；

（十四）指导并监督药学服务工作；

（十五）其他应当由质量管理部门或者质量管理人员履行的职责。

第二节　人　员　管　理

第一百二十七条　企业从事药品经营和质量管理工作的人员，应当符合有关法律法规及本规范规定的资格要求，不得有相关法律法规禁止从业的情形。

第一百二十八条　企业法定代表人或者企业负责人应当具备执业药师资格。

企业应当按照国家有关规定配备执业药师，负责处方审核，指导合理用药。

第一百二十九条　质量管理、验收、采购人员应当具有药学或者医学、生物、化学等相关专业学历或者具有药学专业技术职称。从事中药饮片质量管理、验收、采购人员应当具有中药学中专以上学历或者具有中药学专业初级以上专业技术职称。

营业员应当具有高中以上文化程度或者符合省级药品监督管理部门规定的条件。中药饮片调剂人员应当具有中药学中专以上学历或者具备中药调剂员资格。

第一百三十条　企业各岗位人员应当接受相关法律法规及药品专业知识与技能的岗前培训和继续培训，以符合本规范要求。

第一百三十一条　企业应当按照培训管理制度制定年度培训计划并开展培训，使相关人员能正确理解并履行职责。培训工作应当做好记录并建立档案。

第一百三十二条　企业应当为销售特殊管理的药品、国家有专门管理要求的药品、冷藏药品的人员接受相应培训提供条件，使其掌握相关法律法规和专业知识。

第一百三十三条　在营业场所内，企业工作人员应当穿着整洁、卫生的工作服。

第一百三十四条　企业应当对直接接触药品岗位的人员进行岗前及年度健康检查，并建立健康档案。患有传染病或者其他可能污染药品的疾病的，不得从事直接接触药品的工作。

第一百三十五条　在药品储存、陈列等区域不得存放与经营活动无关的物品及私人用品，在工作区域内不得有影响药品质量和安全的行为。

第三节　文　　件

第一百三十六条　企业应当按照有关法律法规及本规范规定，制定符合企业实际的质量管理文件。文件包括质量管理制度、岗位职责、操作规程、档案、记录和凭证等，并对质量管理文件定期审核、及时修订。

第一百三十七条　企业应当采取措施确保各岗位人员正确理解质量管理文件的内容，保证质量管理文件有效执行。

第一百三十八条　药品零售质量管理制度应当包括以下内容：

（一）药品采购、验收、陈列、销售等环节的管理，设置库房的还应当包括储存、养护

的管理;

（二）供货单位和采购品种的审核;

（三）处方药销售的管理;

（四）药品拆零的管理;

（五）特殊管理的药品和国家有专门管理要求的药品的管理;

（六）记录和凭证的管理;

（七）收集和查询质量信息的管理;

（八）质量事故、质量投诉的管理;

（九）中药饮片处方审核、调配、核对的管理;

（十）药品有效期的管理;

（十一）不合格药品、药品销毁的管理;

（十二）环境卫生、人员健康的规定;

（十三）提供用药咨询、指导合理用药等药学服务的管理;

（十四）人员培训及考核的规定;

（十五）药品不良反应报告的规定;

（十六）计算机系统的管理;

（十七）执行药品电子监管的规定;

（十八）其他应当规定的内容。

第一百三十九条　企业应当明确企业负责人、质量管理、采购、验收、营业员以及处方审核、调配等岗位的职责,设置库房的还应当包括储存、养护等岗位职责。

第一百四十条　质量管理岗位、处方审核岗位的职责不得由其他岗位人员代为履行。

第一百四十一条　药品零售操作规程应当包括:

（一）药品采购、验收、销售;

（二）处方审核、调配、核对;

（三）中药饮片处方审核、调配、核对;

（四）药品拆零销售;

（五）特殊管理的药品和国家有专门管理要求的药品的销售;

（六）营业场所药品陈列及检查;

（七）营业场所冷藏药品的存放;

（八）计算机系统的操作和管理;

（九）设置库房的还应当包括储存和养护的操作规程。

第一百四十二条　企业应当建立药品采购、验收、销售、陈列检查、温湿度监测、不合格药品处理等相关记录,做到真实、完整、准确、有效和可追溯。

第一百四十三条　记录及相关凭证应当至少保存5年。特殊管理的药品的记录及凭证按相关规定保存。

第一百四十四条　通过计算机系统记录数据时,相关岗位人员应当按照操作规程,通过授权及密码登录计算机系统,进行数据的录入,保证数据原始、真实、准确、安全和可追溯。

第一百四十五条　电子记录数据应当以安全、可靠方式定期备份。

第四节　设施与设备

第一百四十六条　企业的营业场所应当与其药品经营范围、经营规模相适应,并与药品储存、办公、生活辅助及其他区域分开。

第一百四十七条　营业场所应当具有相应设施或者采取其他有效措施,避免药品受室外环境的影响,并做到宽敞、明亮、整洁、卫生。

第一百四十八条　营业场所应当有以下营业设备:

(一) 货架和柜台;

(二) 监测、调控温度的设备;

(三) 经营中药饮片的,有存放饮片和处方调配的设备;

(四) 经营冷藏药品的,有专用冷藏设备;

(五) 经营第二类精神药品、毒性中药品种和罂粟壳的,有符合安全规定的专用存放设备;

(六) 药品拆零销售所需的调配工具、包装用品。

第一百四十九条　企业应当建立能够符合经营和质量管理要求的计算机系统,并满足药品电子监管的实施条件。

第一百五十条　企业设置库房的,应当做到库房内墙、顶光洁,地面平整,门窗结构严密;有可靠的安全防护、防盗等措施。

第一百五十一条　仓库应当有以下设施设备:

(一) 药品与地面之间有效隔离的设备;

(二) 避光、通风、防潮、防虫、防鼠等设备;

(三) 有效监测和调控温湿度的设备;

(四) 符合储存作业要求的照明设备;

(五) 验收专用场所;

(六) 不合格药品专用存放场所;

(七) 经营冷藏药品的,有与其经营品种及经营规模相适应的专用设备。

第一百五十二条　经营特殊管理的药品应当有符合国家规定的储存设施。

第一百五十三条　储存中药饮片应当设立专用库房。

第一百五十四条　企业应当按照国家有关规定,对计量器具、温湿度监测设备等定期进行校准或者检定。

第五节　采购与验收

第一百五十五条　企业采购药品,应当符合本规范第二章第八节的相关规定。

第一百五十六条　药品到货时,收货人员应当按采购记录,对照供货单位的随货同行单(票)核实药品实物,做到票、账、货相符。

第一百五十七条　企业应当按规定的程序和要求对到货药品逐批进行验收,并按照本规范第八十条规定做好验收记录。

验收抽取的样品应当具有代表性。

第一百五十八条　冷藏药品到货时,应当按照本规范第七十四条规定进行检查。

第一百五十九条　验收药品应当按照本规范第七十六条规定查验药品检验报告书。

第一百六十条　特殊管理的药品应当按照相关规定进行验收。

第一百六十一条　验收合格的药品应当及时入库或者上架,实施电子监管的药品,还应当按照本规范第八十一条、第八十二条的规定进行扫码和数据上传,验收不合格的,不得入库或者上架,并报告质量管理人员处理。

第六节　陈列与储存

第一百六十二条　企业应当对营业场所温度进行监测和调控,以使营业场所的温度符合常温要求。

第一百六十三条　企业应当定期进行卫生检查,保持环境整洁。存放、陈列药品的设备应当保持清洁卫生,不得放置与销售活动无关的物品,并采取防虫、防鼠等措施,防止污染药品。

第一百六十四条　药品的陈列应当符合以下要求:

(一) 按剂型、用途以及储存要求分类陈列,并设置醒目标志,类别标签字迹清晰、放置准确;

(二) 药品放置于货架(柜),摆放整齐有序,避免阳光直射;

(三) 处方药、非处方药分区陈列,并有处方药、非处方药专用标识;

(四) 处方药不得采用开架自选的方式陈列和销售;

(五) 外用药与其他药品分开摆放;

(六) 拆零销售的药品集中存放于拆零专柜或者专区;

(七) 第二类精神药品、毒性中药品种和罂粟壳不得陈列;

(八) 冷藏药品放置在冷藏设备中,按规定对温度进行监测和记录,并保证存放温度符合要求;

(九) 中药饮片柜斗谱的书写应当正名正字;装斗前应当复核,防止错斗、串斗;应当定期清斗,防止饮片生虫、发霉、变质;不同批号的饮片装斗前应当清斗并记录;

(十) 经营非药品应当设置专区,与药品区域明显隔离,并有醒目标志。

第一百六十五条　企业应当定期对陈列、存放的药品进行检查,重点检查拆零药品和易变质、近效期、摆放时间较长的药品以及中药饮片。发现有质量疑问的药品应当及时撤柜,停止销售,由质量管理人员确认和处理,并保留相关记录。

第一百六十六条　企业应当对药品的有效期进行跟踪管理,防止近效期药品售出后可能发生的过期使用。

第一百六十七条　企业设置库房的,库房的药品储存与养护管理应当符合本规范第二章第十节的相关规定。

第七节　销售管理

第一百六十八条　企业应当在营业场所的显著位置悬挂《药品经营许可证》、营业执照、执业药师注册证等。

第一百六十九条　营业人员应当佩戴有照片、姓名、岗位等内容的工作牌,是执业药师和药学技术人员的,工作牌还应当标明执业资格或者药学专业技术职称。在岗执业的执业药师应当挂牌明示。

第一百七十条　销售药品应当符合以下要求:

(一) 处方经执业药师审核后方可调配;对处方所列药品不得擅自更改或者代用,对有配伍禁忌或者超剂量的处方,应当拒绝调配,但经处方医师更正或者重新签字确认的,可以调配;调配处方后经过核对方可销售;

（二）处方审核、调配、核对人员应当在处方上签字或者盖章,并按照有关规定保存处方或者其复印件;

（三）销售近效期药品应当向顾客告知有效期;

（四）销售中药饮片做到计量准确,并告知煎服方法及注意事项;提供中药饮片代煎服务,应当符合国家有关规定。

第一百七十一条　企业销售药品应当开具销售凭证,内容包括药品名称、生产厂商、数量、价格、批号、规格等,并做好销售记录。

第一百七十二条　药品拆零销售应当符合以下要求:

（一）负责拆零销售的人员经过专门培训;

（二）拆零的工作台及工具保持清洁、卫生,防止交叉污染;

（三）做好拆零销售记录,内容包括拆零起始日期、药品的通用名称、规格、批号、生产厂商、有效期、销售数量、销售日期、分拆及复核人员等;

（四）拆零销售应当使用洁净、卫生的包装,包装上注明药品名称、规格、数量、用法、用量、批号、有效期以及药店名称等内容;

（五）提供药品说明书原件或者复印件;

（六）拆零销售期间,保留原包装和说明书。

第一百七十三条　销售特殊管理的药品和国家有专门管理要求的药品,应当严格执行国家有关规定。

第一百七十四条　药品广告宣传应当严格执行国家有关广告管理的规定。

第一百七十五条　非本企业在职人员不得在营业场所内从事药品销售相关活动。

第一百七十六条　对实施电子监管的药品,在售出时,应当进行扫码和数据上传。

第八节　售后管理

第一百七十七条　除药品质量原因外,药品一经售出,不得退换。

第一百七十八条　企业应当在营业场所公布药品监督管理部门的监督电话,设置顾客意见簿,及时处理顾客对药品质量的投诉。

第一百七十九条　企业应当按照国家有关药品不良反应报告制度的规定,收集、报告药品不良反应信息。

第一百八十条　企业发现已售出药品有严重质量问题,应当及时采取措施追回药品并做好记录,同时向药品监督管理部门报告。

第一百八十一条　企业应当协助药品生产企业履行召回义务,控制和收回存在安全隐患的药品,并建立药品召回记录。

第四章　附　则

第一百八十二条　药品零售连锁企业总部的管理应当符合本规范药品批发企业相关规定,门店的管理应当符合本规范药品零售企业相关规定。

第一百八十三条　本规范为药品经营质量管理的基本要求。对企业信息化管理、药品储运温湿度自动监测、药品验收管理、药品冷链物流管理、零售连锁管理等具体要求,由国家食品药品监督管理局以附录方式另行制定。

第一百八十四条　本规范下列术语的含义是:

（一）在职:与企业确定劳动关系的在册人员。

（二）在岗：相关岗位人员在工作时间内在规定的岗位履行职责。

（三）首营企业：采购药品时，与本企业首次发生供需关系的药品生产或者经营企业。

（四）首营品种：本企业首次采购的药品。

（五）原印章：企业在购销活动中，为证明企业身份在相关文件或者凭证上加盖的企业公章、发票专用章、质量管理专用章、药品出库专用章的原始印记，不能是印刷、影印、复印等复制后的印记。

（六）待验：对到货、销后退回的药品采用有效的方式进行隔离或者区分，在入库前等待质量验收的状态。

（七）零货：指拆除了用于运输、储藏包装的药品。

（八）拼箱发货：将零货药品集中拼装至同一包装箱内发货的方式。

（九）拆零销售：将最小包装拆分销售的方式。

（十）国家有专门管理要求的药品：国家对蛋白同化制剂、肽类激素、含特殊药品复方制剂等品种实施特殊监管措施的药品。

第一百八十五条　医疗机构药房和计划生育技术服务机构的药品采购、储存、养护等质量管理规范由国家食品药品监督管理局商相关主管部门另行制定。

互联网销售药品的质量管理规定由国家食品药品监督管理局另行制定。

第一百八十六条　药品经营企业违反本规范的，由药品监督管理部门按照《中华人民共和国药品管理法》第七十九条的规定给予处罚。

第一百八十七条　本规范自 2013 年 6 月 1 日起施行。依照《中华人民共和国药品管理法》第十六条规定，具体实施办法和实施步骤由国家食品药品监督管理局规定。

附录三　《药品经营质量管理规范》附录

关于发布《药品经营质量管理规范》冷藏、冷冻药品的储存与运输管理等5个附录的公告

根据《药品经营质量管理规范》第一百八十三条规定，现发布冷藏、冷冻药品的储存与运输管理，药品经营企业计算机系统，温湿度自动监测，药品收货与验收和验证管理等 5 个附录，作为《药品经营质量管理规范》配套文件。

特此公告。

国家食品药品监督管理局
2013 年 10 月 23 日

附录1　冷藏、冷冻药品的储存与运输管理

第一条　企业经营冷藏、冷冻药品的，应当按照《药品经营质量管理规范》（以下简称《规范》）的要求，在收货、验收、储存、养护、出库、运输等环节，根据药品包装标示的贮藏要求，采用经过验证确认的设施设备、技术方法和操作规程，对冷藏、冷冻药品储存过程中的温湿度状况、运输过程中的温度状况，进行实时自动监测和控制，保证药品的

储运环境温湿度控制在规定范围内。

第二条　企业应当按照《规范》的要求,配备相应的冷藏、冷冻储运设施设备及温湿度自动监测系统,并对设施设备进行维护管理。

(一)冷库设计符合国家相关标准要求;冷库具有自动调控温湿度的功能,有备用发电机组或双回路供电系统。

(二)按照企业经营需要,合理划分冷库收货验收、储存、包装材料预冷、装箱发货、待处理药品存放等区域,并有明显标示。验收、储存、拆零、冷藏包装、发货等作业活动,必须在冷库内完成。

(三)冷藏车具有自动调控温度的功能,其配置符合国家相关标准要求;冷藏车厢具有防水、密闭、耐腐蚀等性能,车厢内部留有保证气流充分循环的空间。

(四)冷藏箱、保温箱具有良好的保温性能;冷藏箱具有自动调控温度的功能,保温箱配备蓄冷剂以及与药品隔离的装置。

(五)冷藏、冷冻药品的储存、运输设施设备配置温湿度自动监测系统,可实时采集、显示、记录、传送储存过程中的温湿度数据和运输过程中的温度数据,并具有远程及就地实时报警功能,可通过计算机读取和存储所记录的监测数据。

(六)定期对冷库、冷藏车以及冷藏箱、保温箱进行检查、维护并记录。

第三条　企业应当按照《规范》和相关附录的要求,对冷库、冷藏车、冷藏箱、保温箱以及温湿度自动监测系统进行验证,并依据验证确定的参数和条件,制定设施设备的操作、使用规程。

第四条　企业应当按照《规范》的要求,对冷藏、冷冻药品进行收货检查。

(一)检查运输药品的冷藏车或冷藏箱、保温箱是否符合规定,对未按规定运输的,应当拒收。

(二)查看冷藏车或冷藏箱、保温箱到货时温度数据,导出、保存并查验运输过程的温度记录,确认运输全过程温度状况是否符合规定。

(三)符合规定的,将药品放置在符合温度要求的待验区域待验;不符合规定的应当拒收,将药品隔离存放于符合温度要求的环境中,并报质量管理部门处理。

(四)收货须做好记录,内容包括:药品名称、数量、生产企业、发货单位、运输单位、发运地点、启运时间、运输工具、到货时间、到货温度、收货人员等。

(五)对销后退回的药品,同时检查退货方提供的温度控制说明文件和售出期间温度控制的相关数据。对于不能提供文件、数据,或温度控制不符合规定的,应当拒收,做好记录并报质量管理部门处理。

第五条　储存、运输过程中,冷藏、冷冻药品的码放应当符合以下要求:

(一)冷库内药品的堆垛间距,药品与地面、墙壁、库顶部的间距符合《规范》的要求;冷库内制冷机组出风口100厘米范围内,以及高于冷风机出风口的位置,不得码放药品。

(二)冷藏车厢内,药品与厢内前板距离不小于10厘米,与后板、侧板、底板间距不小于5厘米,药品码放高度不得超过制冷机组出风口下沿,确保气流正常循环和温度均匀分布。

第六条　企业应当由专人负责对在库储存的冷藏、冷冻药品进行重点养护检查。药品储存环境温湿度超出规定范围时,应当及时采取有效措施进行调控,防止温湿度超标对药品质量造成影响。

第七条　企业运输冷藏、冷冻药品,应当根据药品数量、运输距离、运输时间、温度要求、外部环境温度等情况,选择适宜的运输工具和温控方式,确保运输过程中温度控制符合要求。

冷藏、冷冻药品运输过程中,应当实时采集、记录、传送冷藏车、冷藏箱或保温箱内的温度数据。运输过程中温度超出规定范围时,温湿度自动监测系统应当实时发出报警指令,由相关人员查明原因,及时采取有效措施进行调控。

第八条　使用冷藏箱、保温箱运送冷藏药品的,应当按照经过验证的标准操作规程,进行药品包装和装箱的操作。

(一)装箱前将冷藏箱、保温箱预热或预冷至符合药品包装标示的温度范围内。

(二)按照验证确定的条件,在保温箱内合理配备与温度控制及运输时限相适应的蓄冷剂。

(三)保温箱内使用隔热装置将药品与低温蓄冷剂进行隔离。

(四)药品装箱后,冷藏箱启动动力电源和温度监测设备,保温箱启动温度监测设备,检查设备运行正常后,将箱体密闭。

第九条　使用冷藏车运送冷藏、冷冻药品的,启运前应当按照经过验证的标准操作规程进行操作。

(一)提前打开温度调控和监测设备,将车厢内预热或预冷至规定的温度。

(二)开始装车时关闭温度调控设备,并尽快完成药品装车。

(三)药品装车完毕,及时关闭车厢厢门,检查厢门密闭情况,并上锁。

(四)启动温度调控设备,检查温度调控和监测设备运行状况,运行正常方可启运。

第十条　企业应当制定冷藏、冷冻药品运输过程中温度控制的应急预案,对运输过程中出现的异常气候、设备故障、交通事故等意外或紧急情况,能够及时采取有效的应对措施,防止因异常情况造成的温度失控。

第十一条　企业制定的应急预案应当包括应急组织机构、人员职责、设施设备、外部协作资源、应急措施等内容,并不断加以完善和优化。

第十二条　从事冷藏、冷冻药品收货、验收、储存、养护、出库、运输等岗位工作的人员,应当接受相关法律法规、专业知识、相关制度和标准操作规程的培训,经考核合格后,方可上岗。

第十三条　企业委托其他单位运输冷藏、冷冻药品时,应当保证委托运输过程符合《规范》及本附录相关规定。

(一)索取承运单位的运输资质文件、运输设施设备和监测系统证明及验证文件、承运人员资质证明、运输过程温度控制及监测等相关资料。

(二)对承运方的运输设施设备、人员资质、质量保障能力、安全运输能力、风险控制能力等进行委托前和定期审计,审计报告存档备查。

(三)承运单位冷藏、冷冻运输设施设备及自动监测系统不符合规定或未经验证的,不得委托运输。

(四)与承运方签订委托运输协议,内容包括承运方制定并执行符合要求的运输标准操作规程,对运输过程中温度控制和实时监测的要求,明确在途时限以及运输过程中的质量安全责任。

（五）根据承运方的资质和条件，必要时对承运方的相关人员进行培训和考核。

附录2　药品经营企业计算机系统

第一条　药品经营企业应当建立与经营范围和经营规模相适应的计算机系统（以下简称系统），能够实时控制并记录药品经营各环节和质量管理全过程，并符合电子监管的实施条件。

第二条　药品经营企业应当按照《药品经营质量管理规范》（以下简称《规范》）相关规定，在系统中设置各经营流程的质量控制功能，与采购、销售以及收货、验收、储存、养护、出库复核、运输等系统功能形成内嵌式结构，对各项经营活动进行判断，对不符合药品监督管理法律法规以及《规范》的行为进行识别及控制，确保各项质量控制功能的实时和有效。

第三条　药品批发企业系统的硬件设施和网络环境应当符合以下要求：

（一）有支持系统正常运行的服务器；

（二）质量管理、采购、收货、验收、储存、养护、出库复核、销售等岗位配备专用的终端设备；

（三）有稳定、安全的网络环境，有固定接入互联网的方式和可靠的信息安全平台；

（四）有实现相关部门之间、岗位之间信息传输和数据共享的局域网；

（五）有符合《规范》及企业管理实际需要的应用软件和相关数据库。

第四条　药品批发企业负责信息管理的部门应当履行以下职责：

（一）负责系统硬件和软件的安装、测试及网络维护；

（二）负责系统数据库管理和数据备份；

（三）负责培训、指导相关岗位人员使用系统；

（四）负责系统程序的运行及维护管理；

（五）负责系统网络以及数据的安全管理；

（六）保证系统日志的完整性；

（七）负责建立系统硬件和软件管理档案。

第五条　药品批发企业质量管理部门应当履行以下职责：

（一）负责指导设定系统质量控制功能；

（二）负责系统操作权限的审核，并定期跟踪检查；

（三）监督各岗位人员严格按规定流程及要求操作系统；

（四）负责质量管理基础数据的审核、确认生效及锁定；

（五）负责经营业务数据修改申请的审核，符合规定要求的方可按程序修改；

（六）负责处理系统中涉及药品质量的有关问题。

第六条　药品批发企业应当严格按照管理制度和操作规程进行系统数据的录入、修改和保存，以保证各类记录的原始、真实、准确、安全和可追溯。

（一）各操作岗位通过输入用户名、密码等身份确认方式登录系统，并在权限范围内录入或查询数据，未经批准不得修改数据信息。

（二）修改各类业务经营数据时，操作人员在职责范围内提出申请，经质量管理人员审核批准后方可修改，修改的原因和过程在系统中予以记录。

（三）系统对各岗位操作人员姓名的记录，根据专有用户名及密码自动生成，不得采用手工编辑或菜单选择等方式录入。

（四）系统操作、数据记录的日期和时间由系统自动生成，不得采用手工编辑、菜单选择等方式录入。

第七条　药品批发企业应当根据计算机管理制度对系统各类记录和数据进行安全管理。

（一）采用安全、可靠的方式存储、备份。

（二）按日备份数据。

（三）备份记录和数据的介质存放于安全场所，防止与服务器同时遭遇灾害造成损坏或丢失。

（四）记录和数据的保存时限符合《规范》第四十二条的要求。

第八条　药品批发企业应当将审核合格的供货单位、购货单位及经营品种等信息录入系统，建立质量管理基础数据库并有效运用。

（一）质量管理基础数据包括供货单位、购货单位、经营品种、供货单位销售人员资质、购货单位采购人员资质及提货人员资质等相关内容。

（二）质量管理基础数据与对应的供货单位、购货单位以及购销药品的合法性、有效性相关联，与供货单位或购货单位的经营范围相对应，由系统进行自动跟踪、识别与控制。

（三）系统对接近失效的质量管理基础数据进行提示、预警，提醒相关部门及岗位人员及时索取、更新相关资料；任何质量管理基础数据失效时，系统都自动锁定与该数据相关的业务功能，直至数据更新和生效后，相关功能方可恢复。

（四）质量管理基础数据是企业合法经营的基本保障，须由专门的质量管理人员对相关资料审核合格后，据实确认和更新，更新时间由系统自动生成。

（五）其他岗位人员只能按规定的权限，查询、使用质量管理基础数据，不能修改数据的任何内容。

第九条　药品采购订单中的质量管理基础数据应当依据数据库生成。系统对各供货单位的合法资质，能够自动识别、审核，防止超出经营方式或经营范围的采购行为发生。

采购订单确认后，系统自动生成采购记录。

第十条　药品到货时，系统应当支持收货人员查询采购记录，对照随货同行单（票）及实物确认相关信息后，方可收货。

第十一条　验收人员按规定进行药品质量验收，对照药品实物在系统采购记录的基础上录入药品的批号、生产日期、有效期、到货数量、验收合格数量、验收结果等内容，确认后系统自动生成验收记录。

第十二条　药品批发企业系统应当按照药品的管理类别及储存特性，自动提示相应的储存库区。

第十三条　药品批发企业系统应当依据质量管理基础数据和养护制度，对库存药品按期自动生成养护工作计划，提示养护人员对库存药品进行有序、合理的养护。

第十四条　药品批发企业系统应当对库存药品的有效期进行自动跟踪和控制，具备近效期预警提示、超有效期自动锁定及停销等功能。

第十五条　药品批发企业销售药品时，系统应当依据质量管理基础数据及库存记录生成销售订单,系统拒绝无质量管理基础数据或无有效库存数据支持的任何销售订单的生成。系统对各购货单位的法定资质能够自动识别并审核,防止超出经营方式或经营范围的销售行为的发生。

销售订单确认后,系统自动生成销售记录。

第十六条　药品批发企业系统应当将确认后的销售数据传输至仓储部门提示出库及复核。复核人员完成出库复核操作后,系统自动生成出库复核记录。

第十七条　药品批发企业系统对销后退回药品应当具备以下功能:

(一)处理销后退回药品时,能够调出原对应的销售、出库复核记录;

(二)对应的销售、出库复核记录与销后退回药品实物信息一致的方可收货、验收,并依据原销售、出库复核记录数据以及验收情况,生成销后退回验收记录;

(三)退回药品实物与原记录信息不符,或退回药品数量超出原销售数量时,系统拒绝药品退回操作;

(四)系统不支持对原始销售数据的任何更改。

第十八条　药品批发企业系统应当对经营过程中发现的质量有疑问药品进行控制。

(一)各岗位人员发现质量有疑问药品,按照本岗位操作权限实施锁定,并通知质量管理人员。

(二)被锁定药品由质量管理人员确认,不属于质量问题的,解除锁定,属于不合格药品的,由系统生成不合格记录。

(三)系统对质量不合格药品的处理过程、处理结果进行记录,并跟踪处理结果。

第十九条　药品批发企业系统应当对药品运输的在途时间进行跟踪管理,对有运输时限要求的,应当提示或警示相关部门及岗位人员。系统应当按照《规范》要求,生成药品运输记录。

第二十条　药品零售企业系统的硬件、软件、网络环境及管理人员的配备,应当满足企业经营规模和质量管理的实际需要。

第二十一条　药品零售企业系统的销售管理应当符合以下要求:

(一)建立包括供货单位、经营品种等相关内容的质量管理基础数据;

(二)依据质量管理基础数据,自动识别处方药、特殊管理的药品以及其他国家有专门管理要求的药品;

(三)拒绝国家有专门管理要求的药品超数量销售;

(四)与结算系统、开票系统对接,对每笔销售自动打印销售票据,并自动生成销售记录;

(五)依据质量管理基础数据,对拆零药品单独建立销售记录,对拆零药品实施安全、合理的销售控制;

(六)依据质量管理基础数据,定期自动生成陈列药品检查计划;

(七)依据质量管理基础数据,对药品有效期进行跟踪,对近效期的给予预警提示,超有效期的自动锁定及停销;

(八)各类数据的录入与保存符合本附录第六条、第七条的相关要求。

第二十二条　药品经营企业应当根据有关法律法规、《规范》以及质量管理体系内审的要求,及时对系统进行升级,完善系统功能。

附录3　温湿度自动监测

第一条　企业应当按照《药品经营质量管理规范》(以下简称《规范》)的要求,在储存药品的仓库中和运输冷藏、冷冻药品的设备中配备温湿度自动监测系统(以下简称系统)。系统应当对药品储存过程的温湿度状况和冷藏、冷冻药品运输过程的温度状况进行实时自动监测和记录,有效防范储存运输过程中可能发生的影响药品质量安全的风险,确保药品质量安全。

第二条　系统由测点终端、管理主机、不间断电源以及相关软件等组成。各测点终端能够对周边环境温湿度进行数据的实时采集、传送和报警;管理主机能够对各测点终端监测的数据进行收集、处理和记录,并具备发生异常情况时的报警管理功能。

第三条　系统温湿度数据的测定值应当按照《规范》第八十五条的有关规定设定。

系统应当自动生成温湿度监测记录,内容包括温度值、湿度值、日期、时间、测点位置、库区或运输工具类别等。

第四条　系统温湿度测量设备的最大允许误差应当符合以下要求:

(一)测量范围在 0℃ ~ 40℃之间,温度的最大允许误差为 ±0.5℃;

(二)测量范围在 −25℃ ~ 0℃之间,温度的最大允许误差为 ±1.0℃;

(三)相对湿度的最大允许误差为 ±5% RH。

第五条　系统应当自动对药品储存运输过程中的温湿度环境进行不间断监测和记录。

系统应当至少每隔 1 分钟更新一次测点温湿度数据,在药品储存过程中至少每隔 30 分钟自动记录一次实时温湿度数据,在运输过程中至少每隔 5 分钟自动记录一次实时温度数据。当监测的温湿度值超出规定范围时,系统应当至少每隔 2 分钟记录一次实时温湿度数据。

第六条　当监测的温湿度值达到设定的临界值或者超出规定范围,系统应当能够实现就地和在指定地点进行声光报警,同时采用短信通讯的方式,向至少 3 名指定人员发出报警信息。

当发生供电中断的情况时,系统应当采用短信通讯的方式,向至少 3 名指定人员发出报警信息。

第七条　系统各测点终端采集的监测数据应当真实、完整、准确、有效。

(一)测点终端采集的数据通过网络自动传送到管理主机,进行处理和记录,并采用可靠的方式进行数据保存,确保不丢失和不被改动。

(二)系统具有对记录数据不可更改、删除的功能,不得有反向导入数据的功能。

(三)系统不得对用户开放温湿度传感器监测值修正、调整功能,防止用户随意调整,造成监测数据失真。

第八条　企业应当对监测数据采用安全、可靠的方式按日备份,备份数据应当存放在安全场所,数据保存时限符合《规范》第四十二条的要求。

第九条　系统应当与企业计算机终端进行数据对接,自动在计算机终端中存储数据,可以通过计算机终端进行实时数据查询和历史数据查询。

第十条　系统应当独立地不间断运行,防止因供电中断、计算机关闭或故障等因素,影响系统正常运行或造成数据丢失。

第十一条　系统保持独立、安全运行,不得与温湿度调控设施设备联动,防止温湿度调控设施设备异常导致系统故障的风险。

第十二条　企业应当对储存及运输设施设备的测点终端布点方案进行测试和确认,保证药品仓库、运输设备中安装的测点终端数量及位置,能够准确反映环境温湿度的实际状况。

第十三条　药品库房或仓间安装的测点终端数量及位置应当符合以下要求:

(一)每一独立的药品库房或仓间至少安装 2 个测点终端,并均匀分布。

(二)平面仓库面积在 300 平方米以下的,至少安装 2 个测点终端;300 平方米以上的,每增加 300 平方米至少增加 1 个测点终端,不足 300 平方米的按 300 平方米计算。

平面仓库测点终端安装的位置,不得低于药品货架或药品堆码垛高度的 2/3 位置。

(三)高架仓库或全自动立体仓库的货架层高在 4.5 米至 8 米之间的,每 300 平方米面积至少安装 4 个测点终端,每增加 300 平方米至少增加 2 个测点终端,并均匀分布在货架上、下位置;货架层高在 8 米以上的,每 300 平方米面积至少安装 6 个测点终端,每增加 300 平方米至少增加 3 个测点终端,并均匀分布在货架的上、中、下位置;不足 300 平方米的按 300 平方米计算。

高架仓库或全自动立体仓库上层测点终端安装的位置,不得低于最上层货架存放药品的最高位置。

(四)储存冷藏、冷冻药品仓库测点终端的安装数量,须符合本条上述的各项要求,其安装数量按每 100 平方米面积计算。

第十四条　每台独立的冷藏、冷冻药品运输车辆或车厢,安装的测点终端数量不得少于 2 个。车厢容积超过 20 立方米的,每增加 20 立方米至少增加 1 个测点终端,不足 20 立方米的按 20 立方米计算。

每台冷藏箱或保温箱应当至少配置一个测点终端。

第十五条　测点终端应当牢固安装在经过确认的合理位置,避免储运作业及人员活动对监测设备造成影响或损坏,其安装位置不得随意变动。

第十六条　企业应当对测点终端每年至少进行一次校准,对系统设备应当进行定期检查、维修、保养,并建立档案。

第十七条　系统应当满足相关部门实施在线远程监管的条件。

附录4　药品收货与验收

第一条　企业应当按照国家有关法律法规及《药品经营质量管理规范》(以下简称《规范》),制定药品收货与验收标准。对药品收货与验收过程中出现的不符合质量标准或疑似假、劣药的情况,应当交由质量管理部门按照有关规定进行处理,必要时上报药品监督管理部门。

第二条　药品到货时,收货人员应当对运输工具和运输状况进行检查。

(一)检查运输工具是否密闭,如发现运输工具内有雨淋、腐蚀、污染等可能影响药品质量的现象,及时通知采购部门并报质量管理部门处理。

(二)根据运输单据所载明的启运日期,检查是否符合协议约定的在途时限,对不符合约定时限的,报质量管理部门处理。

(三)供货方委托运输药品的,企业采购部门要提前向供货单位索要委托的承运方式、承运单位、启运时间等信息,并将上述情况提前通知收货人员;收货人员在药品到货后,要逐一核对上述内容,内容不一致的,通知采购部门并报质量管理部门处理。

(四)冷藏、冷冻药品到货时,查验冷藏车、车载冷藏箱或保温箱的温度状况,核查并留存运输过程和到货时的温度记录;对未采用规定的冷藏设备运输或温度不符合要求的,应当拒收,同时对药品进行控制管理,做好记录并报质量管理部门处理。

第三条　药品到货时,收货人员应当查验随货同行单(票)以及相关的药品采购记录。无随货同行单(票)或无采购记录的应当拒收;随货同行单(票)记载的供货单位、生产厂商、药品的通用名称、剂型、规格、批号、数量、收货单位、收货地址、发货日期等内容,与采购记录以及本企业实际情况不符的,应当拒收,并通知采购部门处理。

第四条　应当依据随货同行单(票)核对药品实物。随货同行单(票)中记载的药品的通用名称、剂型、规格、批号、数量、生产厂商等内容,与药品实物不符的,应当拒收,并通知采购部门进行处理。

第五条　收货过程中,对于随货同行单(票)或到货药品与采购记录的有关内容不相符的,由采购部门负责与供货单位核实和处理。

(一)对于随货同行单(票)内容中,除数量以外的其他内容与采购记录、药品实物不符的,经供货单位确认并提供正确的随货同行单(票)后,方可收货。

(二)对于随货同行单(票)与采购记录、药品实物数量不符的,经供货单位确认后,应当由采购部门确定并调整采购数量后,方可收货。

(三)供货单位对随货同行单(票)与采购记录、药品实物不相符的内容,不予确认的,应当拒收,存在异常情况的,报质量管理部门处理。

第六条　收货人员应当拆除药品的运输防护包装,检查药品外包装是否完好,对出现破损、污染、标识不清等情况的药品,应当拒收。

收货人员应当将核对无误的药品放置于相应的待验区域内,并在随货同行单(票)上签字后,移交验收人员。

第七条　药品待验区域及验收药品的设施设备,应当符合以下要求:

(一)待验区域有明显标识,并与其他区域有效隔离;

(二)待验区域符合待验药品的储存温度要求;

(三)设置特殊管理的药品专用待验区域,并符合安全控制要求;

(四)保持验收设施设备清洁,不得污染药品;

(五)按规定配备药品电子监管码的扫码与数据上传设备。

第八条　企业应当根据不同类别和特性的药品,明确待验药品的验收时限,待验药品要在规定时限内验收,验收合格的药品,应当及时入库,验收中发现的问题应当尽快处理,防止对药品质量造成影响。

第九条　验收药品应当按照批号逐批查验药品的合格证明文件,对于相关证明文件不全或内容与到货药品不符的，不得入库，并交质量管理部门处理。

（一）按照药品批号查验同批号的检验报告书，药品检验报告书需加盖供货单位药品检验专用章或质量管理专用章原印章；从批发企业采购药品的，检验报告书的传递和保存，可以采用电子数据的形式，但要保证其合法性和有效性。

（二）验收实施批签发管理的生物制品时，有加盖供货单位药品检验专用章或质量管理专用章原印章的《生物制品批签发合格证》复印件。

（三）验收进口药品时，有加盖供货单位质量管理专用章原印章的相关证明文件：

1.《进口药品注册证》或《医药产品注册证》；

2. 进口麻醉药品、精神药品以及蛋白同化制剂、肽类激素需有《进口准许证》；

3. 进口药材需有《进口药材批件》；

4.《进口药品检验报告书》或注明"已抽样"字样的《进口药品通关单》；

5. 进口国家规定的实行批签发管理的生物制品，有批签发证明文件和《进口药品检验报告书》。

（四）验收特殊管理的药品须符合国家相关规定。

第十条　应当对每次到货的药品进行逐批抽样验收，抽取的样品应当具有代表性，对于不符合验收标准的，不得入库，并报质量管理部门处理。

（一）对到货的同一批号的整件药品按照堆码情况随机抽样检查。整件数量在 2 件及以下的，要全部抽样检查；整件数量在 2 件以上至 50 件以下的，至少抽样检查 3 件；整件数量在 50 件以上的，每增加 50 件，至少增加抽样检查 1 件，不足 50 件的，按 50 件计。

（二）对抽取的整件药品需开箱抽样检查，从每整件的上、中、下不同位置随机抽取 3 个最小包装进行检查，对存在封口不牢、标签污损、有明显重量差异或外观异常等情况的，至少再增加一倍抽样数量，进行再检查。

（三）对整件药品存在破损、污染、渗液、封条损坏等包装异常的，要开箱检查至最小包装。

（四）到货的非整件药品要逐箱检查，对同一批号的药品，至少随机抽取一个最小包装进行检查。

第十一条　验收人员应当对抽样药品的外观、包装、标签、说明书等逐一进行检查、核对，出现问题的，报质量管理部门处理。

（一）检查运输储存包装的封条有无损坏，包装上是否清晰注明药品通用名称、规格、生产厂商、生产批号、生产日期、有效期、批准文号、贮藏、包装规格及储运图示标志，以及特殊管理的药品、外用药品、非处方药的标识等标记。

（二）检查最小包装的封口是否严密、牢固，有无破损、污染或渗液，包装及标签印字是否清晰，标签粘贴是否牢固。

（三）检查每一最小包装的标签、说明书是否符合以下规定：

1. 标签有药品通用名称、成份、性状、适应症或者功能主治、规格、用法用量、不良反应、禁忌、注意事项、贮藏、生产日期、产品批号、有效期、批准文号、生产企业等内容；对注射剂瓶、滴眼剂瓶等因标签尺寸限制无法全部注明上述内容的，至少标明药品通用名称、规格、产品批号、有效期等内容；中药蜜丸蜡壳至少注明药品通用名称。

2. 化学药品与生物制品说明书列有以下内容：药品名称（通用名称、商品名称、英文名称、汉语拼音）、成分 [活性成分的化学名称、分子式、分子量、化学结构式（复方制剂可列出其组分名称)]、性状、适应症、规格、用法用量、不良反应、禁忌、注意事项、孕妇及哺乳期妇女用药、儿童用药、老年用药、药物相互作用、药物过量、临床试验、药理毒理、药代动力学、贮藏、包装、有效期、执行标准、批准文号、生产企业(企业名称、生产地址、邮政编码、电话和传真)。

3.中药说明书列有以下内容:药品名称(通用名称、汉语拼音)、成分、性状、功能主治、规格、用法用量、不良反应、禁忌、注意事项、药物相互作用、贮藏、包装、有效期、执行标准、批准文号、说明书修订日期、生产企业(企业名称、生产地址、邮政编码、电话和传真)。

4.特殊管理的药品、外用药品的包装、标签及说明书上均有规定的标识和警示说明;处方药和非处方药的标签和说明书上有相应的警示语或忠告语,非处方药的包装有国家规定的专有标识;蛋白同化制剂和肽类激素及含兴奋剂类成分的药品有"运动员慎用"警示标识。

5.进口药品的包装、标签以中文注明药品通用名称、主要成分以及注册证号,并有中文说明书。

6.中药饮片的包装或容器与药品性质相适应及符合药品质量要求。中药饮片的标签需注明品名、包装规格、产地、生产企业、产品批号、生产日期;整件包装上有品名、产地、生产日期、生产企业等,并附有质量合格的标志。实施批准文号管理的中药饮片,还需注明批准文号。

7.中药材有包装,并标明品名、规格、产地、供货单位、收购日期、发货日期等;实施批准文号管理的中药材,还需注明批准文号。

第十二条　在保证质量的前提下,如果生产企业有特殊质量控制要求或打开最小包装可能影响药品质量的,可不打开最小包装;外包装及封签完整的原料药、实施批签发管理的生物制品,可不开箱检查。

第十三条　验收地产中药材时,如果对到货中药材存在质量疑问,应当将实物与企业中药样品室(柜)中收集的相应样品进行比对,确认后方可收货。

验收人员应当负责对中药材样品的更新和养护,防止样品出现质量变异。收集的样品放入中药样品室(柜)前,应当由质量管理人员进行确认。

第十四条　企业应当加强对退货药品的收货、验收管理,保证退货环节药品的质量和安全,防止混入假冒药品。

(一)收货人员要依据销售部门确认的退货凭证或通知对销后退回药品进行核对,确认为本企业销售的药品后,方可收货并放置于符合药品储存条件的专用待验场所。

(二)对销后退回的冷藏、冷冻药品,根据退货方提供的温度控制说明文件和售出期间温度控制的相关数据,确认符合规定条件的,方可收货;对于不能提供文件、数据,或温度控制不符合规定的,给予拒收,做好记录并报质量管理部门处理。

(三)验收人员对销后退回的药品进行逐批检查验收,并开箱抽样检查。整件包装完好的,按照本附录第十条规定的抽样原则加倍抽样检查;无完好外包装的,每件须抽样检查至最小包装,必要时送药品检验机构检验。

(四)销后退回药品经验收合格后,方可入库销售,不合格药品按《规范》有关规定处理。

第十五条　检查验收结束后,应当将检查后的完好样品放回原包装,并在抽样的整件包装上标明抽验标志,对已经检查验收的药品,应当及时调整药品质量状态标识或移入相应区域。

第十六条　对验收合格的药品,应当由验收人员与仓储部门办理入库手续,由仓储部门建立库存记录。

第十七条　验收药品应当做好验收记录。

(一)验收记录包括药品的通用名称、剂型、规格、批准文号、批号、生产日期、有效期、生产厂商、供货单位、到货数量、到货日期、验收合格数量、验收结果、验收人员姓名和验收日期等内容。

(二)中药材验收记录包括品名、产地、供货单位、到货数量、验收合格数量等内容,实施批准文号管理的中药材,还要记录批准文号。中药饮片验收记录包括品名、规格、批号、产地、生产日期、生产厂商、供货单位、到货数量、验收合格数量等内容,实施批准文号管理的中药饮片还要记录批准文号。

(三)建立专门的销后退回药品验收记录,记录包括退货单位、退货日期、通用名称、规格、批准文号、批号、生产厂商(或产地)、有效期、数量、验收日期、退货原因、验收结果和验收人员等内容。

(四)验收不合格的药品,需注明不合格事项及处置措施。

第十八条　对实施电子监管的药品,企业应当按规定进行药品电子监管码扫码,并及时将数据上传至中国药品电子监管网系统平台。

(一)企业对未按规定加印或加贴中国药品电子监管码,或因监管码印刷不符合规定要求,造成扫描设备无法识别的,应当拒收。

(二)监管码信息与药品包装信息不符的,要及时向供货单位进行查询、确认,未得到确认之前不得入库,必要时向当地药品监督管理部门报告。

第十九条　企业按照《规范》的相关规定,进行药品直调的,可委托购货单位进行药品验收。购货单位应当严格按照《规范》的要求验收药品,并进行药品电子监管码的扫码与数据上传,建立专门的直调药品验收记录。验收当日应当将验收记录、电子监管数据相关信息传递给直调企业。

附录5　验　证　管　理

第一条　本附录适用于《药品经营质量管理规范》(以下简称《规范》)中涉及的验证范围与内容,包括对冷库、冷藏车、冷藏箱、保温箱以及温湿度自动监测系统(以下简称监测系统)等进行验证,确认相关设施、设备及监测系统能够符合规定的设计标准和要求,并能安全、有效地正常运行和使用,确保冷藏、冷冻药品在储存、运输过程中的质量安全。

第二条　企业质量负责人负责验证工作的监督、指导、协调与审批,质量管理部门负责组织仓储、运输等部门共同实施验证工作。

第三条　企业应当按照质量管理体系文件的规定,按年度制定验证计划,根据计划确定的范围、日程、项目,实施验证工作。

第四条　企业应当在验证实施过程中,建立并形成验证控制文件,文件内容包括验证方案、标准、报告、评价、偏差处理和预防措施等,验证控制文件应当归入药品质量管理档案,并按规定保存。

(一)验证方案根据每一项验证工作的具体内容及要求分别制定,包括验证的实施人员、对象、目标、测试项目、验证设备及监测系统描述、测点布置、时间控制、数据采集要求,以及实施验证的相关基础条件,验证方案需经企业质量负责人审核并批准后,方可实施。

(二)企业需制定实施验证的标准和验证操作规程。

(三)验证完成后,需出具验证报告,包括验证实施人员、验证过程中采集的数据汇总、各测试项目数据分析图表、验证现场实景照片、各测试项目结果分析、验证结果总体评价等,验证报告由质量负责人审核和批准。

(四)在验证过程中,根据验证数据分析,对设施设备运行或使用中可能存在的不符合要求的状况、监测系统参数设定的不合理情况等偏差,进行调整和纠正处理,使相关设施设备及监测系统能够符合规定的要求。

(五)根据验证结果对可能存在的影响药品质量安全的风险,制定有效的预防措施。

第五条　企业应当根据验证方案实施验证。

(一)相关设施设备及监测系统在新投入使用前或改造后需进行使用前验证,对设计或预定的关键参数、条件及性能进行确认,确定实际的关键参数及性能符合设计或规定的使用条件。

(二)当相关设施设备及监测系统超出设定的条件或用途,或是设备出现严重运行异常或故障时,要查找原因、评估风险,采取适当的纠正措施,并跟踪效果。

(三)对相关设施设备及监测系统进行定期验证,以确认其符合要求,定期验证间隔时间不超过1年。

(四)根据相关设施设备和监测系统的设计参数以及通过验证确认的使用条件,分别确定最大的停用时间限度;超过最大停用时限的,在重新启用前,要评估风险并重新进行验证。

第六条　企业应当根据验证的内容及目的,确定相应的验证项目。

(一)冷库验证的项目至少包括:

1.温度分布特性的测试与分析,确定适宜药品存放的安全位置及区域;

2.温控设备运行参数及使用状况测试;

3.监测系统配置的测点终端参数及安装位置确认;

4.开门作业对库房温度分布及药品储存的影响;

5.确定设备故障或外部供电中断的状况下,库房保温性能及变化趋势分析;

6.对本地区的高温或低温等极端外部环境条件,分别进行保温效果评估;

7.在新建库房初次使用前或改造后重新使用前,进行空载及满载验证;

8.年度定期验证时,进行满载验证。

(二)冷藏车验证的项目至少包括:

1.车厢内温度分布特性的测试与分析,确定适宜药品存放的安全位置及区域;

2.温控设施运行参数及使用状况测试;

3.监测系统配置的测点终端参数及安装位置确认;

4.开门作业对车厢温度分布及变化的影响;

5.确定设备故障或外部供电中断的状况下,车厢保温性能及变化趋势分析;

6. 对本地区高温或低温等极端外部环境条件,分别进行保温效果评估;

7. 在冷藏车初次使用前或改造后重新使用前,进行空载及满载验证;

8. 年度定期验证时,进行满载验证。

(三)冷藏箱或保温箱验证的项目至少包括:

1. 箱内温度分布特性的测试与分析,分析箱体内温度变化及趋势;

2. 蓄冷剂配备使用的条件测试;

3. 温度自动监测设备放置位置确认;

4. 开箱作业对箱内温度分布及变化的影响;

5. 高温或低温等极端外部环境条件下的保温效果评估;

6. 运输最长时限验证。

(四)监测系统验证的项目至少包括:

1. 采集、传送、记录数据以及报警功能的确认;

2. 监测设备的测量范围和准确度确认;

3. 测点终端安装数量及位置确认;

4. 监测系统与温度调控设施无联动状态的独立安全运行性能确认;

5. 系统在断电、计算机关机状态下的应急性能确认;

6. 防止用户修改、删除、反向导入数据等功能确认。

第七条　应当根据验证对象及项目,合理设置验证测点。

(一)在被验证设施设备内一次性同步布点,确保各测点采集数据的同步、有效。

(二)在被验证设施设备内,进行均匀性布点、特殊项目及特殊位置专门布点。

(三)每个库房中均匀性布点数量不得少于 9 个,仓间各角及中心位置均需布置测点,每两个测点的水平间距不得大于 5 米,垂直间距不得超过 2 米。

(四)库房每个作业出入口及风机出风口至少布置 5 个测点,库房中每组货架或建筑结构的风向死角位置至少布置 3 个测点。

(五)每个冷藏车箱体内测点数量不得少于 9 个,每增加 20 立方米增加 9 个测点,不足 20 立方米的按 20 立方米计算。

(六)每个冷藏箱或保温箱的测点数量不得少于 5 个。

第八条　应当确定适宜的持续验证时间,以保证验证数据的充分、有效及连续。

(一)在库房各项参数及使用条件符合规定的要求并达到运行稳定后,数据有效持续采集时间不得少于 48 小时。

(二)在冷藏车达到规定的温度并运行稳定后,数据有效持续采集时间不得少于 5 小时。

(三)冷藏箱或保温箱经过预热或预冷至规定温度并满载装箱后,按照最长的配送时间连续采集数据。

(四)验证数据采集的间隔时间不得大于 5 分钟。

第九条　应当确保所有验证数据的真实、完整、有效、可追溯,并按规定保存。

第十条　验证使用的温度传感器应当经法定计量机构校准,校准证书复印件应当作为验证报告的必要附件。验证使用的温度传感器应当适用被验证设备的测量范围,其温度测量的最大允许误差为 ±0.5℃。

第十一条　企业应当根据验证确定的参数及条件,正确、合理使用相关设施设备及监测系统,未经验证的设施、设备及监测系统,不得用于药品冷藏、冷冻储运管理。

验证的结果,应当作为企业制定或修订质量管理体系文件相关内容的依据。

第十二条　企业可与具备相应能力的第三方机构共同实施验证工作,企业应当确保验证实施的全过程符合《规范》及本附录的相关要求。

附录四　麻醉药品和精神药品管理条例

《麻醉药品和精神药品管理条例》已经在 2005 年 7 月 26 日国务院第 100 次常务会议通过,现予公布,自 2005 年 11 月 1 日起施行。

第一章　总　　则

第一条　为加强麻醉药品和精神药品的管理,保证麻醉药品和精神药品的合法、安全、合理使用,防止流入非法渠道,根据药品管理法和其他有关法律的规定,制定本条例。

第二条　麻醉药品药用原植物的种植,麻醉药品和精神药品的实验研究、生产、经营、使用、储存、运输等活动以及监督管理,适用本条例。

麻醉药品和精神药品的进出口依照有关法律的规定办理。

第三条　本条例所称麻醉药品和精神药品,是指列入麻醉药品目录、精神药品目录(以下称目录)的药品和其他物质。精神药品分为第一类精神药品和第二类精神药品。

目录由国务院药品监督管理部门会同国务院公安部门、国务院卫生主管部门制定、调整并公布。

上市销售但尚未列入目录的药品和其他物质或者第二类精神药品发生滥用,已经造成或者可能造成严重社会危害的,国务院药品监督管理部门会同国务院公安部门、国务院卫生主管部门应当及时将该药品和该物质列入目录或者将该第二类精神药品调整为第一类精神药品。

第四条　国家对麻醉药品药用原植物以及麻醉药品和精神药品实行管制。除本条例另有规定的外,任何单位、个人不得进行麻醉药品药用原植物的种植以及麻醉药品和精神药品的实验研究、生产、经营、使用、储存、运输等活动。

第五条　国务院药品监督管理部门负责全国麻醉药品和精神药品的监督管理工作,并会同国务院农业主管部门对麻醉药品药用原植物实施监督管理。国务院公安部门负责对造成麻醉药品药用原植物、麻醉药品和精神药品流入非法渠道的行为进行查处。国务院其他有关主管部门在各自的职责范围内负责与麻醉药品和精神药品有关的管理工作。

省、自治区、直辖市人民政府药品监督管理部门负责本行政区域内麻醉药品和精神药品的监督管理工作。县级以上地方公安机关负责对本行政区域内造成麻醉药品和精神药品流入非法渠道的行为进行查处。县级以上地方人民政府其他有关主管部门在各自的职责范围内负责与麻醉药品和精神药品有关的管理工作。

第六条　麻醉药品和精神药品生产、经营企业和使用单位可以依法参加行业协会。行业协会应当加强行业自律管理。

第二章　种植、实验研究和生产

第七条　国家根据麻醉药品和精神药品的医疗、国家储备和企业生产所需原料的需要确定需求总量,对麻醉药品药用原植物的种植、麻醉药品和精神药品的生产实行总量控制。

国务院药品监督管理部门根据麻醉药品和精神药品的需求总量制定年度生产计划。

国务院药品监督管理部门和国务院农业主管部门根据麻醉药品年度生产计划,制定麻醉药品药用原植物年度种植计划。

第八条　麻醉药品药用原植物种植企业应当根据年度种植计划,种植麻醉药品药用原植物。

麻醉药品药用原植物种植企业应当向国务院药品监督管理部门和国务院农业主管部门定期报告种植情况。

第九条　麻醉药品药用原植物种植企业由国务院药品监督管理部门和国务院农业主管部门共同确定,其他单位和个人不得种植麻醉药品药用原植物。

第十条　开展麻醉药品和精神药品实验研究活动应当具备下列条件,并经国务院药品监督管理部门批准:

(一)以医疗、科学研究或者教学为目的;

(二)有保证实验所需麻醉药品和精神药品安全的措施和管理制度;

(三)单位及其工作人员 2 年内没有违反有关禁毒的法律、行政法规规定的行为。

第十一条　麻醉药品和精神药品的实验研究单位申请相关药品批准证明文件,应当依照药品管理法的规定办理;需要转让研究成果的,应当经国务院药品监督管理部门批准。

第十二条　药品研究单位在普通药品的实验研究过程中,产生本条例规定的管制品种的,应当立即停止实验研究活动,并向国务院药品监督管理部门报告。国务院药品监督管理部门应当根据情况,及时作出是否同意其继续实验研究的决定。

第十三条　麻醉药品和第一类精神药品的临床试验,不得以健康人为受试对象。

第十四条　国家对麻醉药品和精神药品实行定点生产制度。

国务院药品监督管理部门应当根据麻醉药品和精神药品的需求总量,确定麻醉药品和精神药品定点生产企业的数量和布局,并根据年度需求总量对数量和布局进行调整、公布。

第十五条　麻醉药品和精神药品的定点生产企业应当具备下列条件:

(一)有药品生产许可证;

(二)有麻醉药品和精神药品实验研究批准文件;

(三)有符合规定的麻醉药品和精神药品生产设施、储存条件和相应的安全管理设施;

(四)有通过网络实施企业安全生产管理和向药品监督管理部门报告生产信息的能力;

(五)有保证麻醉药品和精神药品安全生产的管理制度;

(六)有与麻醉药品和精神药品安全生产要求相适应的管理水平和经营规模;

（七）麻醉药品和精神药品生产管理、质量管理部门的人员应当熟悉麻醉药品和精神药品管理以及有关禁毒的法律、行政法规；

（八）没有生产、销售假药、劣药或者违反有关禁毒的法律、行政法规规定的行为；

（九）符合国务院药品监督管理部门公布的麻醉药品和精神药品定点生产企业数量和布局的要求。

第十六条　从事麻醉药品、第一类精神药品生产以及第二类精神药品原料药生产的企业，应当经所在地省、自治区、直辖市人民政府药品监督管理部门初步审查，由国务院药品监督管理部门批准；从事第二类精神药品制剂生产的企业，应当经所在地省、自治区、直辖市人民政府药品监督管理部门批准。

第十七条　定点生产企业生产麻醉药品和精神药品，应当依照药品管理法的规定取得药品批准文号。

国务院药品监督管理部门应当组织医学、药学、社会学、伦理学和禁毒等方面的专家成立专家组，由专家组对申请首次上市的麻醉药品和精神药品的社会危害性和被滥用的可能性进行评价，并提出是否批准的建议。

未取得药品批准文号的，不得生产麻醉药品和精神药品。

第十八条　发生重大突发事件，定点生产企业无法正常生产或者不能保证供应麻醉药品和精神药品时，国务院药品监督管理部门可以决定其他药品生产企业生产麻醉药品和精神药品。

重大突发事件结束后，国务院药品监督管理部门应当及时决定前款规定的企业停止麻醉药品和精神药品的生产。

第十九条　定点生产企业应当严格按照麻醉药品和精神药品年度生产计划安排生产，并依照规定向所在地省、自治区、直辖市人民政府药品监督管理部门报告生产情况。

第二十条　定点生产企业应当依照本条例的规定，将麻醉药品和精神药品销售给具有麻醉药品和精神药品经营资格的企业或者依照本条例规定批准的其他单位。

第二十一条　麻醉药品和精神药品的标签应当印有国务院药品监督管理部门规定的标志。

第三章　经　　营

第二十二条　国家对麻醉药品和精神药品实行定点经营制度。

国务院药品监督管理部门应当根据麻醉药品和第一类精神药品的需求总量，确定麻醉药品和第一类精神药品的定点批发企业布局，并应当根据年度需求总量对布局进行调整、公布。

药品经营企业不得经营麻醉药品原料药和第一类精神药品原料药。但是，供医疗、科学研究、教学使用的小包装的上述药品可以由国务院药品监督管理部门规定的药品批发企业经营。

第二十三条　麻醉药品和精神药品定点批发企业除应当具备药品管理法第十五条规定的药品经营企业的开办条件外，还应当具备下列条件：

（一）有符合本条例规定的麻醉药品和精神药品储存条件；

（二）有通过网络实施企业安全管理和向药品监督管理部门报告经营信息的能力；

（三）单位及其工作人员 2 年内没有违反有关禁毒的法律、行政法规规定的行为；

（四）符合国务院药品监督管理部门公布的定点批发企业布局。

麻醉药品和第一类精神药品的定点批发企业，还应当具有保证供应责任区域内医疗机构所需麻醉药品和第一类精神药品的能力，并具有保证麻醉药品和第一类精神药品安全经营的管理制度。

第二十四条　跨省、自治区、直辖市从事麻醉药品和第一类精神药品批发业务的企业（以下称全国性批发企业），应当经国务院药品监督管理部门批准；在本省、自治区、直辖市行政区域内从事麻醉药品和第一类精神药品批发业务的企业（以下称区域性批发企业），应当经所在地省、自治区、直辖市人民政府药品监督管理部门批准。

专门从事第二类精神药品批发业务的企业，应当经所在地省、自治区、直辖市人民政府药品监督管理部门批准。

全国性批发企业和区域性批发企业可以从事第二类精神药品批发业务。

第二十五条　全国性批发企业可以向区域性批发企业，或者经批准可以向取得麻醉药品和第一类精神药品使用资格的医疗机构以及依照本条例规定批准的其他单位销售麻醉药品和第一类精神药品。

全国性批发企业向取得麻醉药品和第一类精神药品使用资格的医疗机构销售麻醉药品和第一类精神药品，应当经医疗机构所在地省、自治区、直辖市人民政府药品监督管理部门批准。

国务院药品监督管理部门在批准全国性批发企业时，应当明确其所承担供药责任的区域。

第二十六条　区域性批发企业可以向本省、自治区、直辖市行政区域内取得麻醉药品和第一类精神药品使用资格的医疗机构销售麻醉药品和第一类精神药品；由于特殊地理位置的原因，需要就近向其他省、自治区、直辖市行政区域内取得麻醉药品和第一类精神药品使用资格的医疗机构销售的，应当经国务院药品监督管理部门批准。

省、自治区、直辖市人民政府药品监督管理部门在批准区域性批发企业时，应当明确其所承担供药责任的区域。

区域性批发企业之间因医疗急需、运输困难等特殊情况需要调剂麻醉药品和第一类精神药品的，应当在调剂后 2 日内将调剂情况分别报所在地省、自治区、直辖市人民政府药品监督管理部门备案。

第二十七条　全国性批发企业应当从定点生产企业购进麻醉药品和第一类精神药品。

区域性批发企业可以从全国性批发企业购进麻醉药品和第一类精神药品；经所在地省、自治区、直辖市人民政府药品监督管理部门批准，也可以从定点生产企业购进麻醉药品和第一类精神药品。

第二十八条　全国性批发企业和区域性批发企业向医疗机构销售麻醉药品和第一类精神药品，应当将药品送至医疗机构。医疗机构不得自行提货。

第二十九条　第二类精神药品定点批发企业可以向医疗机构、定点批发企业和符合本条例第三十一条规定的药品零售企业以及依照本条例规定批准的其他单位销售第二类精神药品。

第三十条　麻醉药品和第一类精神药品不得零售。

禁止使用现金进行麻醉药品和精神药品交易，但是个人合法购买麻醉药品和精神药品的除外。

第三十一条　经所在地设区的市级药品监督管理部门批准，实行统一进货、统一配送、统一管理的药品零售连锁企业可以从事第二类精神药品零售业务。

第三十二条　第二类精神药品零售企业应当凭执业医师出具的处方，按规定剂量销售第二类精神药品，并将处方保存2年备查；禁止超剂量或者无处方销售第二类精神药品；不得向未成年人销售第二类精神药品。

第三十三条　麻醉药品和精神药品实行政府定价，在制定出厂和批发价格的基础上，逐步实行全国统一零售价格。具体办法由国务院价格主管部门制定。

第四章　使　　用

第三十四条　药品生产企业需要以麻醉药品和第一类精神药品为原料生产普通药品的，应当向所在地省、自治区、直辖市人民政府药品监督管理部门报送年度需求计划，由省、自治区、直辖市人民政府药品监督管理部门汇总报国务院药品监督管理部门批准后，向定点生产企业购买。

药品生产企业需要以第二类精神药品为原料生产普通药品的，应当将年度需求计划报所在地省、自治区、直辖市人民政府药品监督管理部门，并向定点批发企业或者定点生产企业购买。

第三十五条　食品、食品添加剂、化妆品、油漆等非药品生产企业需要使用咖啡因作为原料的，应当经所在地省、自治区、直辖市人民政府药品监督管理部门批准，向定点批发企业或者定点生产企业购买。

科学研究、教学单位需要使用麻醉药品和精神药品开展实验、教学活动的，应当经所在地省、自治区、直辖市人民政府药品监督管理部门批准，向定点批发企业或者定点生产企业购买。

需要使用麻醉药品和精神药品的标准品、对照品的，应当经所在地省、自治区、直辖市人民政府药品监督管理部门批准，向国务院药品监督管理部门批准的单位购买。

第三十六条　医疗机构需要使用麻醉药品和第一类精神药品的，应当经所在地设区的市级人民政府卫生主管部门批准，取得麻醉药品、第一类精神药品购用印鉴卡（以下称印鉴卡）。医疗机构应当凭印鉴卡向本省、自治区、直辖市行政区域内的定点批发企业购买麻醉药品和第一类精神药品。

设区的市级人民政府卫生主管部门发给医疗机构印鉴卡时，应当将取得印鉴卡的医疗机构情况抄送所在地设区的市级药品监督管理部门，并报省、自治区、直辖市人民政府卫生主管部门备案。省、自治区、直辖市人民政府卫生主管部门应当将取得印鉴卡的医疗机构名单向本行政区域内的定点批发企业通报。

第三十七条　医疗机构取得印鉴卡应当具备下列条件：

（一）有专职的麻醉药品和第一类精神药品管理人员；

（二）有获得麻醉药品和第一类精神药品处方资格的执业医师；

（三）有保证麻醉药品和第一类精神药品安全储存的设施和管理制度。

第三十八条　医疗机构应当按照国务院卫生主管部门的规定，对本单位执业医师进行有关麻醉药品和精神药品使用知识的培训、考核,经考核合格的,授予麻醉药品和第一类精神药品处方资格。执业医师取得麻醉药品和第一类精神药品的处方资格后,方可在本医疗机构开具麻醉药品和第一类精神药品处方,但不得为自己开具该种处方。

医疗机构应当将具有麻醉药品和第一类精神药品处方资格的执业医师名单及其变更情况,定期报送所在地设区的市级人民政府卫生主管部门,并抄送同级药品监督管理部门。

医务人员应当根据国务院卫生主管部门制定的临床应用指导原则,使用麻醉药品和精神药品。

第三十九条　具有麻醉药品和第一类精神药品处方资格的执业医师,根据临床应用指导原则,对确需使用麻醉药品或者第一类精神药品的患者,应当满足其合理用药需求。在医疗机构就诊的癌症疼痛患者和其他危重患者得不到麻醉药品或者第一类精神药品时,患者或者其亲属可以向执业医师提出申请。具有麻醉药品和第一类精神药品处方资格的执业医师认为要求合理的,应当及时为患者提供所需麻醉药品或者第一类精神药品。

第四十条　执业医师应当使用专用处方开具麻醉药品和精神药品,单张处方的最大用量应当符合国务院卫生主管部门的规定。

对麻醉药品和第一类精神药品处方,处方的调配人、核对人应当仔细核对,签署姓名,并予以登记;对不符合本条例规定的,处方的调配人、核对人应当拒绝发药。

麻醉药品和精神药品专用处方的格式由国务院卫生主管部门规定。

第四十一条　医疗机构应当对麻醉药品和精神药品处方进行专册登记,加强管理。麻醉药品处方至少保存3年,精神药品处方至少保存2年。

第四十二条　医疗机构抢救病人急需麻醉药品和第一类精神药品而本医疗机构无法提供时,可以从其他医疗机构或者定点批发企业紧急借用;抢救工作结束后,应当及时将借用情况报所在地设区的市级药品监督管理部门和卫生主管部门备案。

第四十三条　对临床需要而市场无供应的麻醉药品和精神药品,持有医疗机构制剂许可证和印鉴卡的医疗机构需要配制制剂的,应当经所在地省、自治区、直辖市人民政府药品监督管理部门批准。医疗机构配制的麻醉药品和精神药品制剂只能在本医疗机构使用,不得对外销售。

第四十四条　因治疗疾病需要,个人凭医疗机构出具的医疗诊断书、本人身份证明,可以携带单张处方最大用量以内的麻醉药品和第一类精神药品;携带麻醉药品和第一类精神药品出入境的,由海关根据自用、合理的原则放行。

医务人员为了医疗需要携带少量麻醉药品和精神药品出入境的,应当持有省级以上人民政府药品监督管理部门发放的携带麻醉药品和精神药品证明。海关凭携带麻醉药品和精神药品证明放行。

第四十五条　医疗机构、戒毒机构以开展戒毒治疗为目的,可以使用美沙酮或者国家确定的其他用于戒毒治疗的麻醉药品和精神药品。具体管理办法由国务院药品监督管理部门、国务院公安部门和国务院卫生主管部门制定。

第五章　储　　存

第四十六条　麻醉药品药用原植物种植企业、定点生产企业、全国性批发企业和区域性批发企业以及国家设立的麻醉药品储存单位,应当设置储存麻醉药品和第一类精神药品的专库。该专库应当符合下列要求:

(一) 安装专用防盗门,实行双人双锁管理;

(二) 具有相应的防火设施;

(三) 具有监控设施和报警装置,报警装置应当与公安机关报警系统联网。

全国性批发企业经国务院药品监督管理部门批准设立的药品储存点应当符合前款的规定。

麻醉药品定点生产企业应当将麻醉药品原料药和制剂分别存放。

第四十七条　麻醉药品和第一类精神药品的使用单位应当设立专库或者专柜储存麻醉药品和第一类精神药品。专库应当设有防盗设施并安装报警装置;专柜应当使用保险柜。专库和专柜应当实行双人双锁管理。

第四十八条　麻醉药品药用原植物种植企业、定点生产企业、全国性批发企业和区域性批发企业、国家设立的麻醉药品储存单位以及麻醉药品和第一类精神药品的使用单位,应当配备专人负责管理工作,并建立储存麻醉药品和第一类精神药品的专用账册。药品入库双人验收,出库双人复核,做到账物相符。专用账册的保存期限应当自药品有效期期满之日起不少于 5 年。

第四十九条　第二类精神药品经营企业应当在药品库房中设立独立的专库或者专柜储存第二类精神药品,并建立专用账册,实行专人管理。专用账册的保存期限应当自药品有效期期满之日起不少于 5 年。

第六章　运　　输

第五十条　托运、承运和自行运输麻醉药品和精神药品的,应当采取安全保障措施,防止麻醉药品和精神药品在运输过程中被盗、被抢、丢失。

第五十一条　通过铁路运输麻醉药品和第一类精神药品的,应当使用集装箱或者铁路行李车运输,具体办法由国务院药品监督管理部门会同国务院铁路主管部门制定。

没有铁路需要通过公路或者水路运输麻醉药品和第一类精神药品的,应当由专人负责押运。

第五十二条　托运或者自行运输麻醉药品和第一类精神药品的单位,应当向所在地省、自治区、直辖市人民政府药品监督管理部门申请领取运输证明。运输证明有效期为 1 年。

运输证明应当由专人保管,不得涂改、转让、转借。

第五十三条　托运人办理麻醉药品和第一类精神药品运输手续,应当将运输证明副本交付承运人。承运人应当查验、收存运输证明副本,并检查货物包装。没有运输证明或者货物包装不符合规定的,承运人不得承运。

承运人在运输过程中应当携带运输证明副本,以备查验。

第五十四条　邮寄麻醉药品和精神药品,寄件人应当提交所在地省、自治区、直辖市人民政府药品监督管理部门出具的准予邮寄证明。邮政营业机构应当查验、收存准予邮寄证明;没有准予邮寄证明的,邮政营业机构不得收寄。

省、自治区、直辖市邮政主管部门指定符合安全保障条件的邮政营业机构负责收寄麻醉药品和精神药品。邮政营业机构收寄麻醉药品和精神药品,应当依法对收寄的麻醉药品和精神药品予以查验。

邮寄麻醉药品和精神药品的具体管理办法,由国务院药品监督管理部门会同国务院邮政主管部门制定。

第五十五条　定点生产企业、全国性批发企业和区域性批发企业之间运输麻醉药品、第一类精神药品,发货人在发货前应当向所在地省、自治区、直辖市人民政府药品监督管理部门报送本次运输的相关信息。属于跨省、自治区、直辖市运输的,收到信息的药品监督管理部门应当向收货人所在地的同级药品监督管理部门通报;属于在本省、自治区、直辖市行政区域内运输的,收到信息的药品监督管理部门应当向收货人所在地设区的市级药品监督管理部门通报。

第七章　审批程序和监督管理

第五十六条　申请人提出本条例规定的审批事项申请,应当提交能够证明其符合本条例规定条件的相关资料。审批部门应当自收到申请之日起40日内作出是否批准的决定;作出批准决定的,发给许可证明文件或者在相关许可证明文件上加注许可事项;作出不予批准决定的,应当书面说明理由。

确定定点生产企业和定点批发企业,审批部门应当在经审查符合条件的企业中,根据布局的要求,通过公平竞争的方式初步确定定点生产企业和定点批发企业,并予公布。其他符合条件的企业可以自公布之日起10日内向审批部门提出异议。审批部门应当自收到异议之日起20日内对异议进行审查,并作出是否调整的决定。

第五十七条　药品监督管理部门应当根据规定的职责权限,对麻醉药品药用原植物的种植以及麻醉药品和精神药品的实验研究、生产、经营、使用、储存、运输活动进行监督检查。

第五十八条　省级以上人民政府药品监督管理部门根据实际情况建立监控信息网络,对定点生产企业、定点批发企业和使用单位的麻醉药品和精神药品生产、进货、销售、库存、使用的数量以及流向实行实时监控,并与同级公安机关做到信息共享。

第五十九条　尚未连接监控信息网络的麻醉药品和精神药品定点生产企业、定点批发企业和使用单位,应当每月通过电子信息、传真、书面等方式,将本单位麻醉药品和精神药品生产、进货、销售、库存、使用的数量以及流向,报所在地设区的市级药品监督管理部门和公安机关;医疗机构还应当报所在地设区的市级人民政府卫生主管部门。

设区的市级药品监督管理部门应当每3个月向上一级药品监督管理部门报告本地区麻醉药品和精神药品的相关情况。

第六十条　对已经发生滥用,造成严重社会危害的麻醉药品和精神药品品种,国务院药品监督管理部门应当采取在一定期限内终止生产、经营、使用或者限定其使用范围和用途等措施。对不再作为药品使用的麻醉药品和精神药品,国务院药品监督管理部门应当撤销其药品批准文号和药品标准,并予以公布。

药品监督管理部门、卫生主管部门发现生产、经营企业和使用单位的麻醉药品和精神药品管理存在安全隐患时,应当责令其立即排除或者限期排除;对有证据证明可能流入非法渠道的,应当及时采取查封、扣押的行政强制措施,在 7 日内作出行政处理决定,并通报同级公安机关。

药品监督管理部门发现取得印鉴卡的医疗机构未依照规定购买麻醉药品和第一类精神药品时,应当及时通报同级卫生主管部门。接到通报的卫生主管部门应当立即调查处理。必要时,药品监督管理部门可以责令定点批发企业终止向该医疗机构销售麻醉药品和第一类精神药品。

第六十一条 麻醉药品和精神药品的生产、经营企业和使用单位对过期、损坏的麻醉药品和精神药品应当登记造册,并向所在地县级药品监督管理部门申请销毁。药品监督管理部门应当自接到申请之日起 5 日内到场监督销毁。医疗机构对存放在本单位的过期、损坏麻醉药品和精神药品,应当按照本条规定的程序向卫生主管部门提出申请,由卫生主管部门负责监督销毁。

对依法收缴的麻醉药品和精神药品,除经国务院药品监督管理部门或者国务院公安部门批准用于科学研究外,应当依照国家有关规定予以销毁。

第六十二条 县级以上人民政府卫生主管部门应当对执业医师开具麻醉药品和精神药品处方的情况进行监督检查。

第六十三条 药品监督管理部门、卫生主管部门和公安机关应当互相通报麻醉药品和精神药品生产、经营企业和使用单位的名单以及其他管理信息。

各级药品监督管理部门应当将在麻醉药品药用原植物的种植以及麻醉药品和精神药品的实验研究、生产、经营、使用、储存、运输等各环节的管理中的审批、撤销等事项通报同级公安机关。

麻醉药品和精神药品的经营企业、使用单位报送各级药品监督管理部门的备案事项,应当同时报送同级公安机关。

第六十四条 发生麻醉药品和精神药品被盗、被抢、丢失或者其他流入非法渠道的情形的,案发单位应当立即采取必要的控制措施,同时报告所在地县级公安机关和药品监督管理部门。医疗机构发生上述情形的,还应当报告其主管部门。

公安机关接到报告、举报,或者有证据证明麻醉药品和精神药品可能流入非法渠道时,应当及时开展调查,并可以对相关单位采取必要的控制措施。

药品监督管理部门、卫生主管部门以及其他有关部门应当配合公安机关开展工作。

第八章 法 律 责 任

第六十五条 药品监督管理部门、卫生主管部门违反本条例的规定,有下列情形之一的,由其上级行政机关或者监察机关责令改正;情节严重的,对直接负责的主管人员和其他直接责任人员依法给予行政处分;构成犯罪的,依法追究刑事责任:

(一) 对不符合条件的申请人准予行政许可或者超越法定职权作出准予行政许可决定的;

(二) 未到场监督销毁过期、损坏的麻醉药品和精神药品的;

(三) 未依法履行监督检查职责,应当发现而未发现违法行为、发现违法行为不及时

查处,或者未依照本条例规定的程序实施监督检查的;

（四）违反本条例规定的其他失职、渎职行为。

第六十六条　麻醉药品药用原植物种植企业违反本条例的规定,有下列情形之一的,由药品监督管理部门责令限期改正,给予警告;逾期不改正的,处 5 万元以上 10 万元以下的罚款;情节严重的,取消其种植资格:

（一）未依照麻醉药品药用原植物年度种植计划进行种植的;

（二）未依照规定报告种植情况的;

（三）未依照规定储存麻醉药品的。

第六十七条　定点生产企业违反本条例的规定,有下列情形之一的,由药品监督管理部门责令限期改正,给予警告,并没收违法所得和违法销售的药品;逾期不改正的,责令停产,并处 5 万元以上 10 万元以下的罚款;情节严重的,取消其定点生产资格:

（一）未按照麻醉药品和精神药品年度生产计划安排生产的;

（二）未依照规定向药品监督管理部门报告生产情况的;

（三）未依照规定储存麻醉药品和精神药品,或者未依照规定建立、保存专用账册的;

（四）未依照规定销售麻醉药品和精神药品的;

（五）未依照规定销毁麻醉药品和精神药品的。

第六十八条　定点批发企业违反本条例的规定销售麻醉药品和精神药品,或者违反本条例的规定经营麻醉药品原料药和第一类精神药品原料药的,由药品监督管理部门责令限期改正,给予警告,并没收违法所得和违法销售的药品;逾期不改正的,责令停业,并处违法销售药品货值金额 2 倍以上 5 倍以下的罚款;情节严重的,取消其定点批发资格。

第六十九条　定点批发企业违反本条例的规定,有下列情形之一的,由药品监督管理部门责令限期改正,给予警告;逾期不改正的,责令停业,并处 2 万元以上 5 万元以下的罚款;情节严重的,取消其定点批发资格:

（一）未依照规定购进麻醉药品和第一类精神药品的;

（二）未保证供药责任区域内的麻醉药品和第一类精神药品的供应的;

（三）未对医疗机构履行送货义务的;

（四）未依照规定报告麻醉药品和精神药品的进货、销售、库存数量以及流向的;

（五）未依照规定储存麻醉药品和精神药品,或者未依照规定建立、保存专用账册的;

（六）未依照规定销毁麻醉药品和精神药品的;

（七）区域性批发企业之间违反本条例的规定调剂麻醉药品和第一类精神药品,或者因特殊情况调剂麻醉药品和第一类精神药品后未依照规定备案的。

第七十条　第二类精神药品零售企业违反本条例的规定储存、销售或者销毁第二类精神药品的,由药品监督管理部门责令限期改正,给予警告,并没收违法所得和违法销售的药品;逾期不改正的,责令停业,并处 5000 元以上 2 万元以下的罚款;情节严重的,取消其第二类精神药品零售资格。

第七十一条　本条例第三十四条、第三十五条规定的单位违反本条例的规定,购买麻醉药品和精神药品的,由药品监督管理部门没收违法购买的麻醉药品和精神药品,责令限期改正,给予警告;逾期不改正的,责令停产或者停止相关活动,并处2万元以上5万元以下的罚款。

第七十二条　取得印鉴卡的医疗机构违反本条例的规定,有下列情形之一的,由设区的市级人民政府卫生主管部门责令限期改正,给予警告;逾期不改正的,处5000元以上1万元以下的罚款;情节严重的,吊销其印鉴卡;对直接负责的主管人员和其他直接责任人员,依法给予降级、撤职、开除的处分:

(一)未依照规定购买、储存麻醉药品和第一类精神药品的;

(二)未依照规定保存麻醉药品和精神药品专用处方,或者未依照规定进行处方专册登记的;

(三)未依照规定报告麻醉药品和精神药品的进货、库存、使用数量的;

(四)紧急借用麻醉药品和第一类精神药品后未备案的;

(五)未依照规定销毁麻醉药品和精神药品的。

第七十三条　具有麻醉药品和第一类精神药品处方资格的执业医师,违反本条例的规定开具麻醉药品和第一类精神药品处方,或者未按照临床应用指导原则的要求使用麻醉药品和第一类精神药品的,由其所在医疗机构取消其麻醉药品和第一类精神药品处方资格;造成严重后果的,由原发证部门吊销其执业证书。执业医师未按照临床应用指导原则的要求使用第二类精神药品或者未使用专用处方开具第二类精神药品,造成严重后果的,由原发证部门吊销其执业证书。

未取得麻醉药品和第一类精神药品处方资格的执业医师擅自开具麻醉药品和第一类精神药品处方,由县级以上人民政府卫生主管部门给予警告,暂停其执业活动;造成严重后果的,吊销其执业证书;构成犯罪的,依法追究刑事责任。

处方的调配人、核对人违反本条例的规定未对麻醉药品和第一类精神药品处方进行核对,造成严重后果的,由原发证部门吊销其执业证书。

第七十四条　违反本条例的规定运输麻醉药品和精神药品的,由药品监督管理部门和运输管理部门依照各自职责,责令改正,给予警告,处2万元以上5万元以下的罚款。

收寄麻醉药品、精神药品的邮政营业机构未依照本条例的规定办理邮寄手续的,由邮政主管部门责令改正,给予警告;造成麻醉药品、精神药品邮件丢失的,依照邮政法律、行政法规的规定处理。

第七十五条　提供虚假材料、隐瞒有关情况,或者采取其他欺骗手段取得麻醉药品和精神药品的实验研究、生产、经营、使用资格的,由原审批部门撤销其已取得的资格,5年内不得提出有关麻醉药品和精神药品的申请;情节严重的,处1万元以上3万元以下的罚款,有药品生产许可证、药品经营许可证、医疗机构执业许可证的,依法吊销其许可证明文件。

第七十六条　药品研究单位在普通药品的实验研究和研制过程中,产生本条例规定管制的麻醉药品和精神药品,未依照本条例的规定报告的,由药品监督管理部门责令改正,给予警告,没收违法药品;拒不改正的,责令停止实验研究和研制活动。

第七十七条　药物临床试验机构以健康人为麻醉药品和第一类精神药品临床试验的受试对象的,由药品监督管理部门责令停止违法行为,给予警告;情节严重的,取消其药物临床试验机构的资格;构成犯罪的,依法追究刑事责任。对受试对象造成损害的,药物临床试验机构依法承担治疗和赔偿责任。

第七十八条　定点生产企业、定点批发企业和第二类精神药品零售企业生产、销售假劣麻醉药品和精神药品的,由药品监督管理部门取消其定点生产资格、定点批发资格或者第二类精神药品零售资格,并依照药品管理法的有关规定予以处罚。

第七十九条　定点生产企业、定点批发企业和其他单位使用现金进行麻醉药品和精神药品交易的,由药品监督管理部门责令改正,给予警告,没收违法交易的药品,并处5万元以上10万元以下的罚款。

第八十条　发生麻醉药品和精神药品被盗、被抢、丢失案件的单位,违反本条例的规定未采取必要的控制措施或者未依照本条例的规定报告的,由药品监督管理部门和卫生主管部门依照各自职责,责令改正,给予警告;情节严重的,处5000元以上1万元以下的罚款;有上级主管部门的,由其上级主管部门对直接负责的主管人员和其他直接责任人员,依法给予降级、撤职的处分。

第八十一条　依法取得麻醉药品药用原植物种植或者麻醉药品和精神药品实验研究、生产、经营、使用、运输等资格的单位,倒卖、转让、出租、出借、涂改其麻醉药品和精神药品许可证明文件的,由原审批部门吊销相应许可证明文件,没收违法所得;情节严重的,处违法所得2倍以上5倍以下的罚款;没有违法所得的,处2万元以上5万元以下的罚款;构成犯罪的,依法追究刑事责任。

第八十二条　违反本条例的规定,致使麻醉药品和精神药品流入非法渠道造成危害,构成犯罪的,依法追究刑事责任;尚不构成犯罪的,由县级以上公安机关处5万元以上10万元以下的罚款;有违法所得的,没收违法所得;情节严重的,处违法所得2倍以上5倍以下的罚款;由原发证部门吊销其药品生产、经营和使用许可证明文件。

药品监督管理部门、卫生主管部门在监督管理工作中发现前款规定情形的,应当立即通报所在地同级公安机关,并依照国家有关规定,将案件以及相关材料移送公安机关。

第八十三条　本章规定由药品监督管理部门作出的行政处罚,由县级以上药品监督管理部门按照国务院药品监督管理部门规定的职责分工决定。

第九章　附　　则

第八十四条　本条例所称实验研究是指以医疗、科学研究或者教学为目的的临床前药物研究。

经批准可以开展与计划生育有关的临床医疗服务的计划生育技术服务机构需要使用麻醉药品和精神药品的,依照本条例有关医疗机构使用麻醉药品和精神药品的规定执行。

第八十五条　麻醉药品目录中的罂粟壳只能用于中药饮片和中成药的生产以及医疗配方使用。具体管理办法由国务院药品监督管理部门另行制定。

第八十六条　生产含麻醉药品的复方制剂,需要购进、储存、使用麻醉药品原料药的,应当遵守本条例有关麻醉药品管理的规定。

第八十七条　军队医疗机构麻醉药品和精神药品的供应、使用,由国务院药品监督管理部门会同中国人民解放军总后勤部依据本条例制定具体管理办法。

第八十八条　对动物用麻醉药品和精神药品的管理,由国务院兽医主管部门会同国务院药品监督管理部门依据本条例制定具体管理办法。

第八十九条　本条例自 2005 年 11 月 1 日起施行。1987 年 11 月 28 日国务院发布的《麻醉药品管理办法》和 1988 年 12 月 27 日国务院发布的《精神药品管理办法》同时废止。

药品储存与养护教学大纲

（药品经营与管理、药学、中药、中药制药技术等专业用）

一、课程任务

药品储存与养护是高等职业教育药品经营与管理、药学、中药、中药制药技术等专业的一门专业课程。本课程主要内容包括药品储存与养护的基本知识、药品验收、日常养护及出库,常见药品及特殊管理药品的保管养护等内容。本课程的任务是使学生具备从事药品保管等工作所必需的药品养护基本知识和基本技能。通过讲授和实践,使学生掌握药品储存与养护的基础知识,学会药品验收、养护及出库的基本技能。为学生今后学习相关专业知识和职业技能、增强继续学习和适应职业变化的能力奠定坚实基础。

二、课程目标

1. 熟悉药品储存与养护的概念、意义、基本任务。

2. 了解药品分类储存管理,熟悉药品类别,掌握药品入库验收的方法和原则,掌握药品出库的方法和原则。

3. 了解霉菌的种类,熟悉霉菌对药品的危害性,掌握霉菌生长繁殖的条件和防制方法,熟悉药品变质现象和原因;熟悉害虫与环境的关系,仓虫的形态和来源,掌握害虫的防治方法及危害。

4. 熟悉温湿度的变化规律,掌握温湿度的变化对药品的影响,掌握温湿度的控制与调节技能。掌握药品分类储存的方法,药品质量变化的因素及储存要求。

5. 熟悉常用的对抗储存方法,掌握易变质药品的保管养护方法,掌握中成药、中药饮片的变异现象和防治技能,掌握细贵药品的养护技能。

6. 掌握特殊药品概念和分类方法,特殊药品储存和保管要求。

7. 了解现代药品养护新技术、新方法等有关内容。

8. 培养药学、中药学专业所应有的良好职业道德,严谨的工作态度,吃苦耐劳的精神。

三、教学时间分配

教 学 内 容	学时数		
	理论	实践	合计
一、绪论	2	0	2
二、药品的仓储管理	2	0	2

续表

教学内容	学时数		
	理论	实践	合计
三、药品养护基础知识	6	0	6
四、仓库的温湿度管理	3	6	9
五、仓库害虫的防治	3	0	3
六、药品的霉变与防治	2	0	2
七、常见药品的储存与养护	8	0	8
八、中药的储存与养护	4	0	4
九、特殊管理药品的储存养护	2	0	2
十、药品储存与养护实训	0	8	8
合 计	32	14	46

四、教学内容与要求

单元	教学内容	教学要求	教学活动参考	参考学时	
				理论	实践
一、绪论	（一）概述	熟悉	理论讲授 多媒体演示 讨论	2	
	1.药品储存、养护的概念				
	2.药品储存与养护的基本要求				
	（二）药品储存与养护的目的和意义	熟悉			
	1.药品储存与养护的目的				
	2.药品储存与养护的意义				
	（三）药品储存养护的基本任务	掌握			
	1.加强药品储存量管理				
	2.加强药品仓库设备、设施和库房安全管理				
	3.加强药品收货、保管、发货业务的管理				
	4. 加强药品养护,确保药品质量				
二、 药品的仓储管理	（一）药品分类储存管理	掌握	理论讲授 多媒体演示 示教	2	
	1.药品仓库的种类				
	2.药品分类储存的方法				
	（二）药品仓库的作业管理	熟悉			
	1.药品仓库的选址				
	2.药品仓库的库区布局				
	（三）药品仓库经济指标与设备管理	了解			
	1.药品仓库经济指标管理				
	2.仓库设备管理				

续表

单元	教 学 内 容	教学要求	教学活动参考	参考学时	
				理论	实践
三、药品养护基础知识	（一）药品养护简介	熟悉	理论讲授	6	
	（二）影响药品稳定性的因素	熟悉	多媒体演示		
	1. 药品的质量		示教		
	2. 影响药品稳定性的内在因素				
	3. 影响药品稳定性的外在因素				
	（三）药品的入库验收	掌握			
	1. 收货				
	2. 药品验收				
	3. 药品入库				
	（四）药品的在库养护	掌握			
	1. 药品的合理储存				
	2. 药品的保管方法				
	3. 药品的在库检查				
	（五）药品的出库验发	掌握			
	1. 药品出库的程序				
	2. 药品出库的原则				
	3. 注意事项				
	（六）药品的包装和运输	熟悉			
	1. 药品的包装				
	2. 药品的运输				
	（七）安全消防	掌握			
	1. 防火措施				
	2. 常用的消防设备				
	3. 安全灭火措施				
四、仓库的温湿度管理	（一）温湿度的变化规律	掌握	理论讲授	3	
	1. 温度的变化规律				
	2. 湿度的变化规律				
	（二）温湿度变化对药品的影响	掌握	多媒体演示		
	1. 温度变化对药品的影响				
	2. 湿度变化对药品的影响				
	（三）仓库温湿度的控制与调节	掌握			
	1. 温度的控制与调节				
	2. 湿度的控制与调节				
	实践：参观药品仓库		见习		6

单元	教 学 内 容	教学要求	教学活动参考	参考学时	
				理论	实践
五、仓库害虫的防治	(一)仓库害虫的来源和危害	熟悉	理论讲授多媒体演示示教	3	
	1.常见仓库害虫				
	2.仓库害虫的危害				
	(二)害虫与环境的关系	掌握			
	1.与温度的关系				
	2.与湿度的关系				
	3.与空气的关系				
	(三)害虫的防治方法	掌握			
	1.昆虫害虫的防治方法				
	2.鼠害的防治方法				
六、药品的霉变与防治	(一)霉菌的种类和生长繁殖条件	熟悉	理论讲授多媒体演示示教	2	
	1.霉菌的种类				
	2.霉菌生长繁殖的条件				
	(二)霉菌对药品的危害性	了解			
	1.霉菌对中药材、中药饮片的危害				
	2.霉菌对中成药的危害				
	3.霉菌对其他药品的危害				
	(三)药品霉变的防治方法	掌握			
	1.药物原料				
	2.生产环节的要求				
	3.药品储运流通环节的要求				
七、药品的储存与养护	(一)药品的分类	熟悉	理论讲授	8	
	1.基本概念				
	2.药品的分类				
	3.药品批准文号				
	(二)药品易发生的变异现象和原因	掌握	多媒体演示		
	1.内在因素使药品发生的变异现象				
	2.外界因素使药品发生的变异现象				
	(三)常见剂型药品的储存养护	掌握			
	1.散剂的储存养护				
	2.片剂的储存养护				
	3.胶囊剂的储存养护				
	4.注射剂的储存养护				
	5.糖浆剂的储存养护				
	6.栓剂的储存养护				

单元	教学内容	教学要求	教学活动参考	参考学时	
				理论	实践
七、药品的储存与养护	7. 软膏剂、乳膏剂、糊剂和眼用半固体制剂的储存养护				
	8. 原料药的储存养护及案例分析				
八、中药的储存与养护	(一)中药材的储存养护	熟悉	理论讲授 多媒体演示 示教	4	
	1. 中药材的质量变异现象及原因				
	2. 中药材的储存保管				
	(二)中药饮片的储存养护	掌握			
	1. 中药饮片入库验收及质量检查				
	2. 中药饮片的储存				
	3. 中药饮片的养护技术				
	4. 常见易变中药举例				
	(三)中成药的储存养护	熟悉			
	1. 中成药的分类储存				
	2. 中成药易变品种的养护				
九、特殊管理药品的储存养护	(一)特殊类管理药品的概念和分类	了解	理论讲授 多媒体演示 示教	2	
	1. 特殊管理药品的概念				
	2. 特殊管理药品的分类方法				
	(二)储存要求和保管	掌握			
	1. 麻醉药品、精神药品的储存和保管要求				
	2. 毒性药品的储存和保管要求				
	3. 放射性药品的储存要求和保管				
十、药品储存与养护实训	实践1:药品的入库验收、出库验发技术	熟练掌握	技能实践		2
	实践2:库房温湿度管理技术	学会	技能实践		2
	实践3:常见易变中药的储存与养护技术	熟练掌握	技能实践		2
	实践4:特殊管理药品的储存与养护技术	熟练掌握	技能实践		2

五、大纲说明

(一)适用对象与参考学时

本教学大纲主要供高等职业教育药品经营与管理、药学、中药、中药制药技术专业教学使用,总学时为46学时,其中理论教学32学时,实践教学14学时。各学校可根据专业培养目标、专业知识结构需要、职业技能要求及学校教学实验条件自行调整学时。

(二)教学要求

1. 本课程对理论部分教学要求分为掌握、熟悉、了解3个层次。掌握:指学生对所学的知识和技能能熟练应用,能综合分析和解决药品储存与养护工作中实际问题;熟悉:指学生对所学的知识基本掌握和会应用所学的技能;了解:指对学过的知识点能记忆和理解。

2. 本课程重点突出以能力为本位的教学理念,在实践技能方面设计了2个层次。熟练掌握:指学生能正确理解实验原理,独立、正确、规范地完成各项实验操作。学会:指学生能根据实验原理,按照各种实验项目能进行正确操作。

(三) 教学建议

1. 本大纲力求体现"以就业为导向、以能力为本位、以发展技能为核心"的职业教育理念,理论知识以"必需、够用"为原则适当删减和引进新的内容,实践训练着重培养药品经营与管理专业学生实际动手能力。

2. 课堂教学时应突出生动、形象的特点,减少知识的抽象性,多采用模型、多媒体等直观教学的形式,增加学生的感性认识,提高课堂教学效果。

3. 实践教学应注重培养学生实际的基本操作技能,实践训练时多给学生动手的机会,提高学生实际动手的能力和分析问题、解决问题及独立工作的能力。

4. 学生的知识水平和能力水平,应通过平时达标训练、作业(实训报告)、操作技能考核和考试等多种形式综合考评,使学生更好地适应职业岗位培养的需要。

合格品区（库）	不合格品区（库）	待验区（库）
(绿色)	(红色)	(黄色)

退货区（库）	发货区（库）
(黄色)	(绿色)

图 2-1　库区的分区及色标

麻醉药品　　　　　精神药品　　　　　外用药品
■ 蓝　□ 白　　　■ 绿　□ 白　　　■ 红　□ 白

放射性药品　　　　　　　毒性药品
■ 红　□ 黄　　　　■ 黑　□ 白

图 9-1　特殊管理药品外包装和标签规定印刷图标